T0248206

Shamini Jain

Autocuración

La ciencia del biocampo y el futuro de la salud

Traducción del inglés al castellano
de Miguel Portillo

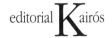

Título original: HEALING OURSELVES
Biofield science and the future of health
Traducción publicada con la licencia exclusiva de Sounds True Inc.

© 2021 by Shamini Jain
All rights reserved
© Prólogo: Kelly A. Turner

© de la edición en castellano:
2021 by Editorial Kairós, S.A.
www.editorialkairos.com

© de la traducción del inglés al castellano: Miguel Portillo

Fotocomposición: Florence Carreté
Revisión: Alicia Conde
Diseño cubierta: Editorial Kairós
Imagen cubierta: Hong Zhang
Impresión y encuadernación: Romanyà-Valls. 08786 Capellades

Primera edición: Enero 2022
ISBN: 978-84-9988-953-5
Depósito legal: B 15.699-2021

Este libro ha sido impreso con papel que proviene de fuentes
respetuosas con la sociedad y el medio ambiente y cuenta con los
requisitos necesarios para ser considerado un «libro amigo de los bosques».

A mi padre, el mejor hombre que conozco,
que siempre ha visto mi máximo potencial
y me ha animado a alcanzarlo
mostrándose al mismo tiempo desinteresado en el proceso.
Eres un verdadero líder servidor,
y solo puedo seguir aprendiendo de tu ejemplo.
Este libro es para ti.

A mi madre, que me ha enseñado a vivir la vida
con alegría y generosidad,
y que siempre me anima a mantener
el equilibrio familiar y vital,
independientemente de lo que traiga
el pasado, el presente o el futuro.
Tú encarnas a Shakti en todas sus formas divinas.

Estoy agradecida por ser vuestra hija.

«Ha costado miles de años, pero en este siglo
tanto los científicos como los buscadores espirituales
han vuelto a ver las leyes de la naturaleza y las leyes de Dios
como reflejos de la misma verdad.»

REVERENDA ROSALYN L. BRUYERE

Sumario

Prólogo

Conocí a Shamini Jain hace muchos años en una conferencia médica en la que ambos presentábamos los resultados de nuestras respectivas investigaciones. Al verla hablar, me di cuenta al instante de dos cosas: (1) ambas estábamos obsesionadas con averiguar cómo ocurren los llamados «milagros» médicos, y (2) esta mujer sabía cómo elegir un traje de poder.

Aunque he pasado los últimos quince años estudiando las remisiones radicales desde la perspectiva de *lo que* estos increíbles supervivientes hacen para recuperarse, la doctora Jain ha estudiado diligente y meticulosamente los mecanismos biológicos y fisiológicos que ayudan a explicar *cómo* estos supervivientes se recuperan. Este libro es la impresionante culminación de su investigación hasta la fecha, junto con sus colegas, que son profesores titulares en las principales universidades y hospitales.

En concreto, se ha adentrado en el mundo de la energía y la curación energética y ha salido del otro lado como pionera en el nuevo y emocionante campo de investigación llamado «ciencia del biocampo». Ahora puedes estar pensando: «Espera, no puedes inventarte un nuevo campo de la ciencia». ¿O sí?

- Alrededor del año 400 a.C., los científicos «descubrieron» que el mundo era redondo, no plano, como la ciencia había «demostrado» previamente como un hecho incontestable.

• En el siglo XVII, gracias a la invención del telescopio, los científicos confirmaron que el Sol era el centro de nuestro sistema solar, y no la Tierra, como la ciencia había «demostrado» previamente como un hecho incontestable.

• En la década de 1860, gracias a la invención del microscopio, los científicos «descubrieron» que los microrganismos invisibles en nuestro aire y el agua (no los malos olores, como los científicos habían creído anteriormente) causaban ciertas enfermedades.

• En la década de 1890, los científicos «descubrieron» que el uranio emite radiación (aunque siempre la ha emitido).

• En la década de 1900, los científicos «descubrieron» un nuevo sistema en el cuerpo llamado sistema inmunológico (aunque nuestro cuerpo siempre ha tenido uno).

• Y recientemente, en la década de 2000, los científicos «descubrieron» el biocampo (aunque siempre ha formado parte del cuerpo humano y de la Tierra, y las culturas antiguas lo han descrito desde hace milenios).

Por lo tanto, cuando miramos la historia de la ciencia de esta manera, podemos ver que que en realidad no hay «nuevos» campos de la ciencia, sino más bien una comprensión más profunda y más matizada sobre el funcionamiento de nuestro cuerpo y del mundo.

Esta época en nuestro planeta se parece a lo que se debió sentir poco antes de que los microscopios demostraran que la teoría de los gérmenes era correcta. En la década de 1840, valientes científicos como Ignaz Semmelweis y John Snow presentaban sus teorías sobre los gérmenes «invisibles», solo para tener que soportar ser llamados «no científicos» y de argumentos «poco sólidos» por sugerir tales «opiniones improbables». Sus reputaciones se vieron afectadas hasta que los experimentos posteriores con microscopios –realizados por Louis Pasteur y Robert Koch– reivindicaron sus teorías.

La ciencia del biocampo está viviendo un momento histórico similar, y tienes en tus manos uno de los primeros libros sobre esta nueva y fascinante comprensión de la energía y su relación con la curación. Aunque es posible que los científicos inventen muy pronto un nuevo tipo de «microscopio» que les permita demostrar la existencia del biocampo de forma indiscutible, mientras tanto tenemos los asombrosos estudios realizados por la doctora Jain y sus colegas para reflexionar.

He aquí solo una pequeña muestra de los nuevos descubrimientos sobre el biocampo que conocerás en este libro:

• Somos seres bioelectromagnéticos. Cada una de nuestras células tiene su propio campo electromagnético, y estos campos desempeñan un papel en la curación de heridas, el crecimiento de los tejidos y la función inmunitaria.

• Los antiguos sistemas de medicina describían el biocampo como un puente entre la consciencia y la curación. Las culturas espirituales de todo el mundo han cartografiado las corrientes del cuerpo energético sutil, describiendo cómo estos mapas de energía se relacionan con nuestra consciencia, así como la salud emocional y física.

- Las terapias basadas en el biocampo, como el yoga y el qigong, han demostrado que pueden disminuir la inflamación (por ejemplo, la proteína C reactiva) y ayudar a prevenir enfermedades como el cáncer (por ejemplo, aumentando la actividad de la telomerasa mejorando la respuesta de los anticuerpos, etc.).

- Se ha demostrado que sanadores de biocampo altamente capacitados reducen de forma significativa la fatiga, evitan la disminución de las células asesinas naturales y normalizan los ritmos de cortisol en pacientes con cáncer (sorprendentemente, estos resultados proceden de estudios ciegos en los que también se ofreció un «simulacro de curación» a los sujetos del estudio).

- Estudios publicados recientemente en importantes centros oncológicos muestran que la curación por biocampo puede reducir el tamaño del tumor y las metástasis del cáncer en experimentos con ratones, con efectos medibles y significativos en los marcadores inmunológicos.

- Los sanadores de biocampo han realizado terapias de biocampo en placas de Petri tanto de células sanas como de células cancerosas. La terapia de biocampo mejoró y fortaleció las células sanas al tiempo que dañó y desmanteló las células cancerosas, y estos estudios se han reproducido en múltiples laboratorios.

Es importante tener en cuenta que estos increíbles resultados provienen simplemente del envío de energía. En otras palabras, estos resultados no provienen de poderosos medicamentos, cirugías técnicas o novedosos tratamientos de inmunoterapia. Más bien, estamos hablando de una simple transferencia de energía. Imagina que la curación pudiera ser así de poderosa y también sencilla y sin efectos secundarios. La investigación de la doctora Jain, y la de sus colegas, indica que esto puede muy bien ser el futuro de la medicina como la conocemos.

Para terminar, me gustaría dar las gracias a la doctora Jain por tres cosas:

- En primer lugar, aprecio que sugiera que la ciencia del biocampo *no* **es una propuesta de o esto o nada**. No nos pide que abandonemos nuestra actual apreciación de la medicina convencional para adoptar la ciencia de biocampo. Simplemente tenemos que tener la mente lo bastante abierta como para ampliar nuestra forma de pensar actual.

- En segundo lugar, agradezco que la doctora Jain nos recuerde que la ciencia de biocampo *no* **es nueva, sino antigua**. Cuando tomamos los antiguos textos de yoguis, jainistas, hinduistas, etc., observamos que trazaron complejos sistemas energéticos sutiles y aplicamos esos textos antiguos a los nuevos descubrimientos de la ciencia de biocampo, resulta impresionante ver lo que los seres humanos han sabido todo el tiempo, y lo que la ciencia finalmente está empezando a medir. Los estudios de biocampo confirman lo que estas culturas han sabido desde hace milenios: la mente, el cuerpo y el espíritu están realmente conectados, y la sustancia que los conecta es la energía.

- Por último, agradezco a la doctora Jain que nos enseñe en la tercera parte de su libro que tenemos **más poder sobre nuestro proceso de curación** de lo que el modelo médico actual nos hace creer. Sí, los medicamentos y la cirugía son muy importantes, pero también lo es llevar un estilo de vida saludable que prevenga la enfermedad en primer lugar. Y aunque comer de forma saludable y hacer ejercicio con regularidad son cosas que todos sabemos que son importantes, la doctora Jain presenta un argumento convincente para incorporar los ejercicios de biocampo a nuestras rutinas diarias. ¿Y la buena noticia? Las técnicas que comparte son gratuitas y fáciles de aprender, y pueden cambiar tu vida.

Cuando hayas terminado de leer este libro que cambia el paradigma, puedes llevar tu viaje al biocampo aún más lejos en el sitio web de la doctora Jain, la Consciousness and Healing Initiative, chi.is (Iniciativa de Consciencia y Curación), cuya misión es reunir a los mejores científicos y profesionales del biocampo para ayudar a enseñar a la humanidad a sanar a través de la ciencia y la educación.

Este libro marca el comienzo de nuestro reconocimiento colectivo del biocampo y, por tanto, de reconocer el poder curativo que reside en todos nosotros. Prepárate para sumergirte en una nueva comprensión de lo que somos y de lo que es posible.

KELLY A. TURNER
Autora de los éxitos de ventas de la lista del *New York Times*
Radical Remission y *Radical Hope*

Introducción: una llamada a la autocuración

Vivimos en una época de gran potencial, junto a un importante peligro. Mientras escribo esto, estamos en medio de una pandemia que tiene al mundo entero refugiado en casa. Los primeros en responder, en particular nuestros trabajadores sanitarios, están experimentando un trauma y un daño moral al ser testigos de las muertes por el coronavirus y al sentirse responsables de tener que elegir quiénes de sus pacientes reciben un tratamiento que les salva la vida y quiénes no, en medio de un sistema sanitario que falla en gran medida. Incluso antes de que llegara la pandemia, ha habido serios debates mundiales sobre la mejor manera de salvar nuestro planeta, porque nos hemos dado cuenta de que el cambio climático es una realidad significativa, no una teoría a debatir. La contaminación y los cambios en los patrones climáticos están causando estragos en todo el mundo, incluso aumentando la incidencia de trastornos crónicos como las enfermedades pulmonares, que a su vez afectan a la salud del corazón. En este panorama cambiante de la salud y el medio ambiente, las maquinaciones sociopolíticas parecen arrastrar a la sociedad a una mayor polarización, causando más angustia mental y emocional. Y con las repercusiones económicas de la pandemia, la angustia emocional sigue aumentando en la familia humana mundial.

Podemos decir, sin temor a equivocarnos, que estos problemas afectan y reflejan la salud y el bienestar mental de casi todos los habitantes del planeta. Antes incluso de que la pandemia ocurriese, la Organización Mundial de la Salud (OMS) y el Institute for Health Metrics and Evaluation (Instituto de Evaluación y Métrica de Salud; IHME en sus siglas en inglés) estimaban que mil millones de personas en todo el mundo sufren un trastorno mental, del neurodesarrollo y/o por consumo de sustancias.[1] En Estados Unidos, uno de cada cinco adultos –y uno de cada seis niños de seis a diecisiete años–, sufre una enfermedad mental grave cada año.[2] El National Center for Chronic Disease (Centro Nacional de Enfermedades Crónicas) informó de que los trastornos mentales y las enfermedades crónicas le costaban a Estados Unidos 3,15 billones de dólares.[3] Debido a la naturaleza global de estos problemas, y porque sabemos que nuestra salud emocional afecta tanto a nuestro cuerpo como a nuestra mente y comportamiento, las Naciones Unidas han destacado la salud mental como uno de sus objetivos de desarrollo sostenible.[4]

Estas son las malas noticias. ¿Cuál es la buena noticia?

La naturaleza nos muestra cómo sanar, una vez que nos detenemos para observarla y emularla. Al refugiarnos en casa, nos damos cuenta de lo profundamente que se regenera la naturaleza. Al refugiarnos en casa, somos testigos de la caída en picado de las emisiones de gases de efecto invernadero y de las mejoras significativas en la calidad del aire, lo que lleva el cielo azul a los lugares más insospechados, como Los Ángeles. Vías fluviales como el río Ganges (Ganga), generalmente cargadas de contaminación industrial, han empezado a aclararse, y el agua se ha vuelto potable. Animales que normalmente no se ven están emergiendo en lugares naturales generalmente habitados por humanos.

Durante la *gran pausa* instigada por el coronavirus, como algunos la han llamado, reflexionamos sobre cómo queremos evolucionar los sistemas que los seres humanos hemos creado para una vida sana y próspera. Es el momento, como dicen los ancianos amerindios, de fomentar un mundo en el que los humanos vivan en una relación correcta con la Tierra y con los demás. Nunca ha habido un momento mejor para imaginar nuevas posibilidades para un mundo regenerador y pacífico, y empezar a hacer realidad ese mundo.

Los tiempos turbulentos de hoy hacen que todos examinemos lo que funciona y lo que no en nuestros sistemas, ya sea el sistema ecológico, el sistema sanitario, el sistema científico, el sistema económico e incluso el sistema familiar. La clave para mejorar nuestros sistemas humanos es saber lo que es posible. Dado que nuestro sufrimiento no es solo físico, sino que es profundamente mental, emocional y espiritual, estas crisis apuntan a la necesidad urgente de examinar, personal y científicamente, las formas en que podemos empoderarnos para sanar nuestro sufrimiento humano en lugar de sentirnos impotentes y luego adormecer nuestro dolor.

El lado positivo es que hay una salida. La llama que ilumina el camino de nuestra salud y curación emana de una fuente que arde más que la oscuridad de la ignorancia y el sufrimiento en la que nos hemos encontrado. Esto se debe a que es una llama de unificación que representa la unión de los avances científicos de vanguardia con la antigua sabiduría espiritual. Este matrimonio nos llevará finalmente a un modelo completo e integrado de salud y curación que hemos sabido en nuestros corazones, todo el tiempo, que es verdadero. Desde el punto de vista científico, por fin estamos empezando a comprender en profundidad nuestra capacidad para curarnos no solo a nosotros mismos, sino también a los demás. Disponemos de un poder mucho mayor del que nunca nos habíamos imaginado.

A medida que los seres humanos evolucionamos, también lo hace nuestra ciencia. Realidades que los médicos y los científicos consideraban imposibles o ridículas hace cincuenta años –por ejemplo, que nuestro sistema inmunitario está conectado a nuestro cerebro o que nuestras emociones influyen en nuestra salud– ahora se sabe que son hechos, no ficción. En lugar de temer a todos los microbios de nuestro cuerpo como «invasores», hemos aprendido que nuestro sistema inmunitario tiene «bacterias buenas» que pueden ayudarnos a combatir las «bacterias malas» y que no solo nuestros intestinos influyen en que nos enfermemos, sino que el equilibrio de las bacterias en nuestros intestinos puede influir en nuestros estados de ánimo. Estamos descubriendo que nuestros cuerpos y mentes no funcionan por separado, sino que son partes de un todo interconectado. Los descubrimientos de la neurociencia, la psiconeuroinmunología y la biología de sistemas nos han ayudado a comprender mejor cómo nuestros pensamientos, nuestras emociones y nuestra sensación de paz y de conexión afectan profundamente a nuestra salud física. En resumen, incluso la ciencia empírica está comenzando a alejarse de los modelos de desconexión y aislamiento para entrar en el pensamiento sistémico, que alimenta una mayor comprensión de cómo podemos curarnos a nosotros mismos y a los demás: mente, cuerpo y espíritu.

Es importante entender que, cuando hablamos de integrar la ciencia y la espiritualidad o de ampliar los modelos de medicina, no estamos desechando la medicina convencional y alopática. Este libro no es una propuesta de «o lo uno o lo otro» que sugiera que tenemos que dejar de lado todo lo que hemos aprendido sobre la medicina y la salud. Por el contrario, tenemos que volver a juntar todas las piezas y ampliar la perspectiva por el bien de nuestra salud personal y del bienestar de la sociedad.

A pesar de lo que las fuerzas polarizadoras que nos rodean podrían hacernos pensar, la toma de decisiones en materia de salud no tiene por qué ser una elección entre la medicina convencional y la llamada medicina alternativa. Tenemos que alejarnos del pensamiento de «o lo uno o lo otro», que nos hace sentir que, si practicamos yoga o meditación o practicamos la sanación energética, podríamos ser etiquetados como «antivacunas», «antimedicina», «anticiencia» o alguna otra caracterización ridícula. No tenemos que elegir la espiritualidad por encima de la ciencia, como si ambas estuvieran realmente separadas. No tenemos que identificarnos con bandos para mejorar nuestra salud. Tampoco tenemos que vivir con miedo y dudas. Simplemente estamos llamados a honrarnos y expandirnos a nosotros mismos, a nuestro poder y capacidad personal y a nuestra plena comprensión colectiva sobre la salud y la curación. Los estudios sugieren que los cuerpos y las mentes humanas operan más allá de las interacciones bioquímicas y de receptores simplistas que actualmente se cree que dirigen el comportamiento. Estamos aprendiendo que no somos máquinas complejas. Somos seres bioenergéticos completamente entrelazados con nuestro entorno.

No te preocupes. Tengo la intención de respaldar estas afirmaciones con ciencia. He sido una académica durante la mayor parte de mi vida, por lo que soy, ciertamente, una forofa de los datos. Al mismo tiempo, siempre he sido una buscadora espiritual, y he tenido el privilegio de aprender de algunos sanadores y maestros influyentes que han abierto mi mente a explorar y experimentar los misterios de la consciencia y la curación. Tengo claro que ambos aspectos –la ciencia empírica y la sabiduría basada en la práctica– son cruciales para elevar la consciencia, fomentar la curación y transformar el sufrimiento que experimentamos hoy en día, individual y colectivamente. Es un honor para mí compartir contigo lo que he aprendido hasta ahora para que te ayude a transformar tu propia vida y la de los demás de forma positiva.

A través de mi investigación en algunas de las mejores universidades del país y mi estudio con algunos de los más renombrados sanadores y maestros espirituales del mundo, he llegado a algunos entendimientos clave sobre cómo funciona la sanación, y cómo podemos sanarnos a nosotros mismos, que son vitales para todos nosotros. Estoy francamente sorprendida de que la mayoría de las personas que he conocido nunca hayan sido informadas sobre estas claves de curación y nunca hayan tenido la oportunidad de explorar las prácticas por sí mismas. Este libro es un intento de remediar esa situación.

Este libro es una ofrenda mía para ti. Lo he escrito porque quiero que todos nosotros arreglemos nuestra comprensión fracturada de la curación para que podamos curar mejor a nuestros yos fracturados, a los que se les dice que estamos desconectados, que nuestro sufrimiento es algo que está «ahí fuera» y que solo se puede arreglar con una píldora o algún otro tratamiento externo, y que no tenemos ningún poder real sobre nuestras vida o sobre nuestro proceso de curación. Quiero que conozcas la ciencia que hay detrás de por qué tú tienes mucho más poder para encender tu proceso de curación y guiar tu vida de lo que podrías haber imaginado. También quiero que te sientas cómodo con tu capacidad de autocuración y con las herramientas prácticas mientras te nutres y sostienes a través de tu viaje.

He dividido este libro en tres partes. La primera parte, «El eslabón perdido entre la curación y la consciencia», comparte un poco de mi propio viaje para descubrir los misterios de la curación y, en un lenguaje sencillo, explora lo que sabemos sobre consciencia y curación de las antiguas tradiciones espirituales y la investigación filosóficas modernas. En la primera parte también exploramos por qué los innovadores campos interdisciplinarios como la psiconeuroinmunología (mi campo de investigación) son tan relevantes para la comprensión de la curación, y por qué creo que la ciencia del biocampo (el estudio de la energía y la información) puede ayudarnos a entender, finalmente, cómo la consciencia fomenta la curación.

La segunda parte, «¿Dónde están las pruebas?», se centra en los estudios científicos sobre cómo nos curamos a nosotros mismos y a los demás. Exploraremos lo que realmente sabemos acerca de la investigación sobre el placebo y si, teniendo en cuenta los datos, tendría más sentido replantear el placebo desde una perspectiva basada en la consciencia. Iremos más allá de la propaganda comercial de los enfoques mente-cuerpo para comprender mejor lo que las antiguas enseñanzas y los datos de la investigación sobre la meditación, el yoga, el taichí y prácticas energéticas de autocuración nos dicen realmente sobre nuestras propias capacidades para fomentar nuestra propia curación. Y también exploraremos si existen realmente evidencias científicas sobre si podemos curar a los demás y a nosotros mismos, echando un vistazo a estudios científicos creíbles y publicados sobre las terapias de biocampo.

La tercera parte, «Las claves de la curación, con ejercicios y meditaciones», es una guía para poner en marcha tu propio proceso de curación interior. En esta parte, comparto sin reparos tanto los datos científicos como la comprensión y las prácticas espirituales. La ciencia y la espiritualidad no están realmente separadas; son solo diferentes lenguajes y enfoques para entender la Verdad. Estas prácticas de autocuración se basan de las disciplinas científicas de la psicología, la neurociencia y la psiconeuroinmunología, así como de la sabiduría espiritual de la curación.

Algunas de las historias que comparto pueden parecer increíbles. Invito a que simplemente suspendendas los juicios mientras practicas tu propio y claro discernimiento. Este es el camino que recorre un verdadero científico, ya sea un doctorando o un ciudadano científico. Es importante que tú, ya seas un experto o una persona interesada sin una formación científica formal, seas capaz de usar tu propio discernimiento para determinar si lo que estoy compartiendo suena a verdad y si tiene valor para ti. Lo que puedo prometerte es que todos los estudios a los que hago referencia se basan en datos científicos publicados y revisados por pares. Cuando he hecho referencia a antiguas enseñanzas espirituales, he hecho todo lo posible para elegir los textos fuente o traducciones creíbles de las interpretaciones de los textos fuente. He evitado hablar de «estudios puntuales» y, siempre que ha sido posible, he citado revisiones sistemáticas y que recopilan datos y conclusiones basadas no solo en un estudio, sino en muchos, ofreciendo un proceso sistemático que evalúa la calidad de esos estudios, así como sus resultados. También destaco los estudios clave que creo que nos dicen algo significativo e importante sobre la curación.

Mi deseo es que este libro encienda tu conocimiento más profundo y abra la puerta a la conexión con tu Yo pleno y libre de cargas. Has de saber que su Fuente es la dicha infinita, que tú estás y estarás siempre conectado y que tienes abundantes oportunidades para sanar cualquier sufrimiento que elijas.

Todos estamos en el camino de la curación, y todos estamos aquí para ayudarnos mutuamente mientras recorremos el camino juntos. Es mi esperanza y mi intención que este libro despierte tu poder de curación y te apoye en tu viaje. *Namasté*. Comencemos.

Parte I

El eslabón perdido entre la curación y la consciencia

1. El biocampo: descubriendo el misterio de la curación

«Lo sentimos. Solo le quedan unos meses de vida. No hay nada que podamos hacer».

Estas son palabras devastadoras que ningún padre quiere escuchar de un médico sobre sus hijos. Cuando la hija de Deven y Medha, de dos años y medio, Meera, su segunda hija, empezó a mostrar síntomas de una gripe estomacal que no cedía, fueron al médico inmediatamente. Pensaron que podría ser un caso de acidez grave o un problema gastrointestinal crónico. Nunca esperaron que una resonancia magnética revelara que su hija tenía un tumor cerebral y que los médicos no podían hacer nada para ayudarla.

Deven y Medha actuaron rápidamente, como haría cualquier padre. Buscaron a los mejores médicos. Siguiendo las recomendaciones de los médicos, hicieron que Meera recibiera un tratamiento de radiación inmediatamente. Al principio, la radiación parecía funcionar. Sin embargo, Meera desarrolló náuseas y ataxia grave (problemas para caminar y hablar). Parecía que tenía una inflamación en el cerebro. Una resonancia magnética de seguimiento mostró la reaparición de un tumor en el tronco encefálico que causaba la hinchazón y el malestar de Meera. El tumor era maligno y estaba colocado de tal manera que los médicos no podían operar para extirparlo. Sencillamente, no podían hacer nada más.

Como cualquiera puede imaginar, los padres de Meera estaban desolados. Habían acudido a los mejores médicos especialistas en cáncer para obtener respuestas y ayuda, pero los médicos no sabían cómo detener la enfermedad y salvar su vida.

¿Qué opciones tenían? Aceptar las palabras de los médicos significaba que estaban condenados a presenciar la muerte lenta y dolorosa de su hija en pocos meses. Pero no estaban dispuestos a aceptar este destino. Decidieron buscar otras opciones seguras que ayudaran a su hija a vivir y le dieran alguna oportunidad de recuperarse. Cuando empezaron a buscar alternativas, un amigo se les acercó.

«No sé si estáis abiertos a esto… y sé que parece una locura –dijo–. Conozco a una curandera en Tel Aviv, Israel. Una superviviente del Holocausto». Explicó que la curandera, Sara, fue rescatada de un campo de concentración cuando era un bebé después de que la Gestapo disparara a su madre. Apenas veinticuatro horas después de que la guerra terminara y los prisioneros de los campos fueran liberados, un oficial encontró a Sara, aún viva, bajo el cuerpo de su madre. Sara creía que esta experiencia traumática, pero milagrosa, le dio la capacidad de curar. Llevaba muchos años curando a personas, incluso a distancia. «Sé que puede parecer una posibilidad remota, pero podría valer la pena intentar que Sara trabajara con Meera», sugirió el amigo.

Deven y Medha lo consideraron detenidamente. Aunque nunca habían experimentado la curación a distancia, tenían un buen concepto de su amigo y sabían que intentaba ayudarles a salvar a su hija. Se estaban quedando sin opciones, así que no parecía que hubiera nada malo en probar una sesión con esta sanadora.

Sara aceptó trabajar con Meera y explicó a sus padres que «sintonizaría» con la niña que estaba en California, desde su casa en Israel. Cada semana se centraría en disolver el tumor de su cerebro.

Sara explicó a Deven y a Medha que su método de curación no significaba necesariamente que fuera a curar el cáncer de Meera. Compartió que el proceso de sanación era diferente al de la curación. Curar representaba deshacerse de una enfermedad atacándola específicamente. La sanación de Sara pretendía fomentar la capacidad interior de Meera para curarse a sí misma –su cuerpo, su mente y su espíritu– ayudándole a conectarse con su «yo superior» (similar a los conceptos de espíritu y alma). Aunque Sara no podía garantizar que el tumor de Meera se disolviera, confiaba en que el proceso de sanación le aportaría paz y bienestar, fuera cual fuera el resultado médico. Esencialmente, Sara explicó que la curación del cáncer de Meera no dependía de ella, sino de Dios y del ser superior de la niña.

Mientras Sara trabajaba en la curación de Meera, pidió a Deven y a Medha que permaneciesen atentos a cualquier cambio. También les explicó cómo facilitar un entorno doméstico equilibrado que emulara la paz, la calma y la felicidad para ayudar a su hija a sanar.

Después de tres meses de estas sesiones, a pesar del pronóstico de los médicos, Meera parecía estar mejor. Deven y Medha la llevaron al médico para que le hiciera un escáner cerebral. En su primera cita de seguimiento, los médicos dijeron que el tumor había disminuido del tamaño de una moneda de veinticinco al de una de diez centavos. En la siguiente cita, los médicos no encontraron ninguna anomalía visible en su tronco cerebral; estaban sorprendidos. El tumor había desaparecido por completo.

«No podemos entender esto –dijeron. Los padres de Meera les hablaron de la sanadora a distancia–. Nunca habíamos oído hablar de algo así –dijeron–. No somos reacios a creer en los milagros…, y esto es ciertamente un milagro. Está en completa remisión».

Meera sigue en remisión hoy en día. Acaba de celebrar su vigésimo cumpleaños con su familia, bien y floreciendo, aunque sigue experimentando problemas de salud ocasionales, como convulsiones. Le gusta practicar la danza clásica india y ha actuado en grupos de baile públicos en California. Su padre me habló de que su espíritu indomable es una lección para todos ellos: segura de sí misma, con aplomo y decidida a vivir su vida de la mejor manera posible.

¿Qué causó realmente la remisión en Meera? ¿Hubo en verdad una conexión entre esas sesiones de curación y la remisión del tumor de Meera o fue solo la creencia de sus padres? En otras palabras, ¿fue todo un «efecto placebo» (un concepto que exploraremos en profundidad en la segunda parte)? Y si ese fuera el caso, ¿qué dice eso sobre la naturaleza de la curación?

Ciertamente, Meera no es la única que ha experimentado una remisión «espontánea». En la literatura médica se han registrado miles de casos, aunque todavía no entendemos científicamente qué es lo que hace que estas personas concretas tengan remisiones del cáncer (o de otras dolencias como el virus de inmunodeficiencia humana [VIH], la insuficiencia cardíaca y las enfermedades autoinmunes). Lo que sí sabemos es que, en muchos casos, las personas que experimentan estas remisiones espontáneas relatan experiencias espirituales que creen que han conducido a su curación.

El caso de Meera, como todos los casos de «curación milagrosa», nos deja con más preguntas que respuestas. Las preguntas, a las que ahora me he dedicado a responder a través de nuestra organización sin ánimo de lucro, Consciousness and Healing Initiative (CHI), apuntan a un claro desafío. Nuestros modelos actuales de medicina no alcanzan a comprender la profundidad de nuestro potencial de curación, y no nos ayudan a resolver las crisis sanitarias mundiales.

Podría decirse que nunca hemos estado tan enfermos físicamente ni hemos sido tan desdichados psicológicamente. La Organización Mundial de la Salud (OMS) informa de que las enfermedades no transmisibles, como las cardiovasculares, el cáncer, la diabetes y las enfermedades respiratorias matan a 41 millones de personas cada año (estas cuatro enfermedades en particular matan al 80 % de esas personas entre los treinta y los sesenta y nueve años). Para 2020, la OMS estima que las enfermedades crónicas representarán el 73 % de todas las muertes y el 60 % de la carga de morbilidad.[1] Estas cifras ni siquiera tienen en cuenta el mayor riesgo de muerte para quienes padecen enfermedades crónicas como hipertensión, diabetes y enfermedades cardiovasculares y respiratorias que podrían estar expuestas a un virus como la COVID-19.[2]

También tenemos una epidemia de dolor crónico, que como sabrás ha provocado una epidemia masiva de adicción a los opiáceos porque nuestro sistema sanitario nos ha enseñado a adormecer nuestro dolor en lugar de curar nuestro sufrimiento. Aunque la población de Estados Unidos constituye solo el 5 % de la población mundial, consume el 80 % de los opiáceos del mundo.[3] En Estados Unidos, los costes de la actual crisis de los opiáceos, además de tantas vidas perdidas, se estiman en 100 billones de dólares desde 2001. Informes recientes comparten que estos costes siguen aumentando exponencialmente. Por ejemplo, la Sociedad de Actuarios informa de que los costes económicos del consumo no médico de opiáceos en Estados Unidos solo de 2013 a 2018 fueron de 631.000 millones de dólares.[4]

Tristemente, estamos exportando nuestro pobre modelo de conducta. El uso de analgésicos opiáceos ha aumentado drásticamente en toda América del Norte, así como en Europa occidental y central, con resultados desastrosos.[5]

En Estados Unidos, las sobredosis son la primera causa de muerte entre los estadounidenses menores de cincuenta años.[6] No es de extrañar que suframos los problemas de salud mental que padecemos, con más de 250 millones de personas diagnosticadas anualmente con depresión.[7]

¿Qué está causando todo este sufrimiento innecesario? ¿Por qué no hemos resuelto estos problemas de salud que causan un caos individual, social y global de proporciones épicas?

La respuesta es bastante sencilla: nos han incapacitado hasta el punto de que desconocemos por completo nuestro potencial de curación. De hecho, dudamos de nuestras capacidades para fomentar la curación en los demás y en nosotros mismos, lo que hace que la historia de Meera suene tan increíble, especialmente para los profesionales de la salud formados en Occidente.

Nuestros sistemas hospitalarios y de atención médica languidecen por anticuados en el peor de los casos, o por incompletos, en el mejor, ya que sus prácticas de curación están basadas en modelos de enfermedad en lugar de en modelos de salud. Nuestra incapacidad para ver más allá de los modelos de enfermedad nos impide comprender y repetir las «remisiones espontáneas» que Meera y otras miles de personas han experimentado. ¿Son estas remisiones realmente espontáneas, es decir, sin ninguna causa? ¿O lo que pasa es que no hemos entendido los procesos por los que se producen estas curaciones en apariencia milagrosas? Nuestro punto ciego nos impide definitivamente crear un nuevo modelo para curar esta creciente epidemia de enfermedades y adicciones. Necesitamos una evolución, si no una revolución, en la forma en que mejor abordamos la manera de curar.

Ir más allá del pensamiento patogénico

Aunque la medicina se desarrolló para fomentar la curación, no entendemos cómo funciona la curación, y cuando se produce una curación extraordinaria, nos cuesta creerlo. ¿Por qué?

Para entender por qué nos parecen increíbles estas historias milagrosas de curación y por qué aceptamos el estado actual de nuestra salud global, tenemos que reconocer las perspectivas que alimentan nuestros sistemas científicos y médicos. En nuestra situación actual, la medicina está cargada de un énfasis excesivo en el fisicalismo y la patogénesis. El fisicalismo (una forma de materialismo) es la creencia de que no somos esencialmente nada más que nuestros cuerpos físicos y que toda la medicina debe ser física para tener efectos en el tratamiento de los síntomas de la enfermedad. La patogénesis, en pocas palabras, es el estudio de la enfermedad y su progresión. El modelo patogénico basado en Occidente ganó credibilidad en el siglo XVIII, cuando científicos y médicos se empeñaron en comprender mejor lo que causaba la enfermedad más allá del «disgusto de los dioses».[8] En el siglo XIX, la «teoría de los gérmenes», o el modelo bacteriológico de la enfermedad, nos ayudó a comprender y tratar mejor las enfermedades infecciosas. Como el fisicalismo iba de la mano de la patogénesis en aquella época, la atención se centró en sintetizar y administrar fármacos (en este caso, antibióticos); estas «armas» aniquilarían al «invasor» que nos hacía enfermar.

Y funcionaron. Los antibióticos salvaron –y siguen salvando– a muchas personas que habrían muerto sin ellos. La medicina evolucionó para ser el proceso de deshacerse de un «otro» que nos enferma. Este tipo de pensamiento de lucha contra el invasor no solo ha dominado nuestra estructura sociopolítica a nivel mundial durante siglos, sino también, hasta hace poco, nuestra visión de la medicina y del funcionamiento del cuerpo. Hemos considerado el cuerpo como una máquina, con órganos separados que no necesariamente se comunican entre sí. Si uno de nuestros órganos tiene un problema, buscamos soluciones físicas como los medicamentos y la cirugía para arreglarlo. Aunque los fármacos tienen su lugar, estamos aprendiendo que existen otras opciones y que, a menudo, el cuerpo, si está bien equilibrado, puede curarse a sí mismo.

Un avance en la ciencia mente-cuerpo: el surgimiento de la psiconeuroinmunología

¿Qué ocurre cuando ampliamos la visión de nuestro sistema inmunitario más allá de la de una máquina de lucha para matar al «otro» que vive dentro de nosotros?

En los últimos veinte años, hemos aprendido que, aunque el sistema inmunitario está diseñado para luchar contra los invasores, es mucho más un sistema cooperativo, interactivo y a la «escucha», de lo que creíamos al principio. No hace mucho tiempo, veíamos el mar de microbios de diferentes bacterias que vivían dentro de nuestro cuerpo como invasores que el sistema inmunitario estaba diseñado para contener antes de que se descontrolaran. Ahora sabemos que nuestros intestinos albergan muchas comunidades diferentes de microbios, y que la composición óptima de esas comunidades de microbios puede ayudar a protegernos contra ciertos tipos de patógenos, así como a prevenir el cáncer y enfermedades cardíacas.[9] Incluso las bacterias de nuestros intestinos representan un sistema cooperativo. Ahora sabemos que muchos de estos organismos que viven en nuestro interior pueden ser beneficiosos para nuestra salud. Nuestro sistema inmunitario no solo interactúa con estos microbios, sino también con nuestros estados mentales y emocionales.

Pero consideremos lo siguiente: hace tan solo unas décadas, la idea de que nuestras emociones podían influir en nuestro sistema inmunitario se consideraba una completa herejía. El campo de la psiconeuroinmunología no existía hace cincuenta años porque no se creía que el sistema inmunitario interactuaba con el cerebro, ¡y mucho menos que nuestras emociones podían influir en nuestra salud! Ahora, por supuesto, sabemos que las interacciones entre el sistema inmunitario y el cerebro son muy relevantes para entender gran parte de nuestro estado de enfermedad y salud, hasta el punto de que en 2017 las revistas *Nature Neuroscience* y *Nature Immunology* colaboraron para publicar un número especial centrado en el «sistema neuroinmunitario». Estos artículos científicos exploran cómo la comprensión de estas interconexiones entre nuestro sistema inmunitario y el cerebro podría ayudarnos a tratar mejor las enfermedades.[10]

¿Cómo empezaron todos estos descubrimientos en psiconeuroinmunología? Esencialmente procedían de investigadores dedicados que persiguieron con tenacidad su estudio, a pesar de las burlas y la falta de apoyo de sus colegas de la época.

Antes de que se acuñara el término *psiconeuroinmunología* (PNI), se informó de estudios «extravagantes» llevados a cabo por científicos europeos ya en la década de 1950, que sugerían que las lesiones cerebrales inhibían las reacciones inmunitarias en cobayas.[11] Sin embargo, estos hallazgos, y otros posteriores que reforzaban la idea de la comunicación cerebral-inmunitaria, se ignoraron en gran medida. Al mismo tiempo, George Solomon (considerado uno de los padres fundadores de la PNI) observó que la personalidad y los factores emocionales parecían desempeñar un papel en la expresión de la enfermedad de la artritis reumatoide. Junto con su colega Rudolf Moos, basándose en estudios clínicos y en una creciente investigación experimental, empezó a proponer formalmente que el sistema inmunitario y las emociones estaban conectados y que esta conexión tenía una gran influencia en la progresión de la enfermedad.[12] Otros trabajos realizados a finales de los años setenta y principios de los ochenta por colegas europeos, como Hugo Besedovsky, ayudaron a establecer una creciente ciencia de la exploración inmunocerebral y endocrino-cerebral.[13]

Estos y otros de los primeros investigadores de la PNI, al presentar por primera vez sus hallazgos e ideas, fueron el hazmerreír de la comunidad científica y médica. A algunos se les negó la titularidad. A veces se les echaba de los laboratorios universitarios por sus «tonterías psicológicas». No había financiación para apoyar este trabajo, que a muchos les parecía una auténtica locura. A pesar del puñado de estudios y observaciones clínicas prometedoras que sugerían que los seres humanos tienen una conexión mente-cuerpo mucho más profunda de lo que creíamos, nadie pareció prestarles atención.

Afortunadamente para nosotros, estos científicos persistieron y allanaron un camino que ha tenido un enorme impacto en nuestra comprensión de la salud y la medicina. No fue hasta el trabajo definitivo de Robert (Bob) Ader y Nicholas Cohen en 1975 que la gente empezó a prestar atención.

Ader y Cohen idearon un experimento sencillo, pero ingenioso: condicionaron la respuesta inmunitaria de las ratas combinando la sacarina, que no provoca inflamación, con un inmunosupresor llamado *ciclofosfamida*, que provoca trastornos gastrointestinales. Cuando daban a las ratas sacarina, también les inyectaban la ciclofosfamida, con lo que «emparejaban» el sabor de la sacarina con el fármaco que causaba el malestar inmunológico e intestinal. No es de extrañar que estas ratas decidieran que no les gustaba el sabor de la sacarina y tendieran a evitarla: ¡les hacía sentir mal! Pero lo que Ader y Cohen descubrieron a continuación fue completamente innovador. Empezaron a dar a las ratas solo sacarina y ningún fármaco. Incluso sin el fármaco, el sabor de la sacarina hizo que las ratas enfermaran, como si lo hubieran tomado. En algunos casos, las ratas incluso murieron por ingerir la solución de sacarina. Ader incluso encontró que las respuestas eran dependientes de la dosis: cuanta más sacarina tomaban estas ratas después de haber sido condicionadas previamente con el medicamento que alteraba el sistema inmunológico, más probable era que tuvieran problemas inmunitarios y que incluso murieran cuando no se les inyectaba este. Estos y otros estudios posteriores demostraron que el sistema inmunitario de las ratas podía ser condicionado por el comportamiento, lo que significa que debía haber un vínculo entre el sistema inmunitario y el cerebro que antes nadie creía posible.[14]

Con estos y otros estudios, el campo de la psiconeuroinmunología empezó a echar raíces. El trabajo de Ader y Cohen, basado en investigaciones anteriores, comenzó a sugerir que la comunicación cerebro-sistema inmunológico, algo que se creía imposible, está en realidad muy presente en nuestra fisiología y es importante para nuestra salud. Otros trabajos innovadores realizados en los años ochenta por la científica Candace Pert demostraron que existen receptores de neuropéptidos tanto en las paredes de las células inmunitarias como en el cerebro. Estos hallazgos allanaron el camino para comprender mejor cómo las emociones afectan a nuestra inmunidad y abrieron un área de estudio relacionada en psiconeuroendocrinología.[15]

Estos campos de estudio, dinámicos e interdisciplinarios tardaron en dar frutos, pero el trabajo persistente de estos primeros científicos allanó el camino para nuestra comprensión actual de las interacciones inmunológicas, hormonales y cerebrales. El propio Ader expresó la importancia del pensamiento sistémico para entender la curación. Vale la pena explorar su cita original aquí:

> Las fronteras disciplinarias y las burocracias que engendraron son ficciones biológicas que pueden restringir la imaginación y la transferencia y aplicación de tecnologías. Por el contrario, la evidencia indica que las relaciones entre los llamados «sistemas» son tan importantes y, tal vez, más importantes que las relaciones dentro de los «sistemas»; que los llamados «sistemas» son componentes críticos de una red única e integrada de mecanismos homeostáticos. En la medida en que los problemas y las estrategias de investigación innovadoras para abordar estos problemas se derivan de posiciones conceptuales y teóricas, se trata de cuestiones importantes.[16]

¿Qué estaba diciendo Ader? Esencialmente, estaba diciendo que si queremos entender la salud, no podemos encajonar los órganos e incluso los sistemas hormonal, inmunitario y nervioso central y entenderlos como partes separadas, pensando que entender cada parte nos va a llevar a entender la salud y la curación. Más bien, Ader aludió a una red integrada que fomenta la comunicación entre estos diferentes «sistemas» y ayuda a guiar nuestra salud (*mecanismos homeostáticos* es simplemente un término elegante que significa procesos que ayudan a guiar el equilibrio en un sistema, en este caso, el sistema mente-cuerpo).

Lo que se había visto como sistemas discretos y aislados de estados emocionales, inmunidad, el funcionamiento neural y el funcionamiento hormonal ahora se entienden como parte de una red más amplia que regula la salud de una persona. El pensamiento sistémico empieza a abrirse camino lentamente en la ciencia y la medicina occidentales, ayudándonos a comprender mejor los vínculos entre nuestras mentes, emociones y cuerpos.

La ciencia del biocampo: el eslabón perdido para entender la salud y la curación

Ahora, un número cada vez mayor de científicos está explorando el siguiente avance científico posible. ¿Hasta dónde puede llegar esta red? ¿Existe realmente una red integrada que guíe nuestra salud y esté relacionada con nuestra consciencia? Hemos empezado a aceptar y comprender más profundamente la influencia de nuestras emociones en nuestro funcionamiento corporal y nuestra salud. Los resultados de los estudios con placebo también apuntan al poder de nuestras mentes en el fomento de nuestra curación. Pero ¿cómo podemos entender a personas como Meera, cuya enfermedad aparentemente remitió después de trabajar con una sanadora espiritual?

Yo y muchos otros científicos que conozco estamos sugiriendo que esta «red de mecanismos homeostáticos» podría ser, de hecho, biocampos, es decir, campos de energía e información que guían nuestra salud. La red a la que hace referencia Ader también podría estar relacionada con lo que las culturas indígenas experimentaban como fuerzas en el cuerpo o parte del biocampo.

La exploración de esta red de fuerzas nos ayuda a empezar a descubrir el crucial eslabón perdido entre la consciencia y la curación.

La ciencia del biocampo no es necesariamente misteriosa. El estudio y el uso de los biocampos incluyen prácticas familiares, como los electrocardiogramas (ECG) y los electroencefalogramas (EEG). Estas lecturas electromagnéticas del corazón y del cerebro revelan información clínicamente importante sobre nuestro estado de salud y se utilizan a menudo en medicina. Pero los biocampos van más allá de los EGC y los EEG.

Los biocampos pueden entenderse como conjuntos de campos de energía e información que se interpenetran e interactúan, algunos de ellos de naturaleza densa y electromagnética y otros más sutiles. Somos seres bioelectromagnéticos. A menudo no pensamos en nuestro cuerpo en términos de electricidad y magnetismo. Hemos sido educados para pensar en nuestros cuerpos humanos como bolsas de huesos, órganos, músculos, líquidos y sustancias químicas. Pero la verdad es que los seres humanos, al igual que todos los todos los seres vivos, absorben y emiten energía. Nuestras células emiten y son sensibles potenciales eléctricos: de hecho, las células madres neurales responden a la estimulación electromagnética que influye en su crecimiento y funcionamiento.[17] Incluso nuestros huesos son piezoeléctricos.[18]

En la actualidad, podemos explorar el biocampo de una célula, el biocampo de una persona y el biocampo de la Tierra. También podemos examinar cómo interactúan los biocampos. Por ejemplo, los estudios científicos han explorado cómo el biocampo de una persona interactúa con el biocampo de la Tierra y lo que esa conexión Tierra-ser humano puede significar para nuestra salud.[19] Otro ejemplo: aunque estamos familiarizados con la idea de que algunos animales como los pájaros tienen formas de percibir el campo geomagnético de la Tierra para guiar su migración, los investigadores del California Institute of Technology (CIT, por sus siglas en inglés; Instituto Tecnológico de California) han descubierto que los seres humanos también poseen este sentido. Estos investigadores descubrieron, mediante experimentos controlados, que la alteración del campo geomagnético influyó realmente en las ondas cerebrales humanas.[20] No solo nuestro cerebro se ve afectado por las fluctuaciones geomagnéticas, sino que también parecen influir nuestros ritmos cardíacos.[21]

Aunque las mediciones del biocampo que tomamos de las células, las personas y la Tierra son de naturaleza electromagnética, no todos los biocampos son necesariamente bioelectromagnéticos. Las antiguas concepciones de la energía sutil constituyen la base de muchas tradiciones médicas de todo el mundo que encajan bajo el paraguas del biocampo. El término biocampo nos ayuda a tender un puente entre las concepciones antiguas y contemporáneas de nuestros cuerpos bioelectromagnéticos y proporciona un lenguaje común para la práctica y la investigación que exploran y se centran en los campos energéticos del cuerpo para la salud. La perspectiva del biocampo nos lleva más allá de la comprensión de nuestros cuerpos como máquinas –separadas unas de otras– y nos acerca al concepto de seres bioenergéticos profundamente entrelazados con nuestro entorno.

La perspectiva de los biocampos también se nutre de los que estudian y trabajan con él, de modo que se pueden hacer valiosas contribuciones desde muchos ángulos. Por ejemplo, un investigador en bioelectromagnetismo, un investigador en psiconeuroinmunología, un físico, un practicante de sanación energética, un practicante espiritual indígena y un tecnólogo cuentan todos con valiosas perspectivas sobre los biocampos que pueden enriquecer nuestra comprensión de la curación.

Los biocampos de nuestro cuerpo

Además de leer las señales bioelectromagnéticas de los órganos de nuestro cuerpo, como hacemos con los ECG y los EEG, también podemos explorar los biocampos de las células. Hemos aprendido que las células se comunican a través de los biocampos. Por ejemplo, las células utilizan sus propios campos electromagnéticos (endógenos) para ayudar a guiar el transporte de iones y, por tanto, el potencial eléctrico en las membranas celulares; los campos electromagnéticos de nuestro cuerpo también desempeñan un papel en el desarrollo embrionario y la curación de heridas.[22] Podemos estudiar los biocampos en las células, y también podemos explorar lo que ocurre con el comportamiento celular cuando manipulamos sus biocampos. Por ejemplo, ahora sabemos que la manipulación de los gradientes de voltaje a través de las membranas celulares puede provocar el crecimiento del tejido de los órganos, incluso de las neuronas. Estos estudios de la ciencia de los biocampos están preparando el terreno para nuevos tratamientos de medicina regenerativa en los que los médicos están aprendiendo a sustituir el tejido enfermo o dañado por tejido generado en el laboratorio para ayudar al paciente a curarse.[23]

La ciencia de los biocampos también incluye el examen de lo que ocurre si aplicamos los biocampos a nuestro cuerpo, no solo a nuestras células. Por ejemplo, los investigadores están estudiando cómo los dispositivos de biocampo que utilizan luz, sonido y estimulación electromagnética de bajo nivel en el cuerpo podrían ayudar en cuestiones clínicas como el dolor, la curación de heridas, la depresión y la enfermedad de Alzheimer.[24] Los efectos clínicos de los dispositivos de biocampo nos ayudan a comprender que somos seres bioelectromagnéticos sensibles a campos energéticos, así como a los fármacos químicos. En varios casos, los propios campos energéticos, incluso sin medicamentos, pueden estimular nuestra curación.

Además de las lecturas bioelectromagnéticas del cuerpo, los campos energéticos sutiles no físicos se describían en las antiguas filosofías de la medicina como la clave del proceso de curación. Aunque estas energías sutiles son menos comprendidas por los científicos, desempeñan un papel fundamental en la comprensión de los biocampos y la curación en muchas tradiciones antiguas y modernas. Estas filosofías de la energía sutil incluyen descripciones médicas africanas, ayurvédicas, chinas, nativo-americanas, tibetanas y otras indígenas como *chi*, *ki*, *prana* y *rlung*, consideradas como componentes centrales de la salud y la curación. La medicina naturopática lo denomina *vis medicatrix naturae*. Los enfoques espirituales y de mente-cuerpo actuales, como la acupuntura, la meditación, el qigong, el yoga y otros, se basan en la comprensión y el cambio de la dinámica de la energía sutil para promover la curación emocional, mental, física y espiritual. Estas prácticas que utilizan la energía sutil para fomentar la curación regenerativa tienen miles de años de antigüedad. Los practicantes del *healing touch* (toque curativo), la imposición de manos, el qigong externo, el reiki, etc., informan de que perciben y trabajan con la energía sutil para fomentar la curación. A veces, esta *curación de biocampo* se llama *curación energética* o *curación de energía sutil*.

Para responder mejor a la pregunta de si los aspectos sutiles del biocampo podrían fomentar la curación, muchos científicos de biocampo han examinado los efectos de las terapias de sanación de biocampo, como el toque curativo, la imposición de manos y otras, mediante la realización de ensayos clínicos controlados y aleatorios así como mediante estudios de investigación con células y animales (exploraremos esos datos en detalle en la segunda parte). Realizamos estos estudios para comprender mejor cómo tienen lugar curaciones aparentemente milagrosas como la de Meera. Historias como la suya son más comunes de lo que creemos, pero a menudo no oímos hablar de ellas porque la ciencia y la medicina convencionales no tienen explicaciones para las mismas, por lo que a menudo se barren bajo la alfombra como «remisiones espontáneas» o «milagros» sin que se investigue por qué sucedieron.

Sin embargo, en lugar de ignorar estas historias milagrosas, podríamos profundizar en ellas. Podríamos empezar a entender, a través de la lente de la ciencia del biocampo, y escuchando a los sanadores, cómo se produce la curación. Entonces la maravillosa historia de curación de Meera podría dejar de ser una anomalía y convertirse en algo común.

Lo que estamos descubriendo hasta ahora gracias a la ciencia de los biocampos es que estos, ya sean medibles electromagnéticamente o no, parecen desempeñar un papel importante a la hora de comprender cómo funciona el cuerpo y cómo fomenta y mantiene la salud. Parece que el trabajo con los biocampos –ya sea mediante nuestras propias prácticas de autocuidado, el uso de un dispositivo de biocampo o la recepción de un tratamiento de biocampo por parte de un sanador capacitado– puede tener un papel tremendo en el arranque y la amplificación de nuestra curación.

Sé que para algunos de nosotros, esto parece bastante «pseudocientífico». Creedme, he sido testigo de las miradas de muchos colegas científicos cuando hablo de la investigación con técnicas de curación basadas en el biocampo, como el toque curativo o el reiki. Algunos lo han calificado de tonterías o pseudociencia. Pero los datos difieren, y tenemos la historia de la evolución científica en mi propio campo de investigación, la psiconeuroinmunología, para mostrar cómo lo que una vez fue considerado absurdo es ahora de dominio público. La investigación dedicada por muchos dentro de nuestra organización sin ánimo de lucro, CHI, refleja esta próxima frontera de la investigación curativa.

La investigación científica sobre los biocampos es aún relativamente nueva, por lo que su impacto en la ciencia y la curación está apenas comenzando. Sin embargo, a medida que leas este libro, explores los estudios y las historias de los capítulos siguientes, y profundices en tu propio sentido de los biocampos a través de los ejercicios que propongo en la tercera parte, creo que estarás de acuerdo en que estamos en la cúspide de despertar finalmente a nuestro potencial de curación humano de una manera que nunca antes habíamos entendido. Este nuevo camino es una verdadera expansión de la ciencia junto con la comprensión de los antiguos conceptos de la espiritualidad. Ya es hora de que rompamos estos silos culturales innecesarios y tendamos un puente entre la sabiduría de nuestras comunidades de medicina occidental, medicina oriental y medicina indígena. En el capítulo 2, compartiré cómo descubrí los biocampos por mí misma y qué me llevó a estudiarlos.

2. Comienza la búsqueda

«¿Quieres entender qué es la curación? ¡Pues primero cúrate a ti misma!».

La monja jainista me miró con una mirada clara, compasiva y sin rodeos. Su réplica fue en respuesta a mi aparentemente humilde petición de aprender los secretos de curación de nuestra tradición jainista. Aunque me desconcertó un poco, no me pilló desprevenida. Los monjes y monjas jainistas son muy directos, no se andan con rodeos, por así decirlo. De hecho, no tienen pelos en la lengua. El corazón de la práctica jainista es *ahimsa* o la no violencia.

Bromas aparte, muchos practicantes espirituales orientales tienen poca paciencia con la gente que trata de obtener respuestas rápidas sin hacer su propio trabajo interior primero. La respuesta de la monja reflejaba la vacilación que muchos líderes espirituales sienten ante preguntas «profundas» que en realidad proceden de una comprensión superficial.

Muchos indios orientales, con razón o sin ella, nos consideran a los occidentales consumidores de espiritualidad. Aunque soy de origen indio y me crié como jainista, me consideran occidental porque nací en Estados Unidos. Algunos sabios indios creen que buscamos soluciones rápidas de espiritualidad que podemos comprar –o tal vez incluso modificar para obtener un beneficio–, a fin de convertirnos en gurús de las masas después de completar un taller de fin de semana. Esto es probablemente una evaluación injusta y a menudo falsa de los occidentales –como la mayoría de los estereotipos–, pero mentiría si dijera que muchos en Oriente no tienen un cinismo subyacente en torno a la mercantilización de la espiritualidad. En la mayoría de las tradiciones espirituales, la capacidad de fomentar la curación en otra persona es sincera, y generalmente requiere de un tiempo. No se hace descubriendo «secretos» para luego crear productos que se compran y venden.

Entonces, ¿quién se creía que era esta *desi** nacida en Estados Unidos (ABCD,** como se nos suele llamar) para venir a la India y buscar los secretos de la curación? ¿Por qué preguntaba? Mi búsqueda era sincera, pero su punto de vista era comprensible. Buscaba más respuestas, pero para mi conocimiento personal más que para cultivar la sabiduría. Estaba explorando como una erudita, no desde las profundidades de mi propia práctica personal. Aquella monja jainista vio a través de mi búsqueda intelectual y me dijo la verdad de cómo entendería realmente la curación: empezando por mí misma.

Ya de joven comencé a cuestionar todo lo relacionado con la realidad y nuestro papel en ella como seres humanos. Crecí en el sur de Estados Unidos, y todos mis amigos eran baptistas. Les interesaba mi herencia india y la práctica jainista que seguíamos en nuestra casa, y a mí me interesaban sus tradiciones y creencias. Podía incluso ir a

---

*   *Desi*: *desi* o *deshi* es un término usado por las personas que viven o son originarias del subcontinente indio (o Asia Meridional) para referirse a ellas mismas. También es el nombre de la subcultura de los surasiáticos que viven en la diáspora. (*N. del T.*)

**   ABCD: «American Born Confused Desi» (*Desi* confuso nacido en Estados Unidos). Término ofensivo para referirse a las personas de origen indio nacidas o criadas en Estados Unidos (*N. del T.*).

la iglesia con ellos en alguna ocasión. Mis amigos y yo estábamos deseosos de aprender sobre el mundo de los demás y disfrutábamos de toda la inocencia, el juego y los descubrimientos que conlleva la infancia y la exploración de diferentes puntos de vista.

Aunque estaba inmersa en la espiritualidad, tenía la molesta sensación de que me faltaba algo. No era una persona introvertida, pero recuerdo vívidamente, en la escuela secundaria, ver a todos mis amigos corriendo y gritando durante una fiesta de cumpleaños mientras yo experimentaba ese momento en el que solo quería separarme de toda esa locura feliz, que yo percibía como superficial. Contemplé la inmensidad del cielo y el brillo de las estrellas pensando: «¿Esto es TODO lo que hay?».

No podía ignorar la sensación de que había algo más en el mundo que lo que veía con mis ojos. ¿Había algo más en la vida que ir a la escuela para sacar buenas notas con el fin de entrar en una buena universidad y ganar dinero para comprar una buena casa y un buen coche? Parecía que estábamos muy centrados en el mundo material, ya fuera en nuestro aspecto, en lo que los demás pensaban de nosotros o en cuánto dinero ganábamos. Sentí que había algo más en nuestra existencia que lo que nos decía la sociedad o lo que aprendíamos en la escuela. A esa edad, sin embargo, no entendía lo que buscaba ni por qué lo buscaba.

Esta sensación de búsqueda continuó durante toda mi joven adolescencia. Siempre fui una ávida lectora. Me gustaban los libros, no las muñecas Barbie (aunque hay que admitirlo, era una ferviente coleccionista de todo tipo de animales de peluche). Cuando íbamos al centro comercial, me dirigía directamente a la librería, compraba un libro y luego me lo leía en una o dos horas mientras mi madre compraba ropa.

Si no has oído hablar del jainismo, no te preocupes porque no eres el único. El jainismo se originó en la India y a menudo se considera más una filosofía que una religión. Los jainistas no adoran a un dios creador, ellos creen en la existencia del alma humana y consideran que nuestra consciencia tiene el potencial de ser ilimitada y omnisciente. El jainismo guarda cierto parecido con el budismo, pero difiere en algunos aspectos clave. El principio fundamental del jainismo es *ahimsa* o no violencia. Entendiendo que todos los seres vivos tienen consciencia, potencial de sufrimiento y derecho a vivir, los jainistas juran practicar *ahimsa* como medio para liberarse a sí mismos y a los demás del ciclo de nacimiento y muerte.[1]

Los jainistas siguen el principio de *ahimsa* con la mayor devoción posible y, por lo general, son vegetarianos o veganos, y a menudo ni siquiera comen los vegetales que crecen bajo tierra (porque cuando se saca la planta de debajo de la tierra, la planta entera muere). A menudo los monjes y monjas jainistas llevan paños en la boca y usan escobas cuando caminan para matar menos organismos. Los monjes y monjas jainistas también suelen viajar a pie para evitar matar organismos asociados a los viajes en aviones, trenes y coches.

Algunos de los libros jainistas e hindúes que había en casa de mis padres tenían unos títulos bastante locos e increíbles: *Viaje fácil a otros planetas*, por ejemplo (justo al lado de las revistas *Cosmopolitan* de mi madre, igualmente insondables para un niño de nueve años). Otros libros metafísicos de la estantería, con títulos menos sensacionalistas, parecían más comprensibles.

Los libros explicaban principios de las tradiciones espirituales de la India, como el hinduismo y el jainismo, y se basaban en textos védicos de principios del primer milenio antes de Cristo. Hablaban con tremendo detalle sobre la naturaleza de nuestras mentes, emociones y cuerpos, incluyendo un «mundo sutil» lleno de *koshas*, o cuerpos sutiles. Los libros describían cómo estos cuerpos de energía e información fluyen y no son visibles para la mayoría, pero influyen increíblemente en nuestros estados mentales, emocionales y físicos. Los libros también hablaban de cómo nuestro ser físico estaba completamente entrelazado con nuestra consciencia y de cómo la consciencia podía considerarse un elemento fundamental y único de cada una de nuestras almas.

Estos conceptos me resultaron totalmente fascinantes (¡mucho más que los artículos de *Cosmopolitan*!). Muchos detalles de estos libros me hicieron preguntarme cómo los autores llegaron a todas estas ideas sobre la mente y el cuerpo humano. Sin embargo, al leerlos, siempre me quedaba una pregunta persistente: ¿cómo saben que todo eso es cierto?

Tal vez sea útil proporcionar un poco de contexto aquí. Yo era una niña en la década de 1980. Todos estábamos enamorados de *La guerra de las galaxias* (algunas cosas nunca cambian, aparentemente), y la idea de que la mente y las emociones influyeran en el cuerpo se consideraba en su mayor parte material de ciencia ficción. A todos nos gustaba la idea de «la Fuerza», pero no creíamos realmente en ella, y la ciencia no parecía apoyarla. La psiconeuroinmunología (PNI), el estudio de las conexiones entre la mente, el cerebro y el sistema inmunitario, estaba todavía en su infancia, incluso dentro de las torres de marfil del mundo académico. La idea de una conexión entre el cerebro y el sistema inmunitario era ridícula en ese momento, y términos como medicina mente-cuerpo se ridiculizaban aún más.

De niña no tenía conocimiento del incipiente campo de la PNI ni de la medicina mente-cuerpo. Mi padre, químico e inventor, me explicó a una edad temprana que «todo es comprensible a través de la química y la física». A pesar de su fuerte adhesión a la ciencia y al método científico, también tenía plena fe en las enseñanzas espirituales y metafísicas del jainismo. Sin necesidad de pruebas científicas, él y mi madre mantenían una creencia inquebrantable en la existencia de un alma, o esencia divina eterna, que existía más allá del cuerpo físico en cada ser vivo. Creían que nuestros pensamientos, palabras y actos dictaban no solo nuestros estados de salud, sino también las formas de nuestras vidas y que los cuerpos de energía sutil reflejaban nuestros estados de consciencia. A pesar de su firme creencia en el método científico, a mis padres no les sorprendía en absoluto que la ciencia empírica occidental ignorara, y a menudo invalidara, estas enseñanzas metafísicas y espirituales.

Como familia, vivimos muchas de estas polaridades. En la década de 1970, el monje Sushil Kumar Muniji –una de las autoridades de la congregación jainista– viajó a Estados Unidos para hablar de filosofía jainista y *ahimsa*. Creó Siddhachalam en Blairstown, Nueva Jersey, como uno de los lugares de peregrinación jainista en Estados Unidos. La orden creía que los jainistas que habían emigrado a Estados Unidos desde la India necesitaban un lugar para reunirse y tener apoyo espiritual, por lo que seleccionaron a Acharya-ji para dirigir este esfuerzo y le dieron permiso para viajar en avión. Sin embargo, muchos jainistas estaban en contra de que Acharya-ji viajara a Estados Unidos. Al hacerlo rompía la tradición (generalmente, los monjes y monjas jainistas solo viajan a pie, y de forma limitada). Cuando Acharya-ji iba a embarcar en el avión con destino a Estados Unidos, una fila de laicos jainistas trató de impedírle y bloquearle el embarque, y no le resultó fácil subir al avión.

Acharya-ji se quedó con mi familia durante su visita a Estados Unidos. Durante esa visita, tuve una experiencia formativa que moldeó mi punto de vista, pero también me hizo ver las polaridades entre el mundo material y el espiritual que experimenté como joven estudiante de secundaria. Mi hermano, entonces de dieciséis años, y yo, de diez, participamos en una sesión de meditación con Acharyaji. Él estaba ansioso por compartir las enseñanzas y prácticas jainistas con los jóvenes de Estados Unidos.

–¡Concéntrate en la luz blanca! –proclamó, con los ojos cerrados, durante la sesión.

–¿Qué luz blanca? –pregunté, entrecerrando los ojos y tratando de concentrarme–. No veo nada.

–¿Cómo sabe que hay una luz blanca? –preguntó mi hermano–. Demuéstrelo. Acharya-ji nos miró y sacudió la cabeza ante lo que estoy segura de que percibió como nuestra ignorancia e insolencia.

A los diez años, puede que no fuera adepta a ver la luz blanca a voluntad, pero esta experiencia, junto con mis propias reflexiones, me afirmó en la opinión de que tenía una educación fracturada. No había ninguna conexión entre la comprensión de mundos invisibles de la experiencia interior (relegados a la religión) y los mundos visibles (relegados a la ciencia).

Mi padre y mi madre, y la mayoría de la gente de su generación, se contentaban con vivir en estos dos mundos separados, el «científico» y el «espiritual». Yo, sin embargo, no podía entender por qué estaban divididos. ¿Cómo podía la gente hacer afirmaciones sobre la realidad que no podían ser examinadas rigurosamente por los científicos? ¿Podría algo tan fundamental como la comprensión de la naturaleza de nuestra propia consciencia humana realmente desafiar el estudio científico? Siempre he tenido el instinto de construir puentes; empecé a buscar modelos que pudieran integrar el lado físico y el espiritual de nuestra experiencia humana.

En el instituto, como cantante, sentí el profundo poder de la vibración al cantar. Comencé a preguntarme si había una correspondencia entre lo que sentía cuando cantaba y lo que los libros védicos describían que ocurría durante el canto meditacional. ¿Podríamos entender nuestras experiencias espirituales estudiando los principios de resonancia y vibración? ¿Cómo afectaba eso a nuestra salud mental, emocional y física? Armada con un montón de preguntas, me fui a comenzar mis estudios universitarios de grado en la Universidad de Columbia, segura de que encontraría algunas respuestas.

Me llevé una gran decepción. En Columbia, decidí estudiar psicología y más tarde, en mi tercer año, me cambié a la recién creada especialidad de neurociencia y comportamiento. Estaba decididamente en contra de estudiar medicina (para disgusto de mi padre), pero me fascinaban los campos de la psicología y la neurociencia cognitiva.

Pero eran los primeros años de la década de 1990, y nuestra comprensión del cerebro era todavía limitada. Incluso con luminarias como Eric Kandell, que llegó a ganar el Premio Nobel por descubrir el mecanismo que subyace a la neuroplasticidad de nuestro cerebro, a la cabeza de la neurociencia en aquella época, los profesores de Columbia explicaban enfáticamente que el cerebro no tenía plasticidad (es decir, que no se formaban nuevas conexiones neuronales) después de los siete años. Por supuesto, ahora sabemos que esto está muy lejos de la verdad. Pero incluso en aquella época recuerdo haber pensado: «En serio, ¿cómo pueden decir que el cerebro es estático desde los siete años?». ¿Cómo podían esos brillantes neurocientíficos que estudiaban la dinámica de la biología y el cerebro desde hacía décadas estar tan seguros de esa conclusión en blanco y negro cuando había datos tan limitados?

En aquella época, la neurociencia se centraba en examinar las regiones locales del cerebro asociadas a la función. La mayoría de los científicos parecían contentarse con informar sobre qué parte del cerebro se iluminaba durante una determinada tarea cognitiva, y ahí se acababa la discusión científica. No parecía haber interés en explorar la mente porque los investigadores daban por sentado que todo lo que llamábamos *mente* era simplemente el resultado de la actividad cerebral (una opinión que todavía mantienen muchos científicos en la actualidad). Tampoco parecía haber interés en conectar el cerebro con el resto del cuerpo; de hecho, mi director de tesis de investigación, un brillante neurocientífico cognitivo, comentó una vez: «No entiendo por qué la gente sigue estudiando cosas como el ritmo cardíaco y la conductancia de la piel. Es decir, ¡tenemos el cerebro!». La neurociencia cognitiva tenía todas estas nuevas y elegantes herramientas de imagen, y la idea de estudiar el cuerpo más allá del cerebro cayó en desgracia. Y las preguntas sobre la conexión mente-cuerpo o la consciencia eran demasiado complicadas.

Anhelo de significado

Dejé Columbia con mi licenciatura, emocionada al abandonar la ciudad de Nueva York y explorar nuevos horizontes en la Universidad de Stanford, en California, donde tuve la suerte de que me ofrecieran un puesto como asistente de investigación en un estudio que examinaba la función de las ondas cerebrales en personas con esquizofrenia y Alzheimer en el hospital de veteranos de Palo Alto. Tenía un fuerte anhelo de realizar una investigación que marcara la diferencia en la vida de las personas y me entusiasmaba participar en un proyecto en el que los avances científicos pudieran ayudar a los pacientes.

Sin embargo, mi ingenuo idealismo pronto se vio humillado por las realidades del mundo académico. La atención parecía centrarse más en la estrategia para conseguir la siguiente subvención y menos en la investigación que beneficiaría directamente a los pacientes. Recuerdo el día en el que colocaba electrodos a una persona con Alzheimer para un estudio rutinario, y me preguntó directa y sinceramente: «¿Esta investigación me va a ayudar?». Me di cuenta de que no iba a ayudarle directamente a ella, y en ese momento supe que había llegado el momento de pasar a un área de estudio que ayudara más directamente a los pacientes.

Quería encontrar un «hogar» académico que, como mínimo, tolerara y posiblemente fomentara mis preguntas más profundas en torno a la consciencia y la salud. Sin embargo, fue difícil encontrar programas académicos y profesores que compartieran los mismos intereses, así que hice todo lo posible por formarme mientras disfrutaba de la vida en la zona de la bahía. Hice cursos de química orgánica y física de la música en la Universidad de California-Santa Cruz. Empecé a trabajar con un increíble profesor de canto. Me animó a ampliar mis capacidades como soprano de coloratura y a explorar realmente cómo la guía de la voz a través de mi cuerpo podía dar lugar a la creación de diferentes tonalidades y a la ampliación del rango vocal. Al mismo tiempo que exploraba los alcances del canto clásico occidental, empecé a explorar la sanación del sonido por mi cuenta. Personalmente, sentía el poder de las vibraciones resonantes en mi cuerpo al cantar y me preguntaba cómo mi cuerpo podría utilizar mejor la música y el sonido para la curación. Sin duda, la curación por el sonido y los mantras estaban relacionados con la vibración, que influye en nuestra consciencia y en nuestro estado de salud. La científica que hay en mí quería entender cómo podríamos medir realmente la relación entre la consciencia, la vibración y la salud, pero no podía pensar en un experimento o situación modelo para estudiar.

Hasta que tuve mi primera sesión de reiki, que literalmente cambió mi vida.

Un avance inesperado

Juno (nombre ficticio) era la típica curandera vagabunda de veintitantos años de Santa Cruz. Tenía rastas y un perro callejero con «problemas de abandono» que la acompañaba a todas partes. Se dedicaba a varias artes curativas mientras reflexionaba sobre su paso siguiente. Era amiga de una de mis compañeras de piso y me presentó una «terapia energética» llamada reiki que había aprendido. Dijo que era relajante, pero diferente de la meditación. Tenía curiosidad por saber de qué se trataba y le pedí una sesión.

Cuando Juno llegó para darme la sesión de reiki, el ritual me llamó la atención de inmediato. Vino vestida con ropas blancas, encendió incienso y rezó una oración. Puso un cedé de música instrumental relajante. Invitó a sus «guías» a entrar y me invitó a rezar o a invitar a mis guías a entrar en el proceso. El resto de la sesión se desarrollaba en silencio, para que yo pudiera simplemente estar con la energía. Tengo que admitir que en ese momento no tenía idea de qué esperar, y no esperaba mucho. Pero confiaba en que nada terrible saldría de ello, así que recité una oración y me subí a la mesa completamente vestida para ver qué pasaba. Supuse que, como mínimo, me echaría una buena siesta.

Juno comenzó a colocar sus manos ligeramente en diferentes lugares de mi cuerpo, empezando por la cabeza. Al principio sentí un poco de calor y un cosquilleo y luego noté una sensación de constricción cuando llegó a la zona del vientre. De repente sentí toda esta «energía comprimida» moviéndose en mi estómago, y fue sorprendentemente dolorosa (por lo general la gente no siente dolor durante una sesión de curación).

Me di cuenta de que este movimiento de energía atascada parecía estar relacionado con ciertos pensamientos y recuerdos. Literalmente, los pensamientos pasaban por mi cabeza mientras las sensaciones tensas se aflojaban en mi cuerpo, y los pensamientos parecían estar relacionados con miedos y ansiedades que necesitaba soltar. Mi mente viajaba a situaciones anteriores y actuales en las que estaba renunciando a mi poder al no ser sincera conmigo misma o con los demás sobre cómo me sentía. Fue una sesión bastante pesada, pero lo que saqué de ella fue profundo. Parecía como si todo lo que llegaba a través de las manos de Juno estuviera sacando a relucir no solo sensaciones muy fuertes en mi vientre, sino también emociones y pensamientos muy intensos en mi mente. Me di cuenta de que en esos momentos seguían haciéndome sentir triste e impotente. Ahora me sentía capacitada para mirar a esos problemas a los ojos y superarlos de una manera que no había sentido antes. Experimenté todo esto sin tan siquiera hablarle de ello a Juno durante la sesión.

¿Cómo era posible? No hablábamos en absoluto y, sin embargo, estas emociones y pensamientos parecían surgir solo cuando ella ponía sus manos en ciertas zonas de mi cuerpo, sobre todo el vientre. Esto me resultaba interesante porque yo sufría de reflujo ácido desde que era niña (no se lo había dicho). Ahora, cuando Juno me tocaba, sentía esta energía moviéndose desde mi vientre alrededor de mi cuerpo. ¿Estaba ese movimiento relacionado con las descripciones del *prana* y del «cuerpo de energía vital», la «superautopista de la fuerza vital», sobre la que había leído en nuestros textos védicos cuando era niña? La luz se hizo en mi mente.

Me di cuenta de que la profunda experiencia que tuve durante esta sesión introductoria de reiki había abierto la puerta para poder estudiar la relación entre consciencia y salud. Como cantante, había sido testigo del poder de utilizar el sonido y la vibración internamente para cambiar mi propio estado de consciencia, pero me costaba entender cómo, por ejemplo, podía investigar el poder de la música y el sonido para curar a otra persona sin recurrir simplemente a la descripción de cambios en las áreas cerebrales que se producían con las percepciones musicales.

Aunque parecía obvio que el sonido y la música afectaban a los cuerpos y cerebros de las personas, la curación vibracional parecía más profunda que la simple iluminación de áreas cerebrales. Ciertamente, los textos védicos describían los efectos del sonido en los cuerpos sutiles y los estados espirituales de consciencia, pero no estaba claro cómo estudiar esto científicamente. Me interesaba sobre todo medir los efectos de las vibraciones sonoras y explorar cómo estas vibraciones podían afectar al estado de consciencia y a la salud de otra persona, desde el nivel espiritual al físico. Pero ¿cómo podía garantizar que una persona pudiera sentir o escuchar la vibración sonora que emanaba del reproductor de música o del cantante? ¿Cómo podía determinar cómo las propias vibraciones podrían fomentar la curación?

Con la sesión de reiki, me di cuenta de que aquí había una vibración, aunque sutil, que podía sentir literalmente en mi cuerpo. Además, las sutiles vibraciones que sentía en mi cuerpo estaban conectadas con algo que Juno estaba haciendo junto con lo que yo estaba pensando, recordando y sintiendo. La energía que fluía a través de ella hacia mí estaba literalmente sacando a la luz todos esos asuntos que necesitaban ser sanados a nivel emocional, mental y tal vez incluso físico. Pero ¿cuál era la naturaleza de esta energía? ¿De dónde procedía? ¿Y la curación podía realmente alcanzar el nivel celular?

¿Quizá era lo que los científicos llaman *placebo*? No podía descartar esa posibilidad. La sesión tenía muchos elementos que sabemos que facilitan una respuesta placebo: el ritual, la relación y la expectativa. Por ejemplo, un ritual claro se estableció antes de que yo me subiera a la mesa (velas, incienso, ropa blanca, música relajante). Tenía una relación cordial con Juno y confiaba en ella, y sabemos que las relaciones positivas con los proveedores de salud pueden afectar a nuestro sistema nervioso. Las expectativas también desempeñan un papel importante en los resultados, aunque no sabía qué esperar, estaba ansiosa por aprender más sobre el reiki y ciertamente esperaba que ocurriera algo interesante. Todos estos factores podrían haber creado respuestas en mi mente y cuerpo (he investigado los placebos en profundidad; véase el capítulo 5 para conocer mi opinión sobre ellos).

Pero ¿cómo podía explicar la relación entre los pensamientos y las emociones que tenía y las sensaciones que sentía cuando ella mantenía sus manos en mi vientre? La sesión se desarrolló en silencio. No le dije lo que estaba sintiendo cuando ella estaba trabajando en mí, y ella no me había dado ninguna indicación de que se produjera dolor de vientre o incluso sensaciones sutiles en mi cuerpo. ¿Qué estaba pasando realmente durante la curación?

Los sanadores de reiki dicen que en realidad son canales de la «energía vital universal» (algunos dicen «energía vital divina»). Al igual que muchos sanadores, se preparan para la sesión de sanación «conectándose con la tierra y centrándose» (una práctica que exploraremos más adelante en este libro). Luego, literalmente, hacen todo lo posible para apartar sus mentes y permitir que esta energía universal/divina fluya a través de sus manos hacia la persona que está siendo sanada. Desde el punto de vista de un sanador de reiki, entonces, Juno no estaba haciendo la curación; estaba actuando como el conducto para que la curación tuviera lugar.

¿Qué era esta energía vital universal y cómo accedían a ella los sanadores de reiki? ¿Podía hacerlo cualquiera? ¿O es que la creencia del sanador influía en la creencia de los pacientes, involucrándolos en algún tipo de proceso hipnótico que alterara su percepción? ¿Influían realmente el reiki y otras terapias similares en la salud y la curación?

Salí de esa sesión de reiki dándome cuenta de que tenía que hacer una gran limpieza emocional interior y, al mismo tiempo, mi mente se sentía aún más curiosa y decidida a encontrar respuestas científicas a lo que acababa de experimentar. Si de verdad se trataba de una forma de sanar a los demás, debía ser investigada científicamente y, si era útil, debía ser llevada a más personas para ayudarles a sanar también. Busqué profesores universitarios que investigaran la curación desde las perspectivas de la neurociencia y la psiconeuroinmunología, pero no pude encontrar ninguno. No pude encontrar ninguna investigación reciente sobre los cambios biológicos de la curación a partir de enfoques curativos como el reiki. Parecía que la mayor parte de la investigación en curación había sido realizada por enfermeras hacía décadas, y no en programas de investigación de doctorado.

Pero este trabajo parecía tan profundo e importante, un campo maduro para el descubrimiento y la comprensión de la salud humana. Ciertamente, había algunos pensadores que sintetizaban datos y perspectivas sobre la curación energética, como James Oschman, Daniel Benor y Richard Gerber, que compartieron datos en áreas que incluían la bioelectromagnética y estudios con plantas, humanos, animales y células. Pero estos investigadores no se encontraban en universidades realizando fascinantes estudios clínicos de curación en pacientes, que es lo que realmente me interesaba. Decidí que cuando fuese a la escuela de posgrado empezaría a estudiar a los sanadores y los efectos de la «sanación energética» en los resultados sobre la salud. Ahora solo tenía que encontrar un mentor en una buena universidad que me entendiera y apoyara para seguir esta investigación.

Tuve la suerte de encontrar y aprender de varios mentores fabulosos que apoyaron mi pasión y orientación. Mi primera incursión en la investigación sobre la curación comenzó con Gary Schwartz e Iris Bell en la Universidad de Arizona, en colaboración con el Centro de Medicina Integral de esa universidad. Gary, padre de la medicina conductual, había hecho muchos descubrimientos en las universidades de Harvard y Yale en el campo de la psicofisiología, y tenía un historial de asesoramiento a académicos de éxito (por ejemplo, fue mentor de Richie Davidson, un conocido investigador de meditación y neurociencia en la Universidad de Wisconsin-Madison, así como de Shauna Shapiro, conocida autora e investigadora de mindfulness en la Universidad de Santa Clara).

Schwartz, un científico innovador, tenía un comportamiento jovial y enriquecedor y un entorno seguro en el que sus alumnos podían explorar cuestiones sobre la consciencia y la naturaleza humana desde un punto de vista abierto y científico.

Cualquiera que fuera el tema elegido por los estudiantes para su proyecto, él los apoyaba de todo corazón. Fomentaba su educación como científicos y siempre estaba interesado en escuchar sus ideas. Sacaba tiempo para estar con sus alumnos y trataba a cada uno de ellos con amabilidad y respeto. Pero lo que le hacía especial como mentor no era simplemente su pensamiento innovador, sino que apoyaba a sus alumnos para que hicieran la investigación que más deseaban.

El hecho de que los estudiantes puedan estudiar lo que desean es algo raro en el mundo académico. Había aprendido que en la mayoría de los laboratorios, los estudiantes eran tratados como trabajadores de una fábrica; los mentores solían dar por sentado que los estudiantes adoptarían sus intereses de investigación y trabajarían en proyectos específicos para los que habían recibido financiación y para los que necesitaban ayuda para llevarlos a cabo. Esto ayudaba a mantener la maquinaria académica en marcha. Los profesores suscribían las becas en las áreas de investigación que se habían fijado como propias para conseguir la titularidad y recibían un trabajo relativamente barato a cambio de tutelar a estudiantes de posgrado que ayudaban a realizar sus estudios. Los estudiantes de posgrado, a su vez, recibían un pequeño estipendio por su trabajo (mucho mejor que pagar los estudios de posgrado de su propio bolsillo) a cambio de la formación y la publicación de artículos en revistas que necesitaban para avanzar en sus carreras. Pero no siempre tenían la libertad de perseguir sus propias ideas. Este modelo académico es eficiente, pero no necesariamente fomenta la innovación, sobre todo entre los jóvenes científicos.

El laboratorio de Schwartz, por el contrario, era un refugio para el pensamiento innovador.

No mucho después de que me incorporara a su laboratorio, la sincronización hizo que Schwartz recibiera fondos para llevar a cabo un estudio sobre la curación reiki. Conociendo mis intereses, me invitó a unirme al equipo de investigación. Estaba encantada de ser la científica más joven del proyecto y esperaba realizar una investigación real sobre esta terapia curativa. No sabía que estaba a punto de tener otra profunda experiencia con el reiki, que me ayudaría a comprender mejor los vínculos entre lo que había aprendido de los textos védicos sobre las conexiones entre la consciencia, los biocampos y la curación.

3. La consciencia: perspectivas modernas y antiguas

Armada con un floreciente conocimiento de esta «terapia energética» llamada reiki, me entusiasmó la idea de estudiar sus efectos. Empecé a leer sobre esta forma particular de curación y me enteré de que el reiki es una antigua forma japonesa de curación espiritual fundada por Mikao Usui, un monje budista y médico en Japón de principios de 1900. Usui tuvo un despertar espiritual que lo guio a crear esta práctica curativa. Comenzó a tratar a la gente en Japón con reiki. Con el tiempo, otro practicante llamado Hawayo Takata llevó el reiki a Estados Unidos. El nombre reiki se traduce como «energía vital universal». Se practican muchas formas de reiki en todo el mundo, pero la forma «madre» o tradicional es el Usui reiki, a veces también llamado Usui Shiki Ryoho (ver reikialliance.com/ para más información). El Usui reiki tradicional era la forma que planeábamos estudiar.

Tuvimos varias reuniones con sanadores de reiki y con el equipo de investigación mientras discutíamos los posibles diseños del estudio. Nuestro equipo de investigación deseaba realizar un ensayo controlado con placebo que comparara sanadores de reiki formados con sanadores de reiki «falsos». Los falsos sanadores darían una terapia placebo. Los verdaderos sanadores de reiki no estaban tan interesados en este diseño, y nos explicaron que «la energía está en todas partes» y que los falsos sanadores también estarían moviendo energía, aunque no estarían formados para ello, y por lo tanto el estudio no estaría controlando la energía *per se*. Consideraron que para estudiar y comprender mejor el reiki, sería útil que lo experimentáramos más plenamente. Pidieron que todos los miembros del equipo de investigación nos iniciáramos en el nivel 1 de reiki con el maestro principal.

Sentí curiosidad por esta petición. ¿Qué era esta «iniciación» y por qué creían que la necesitábamos? ¿No estaba yo ya iniciada, habiendo recibido una sesión de reiki en el pasado con Juno? Después de todo, había experimentado un movimiento de energía en mi cuerpo cuando ella trabajó en mí.

Nuestros sanadores de reiki nos explicaron que recibir una sesión de reiki no era lo mismo que recibir una iniciación de reiki. Parte del proceso de formación implica una transmisión deliberada de energía a través del sanador al alumno, utilizando un ritual específico de reiki. En cierto momento de la formación, la maestra, una maestra de reiki con décadas de práctica y enseñanza, colocaba sus manos en la parte superior de la cabeza de cada estudiante (abriendo su chakra de la corona) y, utilizando símbolos específicos y una oración, «sintonizaba» o «iniciaba» a los estudiantes a la energía de reiki para que esta siempre permaneciera con el iniciado después de las sesiones de formación.

Bueno, eso sonaba muy lejano: ¿sintonizar mi chakra de la coronilla con una energía que se quedara conmigo el resto de mi vida? ¿Era realmente posible? Mis padres se preguntaban: ¿Era esto peligroso o una especie de vudú o «secta»? Mi mente científica pensaba que era algo inofensivo. Obviamente, estos curanderos seguían un sistema de creencias ritualista, y era importante para ellos que hiciéramos esto para que pudiéramos entender lo que hacían en sus curaciones y así estudiarlo mejor. ¿Y quién era yo para juzgar la validez de lo que decían? ¿No era para eso la investigación después de todo?

Para mi sorpresa, la iniciación de Usui reiki terminó siendo bastante profunda para mí. Lo recuerdo claramente, más de veinte años después. Tras explicar la historia y los conceptos básicos de la práctica del reiki el primer día de la formación de dos días, la maestra nos preparó para esta iniciación. Nos pidió que visualizáramos en el ojo de nuestra mente nuestro «poder más elevado», un dios o símbolo que representara lo divino para nosotros.

Cuando cerré los ojos, vi la imagen de Mahavira Swami, la última alma iluminada del jainismo que enseñó el camino jainista (similar al del Buda). Mientras mantenía la imagen de Mahavira en mi mente, la maestra colocó sus manos por encima de mi cabeza. Inmediatamente experimenté una enorme felicidad –nunca antes había sentido nada igual–, que duró algún tiempo. La sensación era tan palpable como la alegría que se siente al coger a un hijo por primera vez o al estar completamente enamorado de alguien. En este caso, me sentía enamorada del mundo entero. Recuerdo que me senté en la vereda exterior durante nuestra pausa para almorzar, simplemente envuelta en este sentimiento feliz de unidad durante lo que debió de haber sido una hora, con una sonrisa de oreja a oreja, y registrando un poco de sorpresa por parte de la profesora al notar mi experiencia y esperar a que «bajara». Ninguno de nosotros había esperado mi reacción.

No hace falta decir que, después de esa experiencia, tenía aún más ganas de estudiar este proceso de curación de reiki y comprender lo que era. La iniciación de reiki, al igual que mi primera sesión, fue palpable para mí. En ambos casos, pude sentir la energía que corría por mi cuerpo, y estaba asociada a fuertes emociones.

En el caso de la iniciación de reiki, me pregunté si de alguna manera el proceso no habría iniciado algún tipo de liberación de neurotransmisores asociada a mi estado de felicidad. Ciertamente, neurotransmisores como la serotonina y la oxitocina están asociados con el amor y las emociones dichosas. Pero ¿cómo podría ese proceso espiritual, que no implica ninguna droga, ni agujas como en la acupuntura, ni siquiera ningún movimiento físico, y ninguna expectativa específica iniciar un sentimiento tan fuerte de felicidad?

Me di cuenta de que no entendía profundamente el reiki y estas terapias energéticas, y que para estudiarlas mejor me sería útil explorar la práctica un poco más. Me inicié en el nivel 2 de reiki y empecé a trabajar con familiares de vez en cuando, con la curiosidad de saber si podía usar esta técnica para reducir el dolor o la sensación de malestar. Pero en realidad estaba actuando como una investigadora de la curación. Tenía curiosidad por el resultado, pero no quería asumir nada sobre los efectos de la práctica. Después de todo, había elegido el camino de un científico objetivo y sentía que no podía tener una visión sesgada si iba a estudiarlo.

Si has tenido una sesión o iniciación de reiki como la que yo he tenido o has escuchado historias similares, te preguntarás: ¿tienen realmente estas terapias alguna base en la historia de la medicina y la curación o son simplemente terapias de la New Age? El reiki y otras *terapias de biocampo*, como las llamamos a menudo los científicos, plantean muchas preguntas, ninguna de las cuales es fácil de responder. Aunque mucha gente podría considerar que estos enfoques de curación por biocampo o energía son bastante nuevos, la verdad es que se han utilizado durante milenios en muchas culturas diferentes. Otros ejemplos de terapias de biocampo que se practican en la actualidad son el toque curativo, *johrei*, imposición de manos, el toque terapéutico, la sanación pránica, el qigong externo y muchas más.

Pero, en realidad, la base histórica de los biocampos va más allá incluso de estas terapias. Conceptos relacionados con los biocampos como *chi*, *prana*, *qi*, y otros se utilizan en las prácticas actuales de mente-cuerpo como el qigong, el taichí, el yoga y muchas formas de meditación. Sistemas médicos completos como el ayurveda, la medicina china, la medicina tibetana, etc., se basan en la comprensión antigua de lo que los científicos modernos llamamos el *biocampo* es una interfaz clave entre la consciencia y la curación.[1]

¿Qué tiene que ver la consciencia con esto?

Oh, no, he invocado la temida palabra con ce. ¿Consciencia? ¿Qué diablos es eso? ¿Qué es, y cómo se relaciona con los biocampos? Aquí es donde muchos de mis colegas científicos levantan las manos con exasperación: «¡Shamini! Nosotros apenas entendemos lo que es un biocampo –dijo mi amigo y colega Richard Hammerschlag, un investigador de la acupuntura desde hace mucho tiempo–. ¿Realmente necesitamos invocar y discutir ahora conceptos de consciencia para entender un biocampo? ¡Eso significa que estamos tratando con dos incógnitas! No es bueno para la investigación».

Puede que no sea fácil ni conveniente, pero me he mantenido firme en esto con Hammerschlag y otros colegas desde hace años, y cuanto más lee sobre la consciencia de filósofos lumbreras como el científico de sistemas y dos veces nominado al Premio Nobel de la Paz Ervin Laszlo más parece estar de acuerdo a regañadientes con mi afirmación de que debemos incluir la consciencia en el debate para entender los biocampos y sus efectos en la curación.[2]

Entonces, ¿qué entendemos por consciencia? Permíteme empezar reconociendo que se dedican a este tema libros enteros, volúmenes de libros, conferencias anuales de una semana e incluso cursos universitarios están dedicados a este tema, y por lo tanto lo que estoy compartiendo aquí no es en absoluto exhaustivo, sino que refleja tanto las comprensiones actuales y antiguas de la consciencia.

La consciencia puede significar diferentes cosas para diferentes personas. Muchos han insinuado que la consciencia significa «conocimiento» de nuestro entorno. Esto sugiere que podríamos ser solo parcialmente conscientes de ciertas cosas y, por tanto, experimentarlas de forma inconsciente. Consideremos a psicólogos influyentes como Sigmund Freud y otros que popularizaron términos como *consciente, inconsciente* y *subconsciente* en sus descripciones de la mente, las emociones y la psicoterapia. Estos psicólogos describieron cómo nuestras experiencias dan forma a nuestras emociones y reacciones emocionales. También describieron que a menudo nuestras emociones pueden ser «subconscientes», es decir, que puede que no seamos plenamente conscientes de ellas, pero que impulsan nuestro comportamiento, a veces de forma que no reconocemos. Esto sugiere que lo que llamamos consciencia está relacionado con el conocimiento y la forma en que nos comportamos.

Carl Jung amplió la visión de la consciencia en relación con la psique humana y la psicoterapia. Describió el consciente e inconsciente personal, así como un «inconsciente colectivo». Basó su teoría en la idea de que heredamos patrones arquetípicos de personalidad que representan nuestros impulsos inconscientes y que influyen en nuestro comportamiento.[3]

Otros adoptan una visión ligeramente diferente de la consciencia, explicándola como la experiencia subjetiva de nuestro entorno. Por ejemplo, la consciencia explica mi experiencia de ver, oler y saborear una manzana roja. Esta experiencia consciente y sentida suele denominarse *qualia* en las explicaciones filosóficas occidentales. Los *qualia* son, sencillamente, nuestra experiencia subjetiva.

El término *qualia*, popularizado por el filósofo norteamericano C.I. Lewis a finales de los años veinte como descripción de las propiedades de los datos sensoriales, se ha ampliado de forma que en la filosofía moderna de la consciencia se refiere a nuestras percepciones, estados de ánimo y sensaciones corporales.[4] Mi experiencia de la energía que recorre mi cuerpo durante la sesión de reiki y la iniciación se consideraría un tipo de *qualia*, independientemente de que se pueda medir. Otras personas que experimentan una sesión de reiki pueden no sentir lo mismo; podrían tener una experiencia totalmente diferente y, por lo tanto un *qualia* distinta.

¿Qué explica que yo tenga el tipo de experiencia sentida que tengo y que otra persona pueda tener una experiencia sentida diferente? Para ofrecer un ejemplo más mundano, incluso la experiencia de beber una taza de café puede no ser exactamente la misma para ti y para mí. Aunque ciertas redes cerebrales de la temperatura e incluso de los recuerdos se activen en ambos casos, la experiencia real de tomar un café podría no ser exactamente la misma. La experiencia de los *qualia* es un aspecto fundamental de nuestra consciencia. Es simplemente nuestra experiencia fenomenológica del mundo que nos rodea, y no hay nada «correcto» o «incorrecto» o necesidad de validación de lo que es. Es la propia experiencia.

En 1995, el filósofo occidental David Chalmers ayudó a catapultar las perspectivas filosóficas de la consciencia con una tesis provocadora. Deliberó sobre cómo la experiencia de los *qualia* se relaciona con el «problema difícil» de la consciencia.[5] El problema duro es el de cómo nuestras experiencias subjetivas, como la consciencia, se conectan con los cambios físicos, como los procesos cerebrales y procesos cerebrales y corporales. El problema difícil es básicamente una reformulación del problema mente-cuerpo, que ha plagado la filosofía, la ciencia y la medicina durante siglos. El «problema» básico es el siguiente: ¿cómo es que mi experiencia, que es sutil y aparentemente no física, se relaciona con la materia física, como mi cuerpo? Por ejemplo, ¿cómo pueden afectar los cambios en mi estado de consciencia a mi curación?

Un ejemplo del problema difícil, o del problema mente-cuerpo, fue mi experiencia durante la iniciación de reiki. Cuando tuvo lugar la iniciación, sentí intensamente la experiencia en mi cuerpo, el movimiento de la energía de mi cabeza a mi cuerpo, y estas sensaciones estaban estrechamente relacionadas con un estado de dicha espiritual y emocional. Sin embargo, no hubo ninguna causa física: no me tocaron, no tomé ninguna droga, no estaba meditando antes de la iniciación y no estaba haciendo una *asana* física de yoga. Sin embargo, la iniciación me llevó inmediatamente a un estado de consciencia profundo y sanador. Otros han sentido efectos similares durante las sesiones de terapia de biocampo. ¿Qué explica esa experiencia?

Chalmers afirma que podemos considerar las relaciones funcionales de la experiencia consciente con los procesos corporales un problema «fácil». Por ejemplo, podemos explicar procesos como la atención, la integración de la información y la comunicación midiendo los procesos cerebrales y corporales. Podemos llevar a cabo una modelización computacional y observar los mecanismos cerebrales y las redes neuronales para entender cómo prestamos atención, aprendemos y comunicamos ideas.

Sin embargo, según Chalmers y otros, el estado real de la experiencia de una persona o *qualia* es difícil, si no imposible, de explicar mediante procesos corporales y los mecanismos cerebrales. El problema difícil se plantea: ¿qué explica el estado de experiencia que tengo cuando me tomo una taza de café, veo una puesta de sol o siento dolor? ¿Por qué cualquiera de estos estímulos debería dar lugar a los tipos de *qualia* que tienen?

Muchos neurocientíficos afirman que la experiencia de la consciencia simplemente surge de la actividad cerebral compleja. Por ejemplo, muchos filósofos y los científicos que tienen una visión materialista de la consciencia creen que esta surge de la materia; más concretamente, sostienen que toda la experiencia consciente surge de la actividad celular de nuestro cerebro.[6] Chalmers y otros argumentan que esta explicación no es suficiente, y no todas las cuestiones de la consciencia pueden explicarse mediante procesos cerebrales. Relacionan el cerebro y el cuerpo con una radio o un televisor, lo que significa que nuestros cerebros y cuerpos filtran y emiten consciencia que existe fuera del televisor. El televisor no tiene el programa tiene que conectarse a una señal para mostrar el programa. El internet no se encuentra dentro de tu ordenador; te conectas a una señal wi-fi para acceder a internet. Del mismo modo, una visión no materialista de la consciencia es que la experiencia subjetiva, o *qualia*, no depende del cerebro y, de hecho, no surge del órgano del cerebro. El cerebro es un receptor, no el creador último de la consciencia.

Chalmers y otros sugieren que el término *consciencia* debería reservarse para nuestra experiencia subjetiva real o *qualia* y utilizar el término *conciencia* para describir los problemas «fáciles» como la atención, la discriminación, la integración de la información y la comunicación, que pueden explicarse mediante soluciones computacionales y de redes neuronales. Chalmers afirma que, aunque podríamos trazar las redes neuronales que corresponden a las funciones de la conciencia, como la atención y la comunicación, no existe un correlato físico de la experiencia real de la consciencia en sí. Sugiere que la consciencia podría ser una parte fundamental e irreductible de la naturaleza que existe fuera de nuestros cerebros y cuerpos, como la ley de la gravedad.[7] «Ahora tengo que decir que soy un ateo completo; no tengo ninguna visión religiosa ni espiritual, excepto una visión muy diluida, excepto unas opiniones espirituales humanistas muy diluidas, y la consciencia es solo un hecho de la vida; es un hecho natural de la vida», escribió.

Como te puedes imaginar, la tesis de Chalmers desencadenó un animado debate y discusión entre los filósofos de todo el mundo sobre la naturaleza de la consciencia y la forma de estudiarla. La tesis de Chalmers proporcionó un trampolín para que los científicos y filósofos finalmente «salieran» ante otros colegas para discutir y explorar la ciencia de la consciencia.

Este movimiento hacia el estudio científico de la consciencia fue bastante significativo, teniendo en cuenta que no mucho antes se pensaba que la consciencia desafiaba la exploración científica y, francamente, se negaba su discusión en los entornos académicos. Gracias al trabajo de Chalmers y de otros, ahora prosperan centros académicos para el estudio científico de la consciencia, como el Center for Consciousness Studies en la University of Arizona, el Center for Consciousness Science en la University of Michigan, y el Center for the Explanation of Consciousness en la Universidad de Stanford. Sociedades como la Sociedad de Estudios de la Consciencia y conferencias internacionales como la de la Ciencia de la Consciencia, que se celebra anualmente, fomentan el diálogo entre las distintas escuelas de pensamiento sobre la consciencia que abordan el difícil problema de distintas maneras. Los campos sobre la consciencia son de por sí alucinantes: reduccionismo, eliminativismo, panpsiquismo, epifenomenalismo, misterianismo y muchos más «ismos».

Algunos filósofos dicen que no hay un problema difícil porque no existe la consciencia, que lo que llamamos *consciencia* es solo un término para dar sentido a cómo nuestros cerebros y cuerpos ven el mundo. Otros afirman que la consciencia existe, pero que solo puede descomponerse en mecanismos cerebrales. Y otros afirman que el problema de la consciencia nunca podrá ser resuelto por los métodos científicos actuales o por la mente humana porque nuestras mentes son demasiado limitadas para comprender las complejidades de la consciencia fuera de nuestras mentes.

¿Por qué debería importarnos cómo entendemos y experimentamos la consciencia? En cierto modo, lo admito, soy pragmática. Aunque crecí en el mundo académico, también me he cansado de los artículos pedantes que afirman cualquier cosa (incluida la consciencia) sobre otra con el simple objetivo de ganar una discusión lógica. Sin embargo, creo que estas discusiones sobre la consciencia son útiles e importantes para entender el proceso de curación, incluyendo por qué funcionan las terapias de biocampo como el reiki. Creo que tenemos que estudiar más profundamente cómo la consciencia, sea cual sea la opinión de la gente, afecta a la curación. Comprender que está íntimamente relacionada con nuestra salud y el bienestar y descubrir cómo fomenta la curación es vital para la evolución de la medicina.

Consciencia: perspectivas antiguas

Curiosamente, algunas de las teorías sobre la consciencia reavivadas por los filósofos occidentales se han reflejado en las antiguas enseñanzas médicas y filosóficas durante milenios.[8] Estas enseñanzas, con miles de años de antigüedad, no solo exploraron la naturaleza de la consciencia, sino que también proporcionaron marcos para ayudarnos a comprender mejor cómo la consciencia podría desempeñar un papel en la curación.

Por ejemplo, los sistemas filosóficos de la India, como el Vedanta Advaita, el shivaísmo de Cachemira y otros, han propuesto teorías sobre la consciencia y la realidad que se derivan de las experiencias en primera persona de los practicantes espirituales. A través de los procesos de inferencia lógica y exploración empírica, estas experiencias se convirtieron en marcos para guiar la práctica, al igual que otras tradiciones indígenas.[9] Esta evolución contrasta con la de la mayoría de las filosofías occidentales, que generalmente descartan las experiencias en primera persona por no tener relación con el desarrollo de la teoría. En su lugar, se basan únicamente en formulaciones y argumentos lógicos que, hasta cierto punto, consideran desprovistos de la experiencia real en primera persona (consideremos, por ejemplo, la frase descartiana: «Pienso, luego existo». Un marco integrado en la experiencia podría sonar más como «Soy, luego pienso»).

Las teorías índicas de la consciencia comparten similitudes con la visión de Chalmers. También plantean que es irreductible: es decir, que no se puede dividir en partes pequeñas y que no surge de procesos cerebrales ni de ninguna materia o causa física. Sin embargo, estas antiguas filosofías de la consciencia van un poco más allá en sus descripciones. Estas y otras filosofías antiguas describen aspectos de la consciencia asociados con la percepción humana, la cognición y la consciencia que podemos llamar aspectos de consciencia con ce minúscula. Además, también describen una consciencia primordial, universal, «universal que, por su naturaleza, no está ligada a ninguna forma física y que, sin embargo, da lugar a todas las experiencias y a todas las formas. Esencialmente, estas filosofías afirman que esta Consciencia con ce mayúscula da lugar a la materia, y no al revés. Esta Consciencia con ce mayúscula es una Unidad sin forma.

La filosofía vedántica no es la única tradición de sabiduría que ha descrito la Unidad sin forma. Conceptos similares se han descrito en muchas tradiciones espirituales, incluyendo la «vaciedad» en el budismo y el *«Tohu Bohu»* descrito en el Antiguo Testamento, lo que sugiere que varias tradiciones espirituales se refieren a una base similar, si no la misma, de la Consciencia con ce mayúscula.[10] Desde la perspectiva del Vedanta Advaita, la Consciencia es eterna y no física y da origen a todo. Esta filosofía se basa en la no dualidad, es decir, que todo, incluso la materia, proviene de una Consciencia no física y que, en última instancia, toda consciencia con ce minúscula es parte de una Consciencia unificada e inmutable. La Consciencia inmutable y eterna, llamada *purusha*, es la realidad última, pero el mundo de la ilusión en el que nos encontramos (*maya*) hace que todo lo que es consciente en el mundo físico aparezca como formas de consciencia separadas y encarnadas (*prakriti*).

El Vedanta Advaita y otras tradiciones espirituales explican que, a medida que profundizamos nuestra práctica espiritual, empezamos a penetrar en *maya*, este velo de apariencia ilusoria, y comenzamos a darnos cuenta de que nuestra consciencia con ce minúscula es en realidad un reflejo de la Consciencia con ce mayúscula. A través de la práctica espiritual, comenzamos a darnos cuenta de que nosotros, los muchos seres conscientes de la ce minúscula, estamos, de hecho, profundamente conectados entre nosotros y con la Consciencia de la ce mayúscula.

Muchos equiparan esta Consciencia con la Divinidad o Dios, y de hecho la tradición védica la describe como tal. Se llama Brahman, y sus cualidades se describen como *sat-chit-ananda*: una Consciencia absoluta sin forma, naturalmente eterna, omnisciente y dichosa.[11] A veces, durante la meditación u otras prácticas espirituales, es posible experimentar estados de *samadhi*, experiencias transitorias de las cualidades de esta Consciencia absoluta en las que uno entra en contacto con la Unidad. Hay diferentes niveles de *samadhi*, algunos de los cuales se caracterizan por el éxtasis.[12]

Creo que tuve una muestra de un estado de *samadhi* durante mi iniciación al reiki.

¿Qué nos impide estar en esta divina y dichosa Consciencia en todo momento? Desde el punto de vista védico, es natural no estar en esta divina y dichosa Consciencia todo el tiempo porque somos humanos. Como seres humanos, en nuestra esencia, somos verdaderos reflejos de esta Consciencia Divina, pero recorremos nuestro propio camino para experimentarla. Esto se debe a que vivimos en un ciclo en el que sentimos tanto apego –ser atraídos por las cosas que queremos– como aversión, evitando las experiencias desagradables o dolorosas que no queremos. Tanto el apego como la aversión establecen cadenas causales (que algunos llaman karma) que nos llevan a experimentar las cimas de la alegría mundana y el sufrimiento inmenso y debilitante. Porque vivimos constantemente en un mundo de tira y afloja, impulsados por nuestras montañas rusas de emociones, maquinaciones mentales, deseos y repulsiones, nosotros simplemente no somos conscientes de la Consciencia eterna y divina, que vive dentro de nosotros y en todo. No estamos en un lugar de consciencia pura para presenciar esta Consciencia Divina. Los seres humanos son, por lo tanto, reflejos de la no–dualidad o Unidad, viviendo en un mundo dual de separación ilusoria o *maya*.

Desde un punto de vista espiritual védico, el camino de la curación es la realineación con nuestra Consciencia Divina. A través del proceso de curación, llegamos a conocer la profundidad y la amplitud de lo que realmente somos como seres conscientes, y, como resultado, experimentamos cambios en nuestro bienestar emocional, mental y físico. Desde este punto de vista, la curación no es simplemente curar una enfermedad o mitigar un síntoma molesto, aunque eso es posible y ciertamente ocurre. La curación consiste en reconectar con el núcleo más profundo de lo que somos, más allá de nuestros miedos, preocupaciones, listas de tareas, problemas médicos y los papeles que desempeñamos en el mundo. La curación es ese camino que nos realinea con lo que muchos llamarían nuestra alma, espíritu o Dios, así como con la naturaleza que nos rodea. Desde este punto de vista, el camino de la curación se alinea con el camino de la liberación espiritual, así como con la armonía social y ecológica.

Todo esto puede sonar abstracto para algunas personas. ¿Cómo podemos considerar la idea o, mejor aún, la experiencia de una Consciencia omnisciente y cómo aumenta eso exactamente nuestro proceso de curación? Si la consciencia no es física, y sin embargo experimentamos la curación a nivel espiritual, emocional, mental y físico, ¿cómo funciona eso? ¿Cuál es el intermediario entre la consciencia y la curación?

Podemos obtener una pista de las prácticas sugeridas por las antiguas enseñanzas filosóficas y espirituales de todo el mundo. Literalmente, prescribían y describían prácticas espíritu-mente-cuerpo, incluyendo la oración centrada, la meditación y el yoga para ayudar a desarrollar y conocer los aspectos más profundos de la Consciencia dentro de uno mismo: algo llamado *ser uno con Dios, liberación espiritual* o *autorrealización.*[13]

Dado que estas antiguas filosofías espirituales también eran holísticas, describían cómo la progresión espiritual afectaba al funcionamiento y la salud mental, emocional y física. La clave para entender la interconexión entre el espíritu, la mente y el cuerpo es la existencia de cuerpos sutiles, incluido un cuerpo de energía vital, descrito como un conducto para la fuerza vital y un actor clave en la forma en que la consciencia afecta a la curación.[14] Los cuerpos sutiles y la energía vital forman parte de lo que ahora llamamos *biocampos* en la ciencia occidental.

Al profundizar en el capítulo 4 en las antiguas perspectivas de Asia Oriental sobre cuerpos sutiles de energía, veremos que estas tradiciones espirituales describen cómo trabajar con la energía sutil para el desarrollo espiritual y la curación. A medida que avancemos en este libro, también descubriremos cómo la investigación científica actual sobre la curación con energía sutil (también llamada *curación de biocampo*) prepara el terreno para una verdadera revolución en la comprensión de la salud.

4. Los cuerpos sutiles y la «mancha del vitalismo»

Reflexioné profundamente sobre la experiencia transformadora que tuve durante mi iniciación al reiki. Fue similar a la sesión con Juno, en la que pude sentir la energía en mi cuerpo. Pero durante la iniciación con la maestra de reiki mi consciencia pasó temporalmente a un nivel totalmente nuevo, a una sensación de felicidad y profunda conexión con el mundo. Mi estado de consciencia cambió literalmente cuando puso sus manos sobre mi cabeza, pero no entendí qué había hecho. Me explicó que había utilizado símbolos específicos para dirigir la energía hacia abajo a través de la parte superior de mi cabeza o chakra de la corona, hacia mi cuerpo. Este es un protocolo que llevan a cabo todos los maestros de Usui reiki cuando inician a una persona en la energía vital universal. A través de su uso intencional de los símbolos, pareció abrir una compuerta de energía que cambió mi consciencia.

¿Cómo pudo ocurrir algo así? Para entender lo que decía, tenía que comprender el vínculo entre la consciencia y esta «energía sutil». No pude encontrar ningún artículo de investigación científica que explicara lo que acababa de experimentar, aunque la literatura contenía relatos sobre estados de felicidad similares alcanzados a través de la meditación. Pero yo no estaba practicando meditación cuando esto ocurrió. Parecía estar directamente relacionado con algo que había hecho la maestra de reiki. Me di cuenta de que tendría que descubrir mi experiencia escuchando a los sanadores y explorando lo que las culturas antiguas habían dicho sobre esta energía y cómo se relaciona con la consciencia.

Como exploramos en el capítulo 3, las culturas antiguas describían una Consciencia eterna, dichosa y omnisciente. En el fondo, esto se refleja en nuestra naturaleza esencial como seres humanos. Más allá de nuestros condicionamientos culturales, experiencias vitales, gustos y disgustos, todos somos parte de una Consciencia unitaria. En el llamado mundo ilusorio de *maya*, sin embargo, parecemos ser partes y piezas separadas de esta Consciencia. La *lila*, o juego divino, que nos ocupa es bailar de vuelta a nuestra verdadera naturaleza, volver a la divinidad que existe en nosotros a través de la práctica espiritual. Cuando nos conectamos más profundamente con la naturaleza de la Consciencia, experimentamos profundos cambios en nuestros estados de ser. Nos acercamos a la armonía mental, física, emocional y social. Este es el proceso de curación. Durante mi iniciación de reiki, el uso intencional de la maestra de la energía sagrada y de sus símbolos abrió mis canales energéticos para experimentar una mayor conexión con esa energía. Creo que mis sentimientos de felicidad en ese momento se debieron a que sentí una mayor conexión con la Consciencia Divina.

Incluso aunque aceptemos plenamente estas antiguas enseñanzas espirituales, queramos embarcarnos en este camino de sanación y quizá deseemos ayudar a otros a sanar, surgen muchas preguntas. ¿Exactamente cómo puede la conexión con la Consciencia fomentar la curación en estos niveles emocional, mental y físico? ¿Cuál es el puente que conecta al Espíritu con estos cambios en el plano físico? ¿Cómo puede la consciencia de una persona sanar a otra?

Las culturas antiguas e incluso las más modernas tenían su propia manera de explicar el puente energético entre la consciencia y la curación. Aunque los científicos occidentales utilizan ahora el término biocampos para explicar los campos de energía e información que guían nuestra salud –incluyendo los campos bioelectromagnéticos y campos más sutiles–, los términos y conceptos relacionados con lo que llamamos biocampo se han utilizado durante miles de años en todas las culturas del mundo. Describen el «eslabón perdido» entre la consciencia y la curación como un tipo de fuerza vital.

Las culturas antiguas y las más modernas han compartido profundas filosofías y prácticas relacionadas con el conocimiento de la fuerza vital y su relación con la curación. Las culturas china, japonesa, egipcia, maorí, hebrea, lakota y yoruba utilizaban términos como *chi*, *ki*, *ka*, *tapa*, *mana*, *ruah*, *ni* y *ase*, respectivamente. Más tarde, en la civilización y la filosofía occidentales, las fuerzas vitales fueron descritas como impulso vital, orgón, energía bioplásmica, etc.[1] La comprensión de la energía vital desempeña un papel en las prácticas de la medicina holística moderna Por ejemplo, uno de los principios básicos de la naturopatía es la *vis medicatrix naturae*, que se refiere a la íntima conexión del cuerpo con la naturaleza y la capacidad innata de curarse a sí mismo.[2]

Aunque las descripciones de estas fuerzas y su interacción con la mente y el cuerpo varían en sus descripciones y profundidad, todas ellas reflejan una filosofía de vitalismo: la creencia en una fuerza animadora que distingue a los seres vivos de la materia no viva y que ayuda a fomentar la salud de nuestros cuerpos y mentes.

¿Cuál es la naturaleza de esta «fuerza vital»? ¿Cómo afecta a nuestras mentes y cuerpos y cómo puede servir de puente entre la consciencia y la curación? ¿Cómo afecta esta fuerza vital al cuerpo físico y cómo interactúa con la consciencia?

Enseñanzas antiguas: Shakti, la mente y los cuerpos sutiles

Aunque el origen preciso del concepto de fuerza vital es difícil de determinar, esta fuerza y su relación con la consciencia han sido descritas por numerosas tradiciones espirituales. Muchas tradiciones describieron la relación de la consciencia con la energía sutil, así como los cuerpos de energía sutil más allá del cuerpo físico que servían para transmitir la fuerza vital y reflejar patrones informativos relacionados con nuestra consciencia.

¿Cómo se relaciona la energía sutil con la mente, la consciencia y la liberación espiritual? En muchas tradiciones espirituales, se describen procesos sistemáticos para guiar al aspirante espiritual a reconocer y trabajar con la energía sutil para expandir la consciencia y obtener la sabiduría espiritual, si no la liberación espiritual. En las tradiciones tántricas, por ejemplo, la Consciencia en su forma absoluta se describe como *Shiva*, una Unidad sin forma que es el Ser puro, no manifestado. Complementariamente, *Shakti* es la energía que está detrás de la Consciencia, el poder que está detrás de toda acción creativa y la fuerza que fomenta la manifestación de todas las formas mundanas. Shiva es considerado el principio masculino cósmico y Shakti el femenino cósmico. La tradición tántrica describe la naturaleza complementaria y codependiente de Shiva y Shakti en el mundo en que vivimos. En pocas palabras, Shiva sin Shakti no tiene poder para manifestarse, y Shakti sin Shiva no tiene dirección. Hay que cultivar y unir ambos aspectos (estar en la consciencia sin elección y encarnar la fuerza creativa) para el crecimiento espiritual y la liberación.[3]

Las enseñanzas budistas han comparado estos principios con la mente y la fuerza vital, señalando que la energía vital es como un caballo ciego, mientras que la mente es como un jinete cojo. Hay que unir la mente y la fuerza vital para lograr crecimiento espiritual, y, al hacerlo, unimos los aspectos cósmicos masculinos y femeninos de la consciencia que se encuentran dentro de cada uno de nosotros.

¿Cómo encontramos a Shiva y Shakti dentro de nosotros? Los textos antiguos describen que ciertas prácticas mente-cuerpo (que detallo en el capítulo 6) pueden hacernos comprender mejor la naturaleza y el poder de esta energía vital en nuestros cuerpos, que está relacionada con la fuerza creativa cósmica de Shakti. A través de estas prácticas se aprende a utilizar la mente para reconocer y guiar la energía a través del cuerpo a fin de fomentar la curación, obtener una visión espiritual e incluso proporcionar un camino a la iluminación mediante la renuncia total a la mente condicionada.

¿Cómo se siente y se guía esta energía vital a través del cuerpo? Los textos tántricos, védicos y otros describen los *koshas*, o cuerpos de energía sutil; los *chakras*, o centros de energía sutil, y los *nadis*, o vías de energía sutil por las que esta fuerza vital creativa puede viajar por el cuerpo para aportar armonía y salud, así como crecimiento espiritual. Las descripciones de los cuerpos sutiles en las tradiciones antiguas nos ayudan a comprender cómo nuestra consciencia ordinaria –hasta nuestros pensamientos, palabras y actos– influyen en nuestros estados mentales, emocionales y físicos. También ayudan a explicar los estados de consciencia extraordinarios, incluyendo la capacidad de los seres humanos para fomentar la curación de los demás mediante el uso de la fuerza vital. El cuerpo de energía vital es donde se mueve la energía vital del cuerpo (*prana*) y tiene sus efectos en el bienestar físico y mental.

Las descripciones profundas de los cuerpos energéticos sutiles como puentes entre el cuerpo físico burdo y el funcionamiento sutil de la consciencia se describieron ya en los siglos IV y VX a.C., por ejemplo, en la *Taittiriya Upanishad*.[4] Esta no es la única fuente literaria que describe estos cuerpos de energía sutil; estos cuerpos se han descrito en numerosas culturas. En este capítulo, exploraremos las descripciones de la India, sabiendo que son solo la descripción de una cultura de estos cuerpos en relación con la curación.

Los antiguos textos upanishádicos del siglo VI a.C. describen que los seres humanos cuentan con cinco tipos de *koshas* (envolturas).[5] Estos *koshas* se describen como insertados, de modo que se impregnan e interactúan entre sí. También se describe que los cuerpos son cada vez más sutiles en sustancia, aunque todos ellos se consideran materiales. El más «burdo» o de naturaleza más material es el *annamayakosha*, la envoltura física. Después del cuerpo físico está el *pranamayakosha*, o envoltura de energía vital, ligeramente más sutil que el cuerpo físico grueso. A continuación, en un grado superior de sutileza, está el *manomayakosha*, la envoltura mental o cuerpo del pensamiento; luego el *vijñamayakosha*, el cuerpo de la sabiduría o cuerpo de la consciencia, la discriminación y la intuición, y, por último, el *anandamayakosha*, la envoltura causal o cuerpo de la dicha.[6] Los textos afirman que, para la mayoría de los seres humanos, las cuatro envolturas más sutiles no son generalmente perceptibles, pero los practicantes espirituales adeptos pueden tener conciencia de estos cuerpos y utilizarlos en su proceso de desarrollo espiritual o en la curación de otros. Cuerpos sutiles similares se describen en antiguos textos jainistas y tántricos, aunque sus descripciones y nombres son ligeramente diferentes.[7]

Las enseñanzas jainistas, así como varias formas de yoga y tantra, tienen conceptos similares de los cuerpos sutiles. Por ejemplo, describen el cuerpo sutil como compuesto por el *tejas sarir* o *taijas sarir*, traducido como cuerpo ardiente, y el cuerpo kármico, llamado *karma sarir*. Los jainistas describen el cuerpo ardiente como entretejido siempre con el cuerpo kármico en los seres humanos, y juntos se denominan *suksma sarir*, o cuerpo sutil.[8]

El karma y su papel en la curación

Los jainistas describen los patrones dinámicos kármicos que se producen a través de nuestros pensamientos, palabras y actos como existentes en el más sutil de todos los cuerpos: el *karma sarir* o cuerpo kármico. El karma se refiere a la ley de causa y efecto. Se entiende que todo lo que hacemos, decimos y pensamos crea un patrón de información en el cuerpo kármico que da lugar a una tendencia de acción. Por ejemplo, los actos repetitivos de violencia hacia uno mismo o hacia los demás crean un patrón específico en el cuerpo kármico. Lo mismo ocurre con los actos repetitivos de bondad. Cada acción nos impulsa hacia otra acción específica, ya sea que ejecutemos esa acción con el pensamiento, la palabra o la acción. El karma se crea, pues, a través de cadenas de acciones. Todo lo que hacemos mental, emocional y físicamente crea una respuesta particular, que se almacena como un patrón de información e influye en nuestra consciencia.

Los jainistas creen que la fuerza del alma se filtra a través de los patrones kármicos y se irradia en vibraciones a través del *suksma sarir* o cuerpo sutil. En el jainismo, estas vibraciones sutiles se denominan *adhyvasyaya*, y se describen tanto en términos físicos como mentales, lo que significa que estas emanaciones kármicas afectan tanto a nuestros cuerpos como a nuestras mentes.[9]

En última instancia, las emanaciones kármicas creadas por nuestros pensamientos, palabras y acciones se filtran a través de nuestro cuerpo energético vital y dan forma a la manera en que nuestra conciencia momento a momento afecta a nuestro estado mental, emocional e incluso físico. Esta interacción dinámica entre la conciencia del alma, el cuerpo vital y la experiencia mental, emocional y física del día a día ha sido representada en la figura 4.1 por un erudito jainista.

A través de este marco, llegamos a comprender cómo experimentamos nuestra consciencia –que por su naturaleza fundamental es omnisciente, eterna y dichosa– como limitada. Debido a nuestras tendencias humanas de apego, evasión e ignorancia, creamos karma a través de nuestros pensamientos, palabras y acciones. Los patrones de hábito continuados crean patrones kármicos en el cuerpo sutil. Estas impresiones kármicas se llaman *samskaras* en sánscrito y dan lugar a *vasanas*, o patrones de hábito, formados esencialmente por nuestro condicionamiento o cadena continua de *samskaras*. De este modo, el karma no es más que un hábito, que podemos cambiar. Cuando somos conscientes de nuestros patrones de hábitos y podemos cambiarlos –hasta reconocer, interrumpir y liberar el patrón kármico–, nos hemos liberado por completo de un hábito que no nos sirve. Esto libera literalmente la energía de nuestro sistema, lo que nos ayuda a sanar y a avanzar hacia un mayor bienestar, experimentando en última instancia el manantial de nuestro ser, la propia Divinidad.

Juntando estas enseñanzas sobre la consciencia y el cuerpo sutil, me di cuenta de que la sensación que tuve durante la iniciación de reiki fue una muestra del manantial de mi ser. Desde el punto de vista védico y del reiki, durante mi iniciación la maestra abrió un importante centro de conexión energética a través de mi chakra de

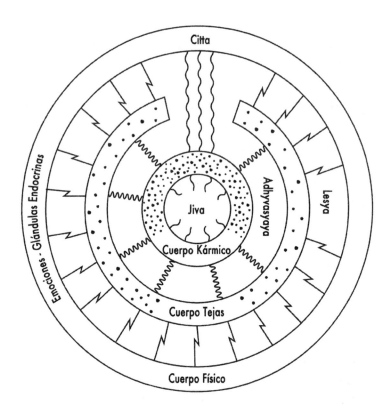

Figura 4.1. Modelo simplificado de las descripciones jainistas de *jiva*, el alma encarnada; *citta*, la consciencia; y su expresión a través del cuerpo kármico, el cuerpo tejas (ígneo) y el cuerpo físico (los cuerpos sutiles). Desde la perspectiva jainista, los rayos de consciencia del alma interactúan con el cuerpo kármico y dan lugar a *adhyvasyaya*, o vibraciones sutiles. Estas emanaciones kármicas influyen en la composición y la dinámica del cuerpo tejas (ígneo, ardiente) y afectan al funcionamiento físico y emocional. Estas vibraciones también reflejan el estado psicoespiritual de una persona y pueden ser «leídas» por la *lesya*, o coloración espiritual de una persona (similar a lo que algunos sanadores llaman el aura). Narayan Lal Kachhara, «Philosophy of Mind: A Jain Perspective». *US-China Education Review* (2011).

la coronilla. Facilitó el movimiento de la energía vital a través de una intención de abrir mi consciencia y permitir que la energía se moviera más libremente a través de mí, conectándome y alineándome con un sentido más profundo de conexión con el alma. Hubo algún movimiento, algún «desbloqueo» –algunos dirían que un cambio de información kármica– que ocurrió para permitirme tener un sentido más fuerte de la consciencia de Dios.

El cuerpo sutil: un sistema de comunicación bidireccional

Es importante entender que el cuerpo sutil no se ve solo como un amplificador de patrones kármicos. Puede considerarse un sistema de comunicación bidireccional entre el cuerpo físico y el alma, una puerta que conecta al Espíritu con nuestro ser físico, emocional y mental.

Pranamayakosha, o el cuerpo de energía vital, se describe como el más cercano al cuerpo físico burdo en términos de su composición. Se ha descrito con mayor profundidad en cuanto a su relación con el cuerpo físico y la salud. Varios textos upanishádicos, que se calcula que fueron escritos a principios del primer milenio antes de Cristo, describen con detalle la «anatomía energética» dentro del *pranamayakosha* que sirve para conectar la mente con el cuerpo.[10] Describen los principales centros energéticos, llamados *chakras*, relacionados con los elementos y las cualidades de la consciencia, así como más de 70.000 canales de energía vital por los que fluye el *prana* en el cuerpo, llamados *nadis*. El conocimiento y el uso de los *chakras*, los *nadis* y sus correspondientes puntos *marma* se incorporan a los enfoques médicos de sistemas completos, como la medicina ayurvédica. En la medicina ayurvédica, se prescriben prácticas como *asanas*, posturas específicas de yoga; *pranayama*, ejercicios de respiración; meditación; masajes, y otras que se dan para facilitar el flujo de energía a través de estos canales sutiles de energía para guiar la salud.

Los textos ayurvédicos y yóguicos describen el flujo (o la falta de flujo) de energía a través de los puntos chakra, *nadi* y *marma* en relación con los estados de salud que solemos atribuir a nuestros sistemas nervioso y endocrino. Existen descripciones similares de las vías energéticas y su relación con los sistemas de órganos en otros sistemas de medicina indígena de salud integral. Un ejemplo es la explicación y el uso de los puntos de acupuntura y los meridianos en la medicina china. En este momento no podemos decir que el sistema de *nadis* y el sistema de meridianos describan las mismas vías, aunque se han hecho comparaciones, y algunos curanderos y sanadores afirman que estos conceptos son más similares que diferentes.[11]

Varios maestros espirituales y estudiosos sugieren que los cambios en las energías sutiles que se sienten en los chakras influyen en la liberación de hormonas, y señalan que la ubicación de los chakras se corresponde con la ubicación de las principales glándulas endocrinas. Estos maestros y eruditos también afirman que el movimiento y el flujo de la energía sutil en los *nadis* se relacionan con las actividades del sistema linfático y nervioso. Es importante señalar que estas podrían ser interpretaciones más modernas de los textos antiguos.[12] Además, tener en cuenta que la observación de estas descripciones de canales sutiles que se corresponden con el sistema nervioso físico no significa que estos canales sutiles formen parte del sistema nervioso físico. En otras palabras, no hemos encontrado una plétora de pruebas de investigación sólidas que reduzcan nuestra comprensión de los *nadis* al sistema linfático directamente o pruebas de que los chakras son solo etiquetas para las glándulas endocrinas. Pocas investigaciones empíricas hasta la fecha exploran realmente la relación de las vías sutiles y la anatomía física, aunque algunos estudiosos describen los correlatos anatómicos de lo que creen canales sutiles de energía. Por ejemplo, algunos grupos de investigación de China han propuesto que unas novedosas estructuras circulatorias llamadas conductos de Bonghan se corresponden con los meridianos de acupuntura.[13] Aunque todavía queda mucho por descubrir, las descripciones de estos centros y canales de energía sutil son notablemente similares a nuestras descripciones del sistema nervioso.

¿Cómo pueden conectarse estos *nadis*, o canales de energía sutil, con las funciones del sistema nervioso? Los textos yóguicos describen dos *nadis* principales (uno llamado *ida*, que se refiere a las energías «lunares» y «pasivas», y el otro llamado *pingala*, que se refiere a las energías «solares» y «activas») que tienen cualidades correspondientes al sistema nervioso parasimpático («descanso y digestión») y al sistema nervioso simpático («lucha, huida o congelación»), respectivamente. El *nadi ida*, descrito como situado en el lado izquierdo del cuerpo, refleja las energías femeninas de la receptividad y la quietud. Estos aspectos de la consciencia se corresponden con las funciones conocidas del sistema nervioso parasimpático para fomentar la relajación de los músculos periféricos y ralentizar los latidos del corazón, proporcionando al cuerpo la quietud que necesita para restaurarse. El *nadi pingala*, que se dice que está en lado derecho del cuerpo, se describe como movilizador o activador de la energía masculina, que se corresponde con el sistema nervioso simpático, que, entre otras acciones, aumenta la actividad muscular y los latidos del corazón para pensar y actuar con rapidez según sea necesario. El *nadi sushumna* se describe como el «canal central», desde el cual la energía *kundalini*, o la «serpiente dormida», surge para fomentar un mayor desarrollo espiritual y, en última instancia, la liberación del alma de su esclavitud al cuerpo físico. Este canal central parece corresponder con la columna vertebral. Estos son solo tres de los principales *nadis* descritos; hay muchos más que se discuten en detalle tanto en los textos originales como en sus traducciones e interpretaciones más modernas.

Estos textos también describen la importancia del *pranayama*, el trabajo con la respiración, para dirigir la energía sutil a través de los *nadis* con el fin de reducir la toxicidad mental, emocional y física y llevar a uno hacia un mayor estado de armonía. Curiosamente, y no es de extrañar, se ha descubierto que los ejercicios de *pranayama* yóguico destinados a equilibrar las energías *ida* y *pingala* estimulan el nervio vago (el principal «conductor» del sistema nervioso parasimpático) y fomentan la respuesta curativa natural del cuerpo.[14] Los maestros modernos, como Wim Hof, se basan en los ejercicios de *pranayama*, así como en otros antiguos ejercicios budistas tibetanos, como el *tummo*, en sus enseñanzas, que ahora ganan popularidad en Occidente. Las prácticas se modifican ligeramente con respecto a sus fuentes originales, y las explicaciones para estas alteraciones (y otros campos relacionados, como el de la atención plena-mindfulness) señalan que así se despoja a las prácticas de los significados religiosos y espirituales y resultan más accesibles (y, por tanto, más comercializables) para todos.

Si nos acercamos a la sabiduría de estas tradiciones espirituales con apertura en lugar de sentir que tenemos que despojar las enseñanzas de sus culturas originales y apropiárselas a la cultura dominante,

creo que entenderemos las profundidades y sutilezas de las enseñanzas originales por nosotros mismos. Por ejemplo, aprenderemos
que el *prana* no es solo un tipo de energía. Los textos yóguicos y
ayurvédicos profundizan en los aspectos del *prana* en relación con
funciones corporales y describen los diferentes aspectos de *vayus*,
o *prana* en el cuerpo, que deben estar equilibrados para la salud
mental y física. Enseñanzas budistas y textos médicos tibetanos posteriores relacionados también describen como *rlung* (en tibetano),
o desequilibrios en estos aspectos de la energía sutil, que podrían
provocar trastornos mentales y físicos. La práctica de equilibrar estas
energías sutiles para la salud mental y física está muy presente en
estas tradiciones de la medicina actual.[15]

Está claro que estas enseñanzas y prácticas han influido en los
maestros modernos del bienestar de la mente y el cuerpo. ¿Pudieran
haber influido estas antiguas descripciones de la energía sutil también
en las teorías occidentales de la ciencia y la medicina? Podemos
suponer que incluso los fundadores de la psiconeuroinmunología
(PNI) reconocieron que estas antiguas descripciones de la conexión
mente-cuerpo estaban relacionadas con sus esfuerzos pioneros. Por
ejemplo, el líder de la PNI, George Solomon, que fue testigo del
impacto de las emociones en la progresión de las enfermedades de
sus pacientes, escribió en uno de sus trabajos: «Parece que hemos
cerrado el círculo al reconocer recientemente que la mente está ín-
tegramente relacionada con el cuerpo y que es imposible separar la
una del otro. Curiosamente, esta es la misma premisa de muchas
religiones y sistemas de medicina orientales. Por ejemplo, en la
medicina ayurvédica, un antiguo proverbio sostiene que "las fuerzas
del cuerpo están en relación armoniosa con el entorno" (*Charaka
Samhita*, traducción al inglés, 1949)».[16]

«La mancha del vitalismo»: choques de cosmovisión en la medicina

Es importante reconocer que este antiguo modelo de consciencia y su relación con la energía sutil y la salud es solo eso: un modelo que intenta integrar la experiencia de los practicantes adeptos y la erudición a través de la investigación empírica y lógica para ayudar a dar sentido al mundo que nos rodea. Esto no significa necesariamente que el modelo sea «correcto» y que todos los demás modelos estén «equivocados». Los modelos médicos modernos se crean mediante el empirismo y la experiencia clínica y se derivan, en última instancia, de la cosmovisión cultural dominante, que intenta explicar quiénes somos y cuál es la naturaleza del mundo que nos rodea.

Los modelos antiguos de medicina son similares en el sentido de que se derivan de la erudición y de la experiencia espiritual. Sin embargo, la visión del mundo que subyace a la experiencia es diferente de la visión actual de la medicina occidental. La medicina occidental, tal y como se practica hoy en día, se basa en una visión del mundo de separación y en el fisicalismo, según la cual la enfermedad viene de un patógeno que «no soy yo» y solo puedo utilizar la medicina física para deshacerme de él.

En la medicina ayurvédica, en la medicina china clásica y en la tibetana, por ejemplo, los modelos de curación se basan en visiones del mundo que consideran la consciencia como un aspecto fundamental y unitario del universo. Las experiencias espirituales no se consideran separadas de las experiencias físicas, sino que tanto el espíritu como la materia física derivan de la misma sustancia original: la consciencia. El cuerpo tiene una capacidad innata para curarse a sí mismo, y este proceso puede estimularse fomentando el flujo adecuado de energía de la fuerza vital, que sirve de conducto entre la consciencia y el cuerpo.

Estas enseñanzas orientales proporcionan un modelo subyacente para ayudarnos a comprender y explorar mejor las comunicaciones entre el espíritu, el cuerpo y nuestro entorno. La enfermedad se considera una desarmonía que puede existir dentro de uno mismo o entre uno mismo y su entorno. Por lo tanto, la curación no consiste en curarse de algo que «no es uno mismo», sino en comprender los patrones que pueden estar causando desarmonía y, por lo tanto, enfermedad. La fuerza vital es un puente que permite al sanador –en última instancia, tú– comprender mejor la naturaleza de esa desarmonía y devolver la armonía a tu sistema.

El pensamiento vitalista no solo era inherente a los sistemas médicos orientales. Influyó en la medicina occidental durante siglos. Por ejemplo, las teorías del filósofo griego Aristóteles (384-322 a.C.) sobre la materia y la forma (llamadas *hilogismo* o *hilomorfismo*) describían su visión del alma (que él consideraba «forma») como la fuerza vital del cuerpo físico (que consideraba «materia»).[17] Aristóteles consideraba el alma y el cuerpo, o la forma y la materia, no necesariamente separados, sino como aspectos esenciales de los seres vivos.[18] Las filosofías de Aristóteles influyeron en gran medida en la medicina y la ciencia occidentales, incluida la obra del médico griego Galeno, entre otros.

Entre los siglos XVI y XX se sucedieron muchas reiteraciones de teorías vitalistas en la ciencia básica en la biología y la medicina occidentales. Por ejemplo, cuando el médico del siglo XVIII Caspar Fridrich Wolff (considerado padre de la epigénesis) observó la aparición de estructuras a partir de los corazones de los embriones de pollo en desarrollo, propuso con entusiasmo «un principio de generación, o fuerza esencial [*vis essentialis*] por cuya acción se efectúan todas las cosas».[19] La evolución de las definiciones del vitalismo siguió salpicando la ciencia y la medicina occidentales en los siglos XVII, XVIII, XIX y XX a través de otros médicos, biólogos y químicos, como Johann Friedrich Blumenbach, Louis Pasteur, Hans Driech, etc. Sin embargo, la comunidad científica y médica occidental nunca recibió el vitalismo con un fervor ciego. Muchos científicos del siglo XVII influidos por el dualismo mente-cuerpo de René Descartes y por la física y la teoría mecanicista de Isaac Newton, consideraban las teorías vitalistas como un mero «juego de manos» o una «ciencia vaga» para explicar efectos que probablemente tenían una explicación mecanicista que aún no había sido descubierta. Por ejemplo, a principios de 1800, una premisa de la teoría vitalista en términos de su relación con la química era que la materia orgánica no podía sintetizarse a partir de la materia inorgánica. La idea era que solo los seres vivos podían crear material orgánico. Sin embargo, un experimento realizado por Friedrich Wohler, que utilizó compuestos inorgánicos para crear un compuesto orgánico –la urea– refutó esta afirmación basada en el vitalismo (y también fundó la química orgánica).[20] Aunque los escépticos atribuyen a este experimento haber refutado completamente el vitalismo, otros científicos e historiadores señalan que el descrédito de este experimento del vitalismo en su conjunto es solo un mito.[21]

El debate sobre la existencia de la fuerza vital sigue siendo polémico en la ciencia y la medicina occidentales. En nuestro actual *zeitgeist* de materialismo, que domina el tejido de la sociedad actual, el vitalismo es una palabra sucia, y aquellos que incluso sugieren la presencia del vitalismo en la ciencia o la medicina son vistos, en el mejor de los casos, como ignorantes e ineptos y, en el peor, engañan a los demás a sabiendas mediante la pseudociencia y se les llama «charlatanes». Francis Crick, el famoso codescubridor de la estructura del ADN, por ejemplo, también es conocido por su famosa frase: «Y así, a aquellos que seáis vitalistas les hago esta profecía: lo que todo el mundo creía ayer, y ustedes creen hoy, solo los chiflados lo creerán mañana».[22]

¿Chiflados, en efecto? Sin duda, hoy en día parece que un científico que llama «vitalista» a otro científico es la principal campaña de desprestigio.[23] Sin embargo, los conocimientos fundamentales que rodean a estas antiguas prácticas espíritu-mente-cuerpo examinadas por sus beneficios para la salud hoy en día –como la acupuntura, la curación por biocampo, la terapia craneosacral, la meditación, el qigong, el taichí, el yoga, etc.– tienen sus raíces en el pensamiento vitalista. En su práctica subyacen teorías filosóficas sobre la consciencia unitaria, los cuerpos energéticos sutiles y las experiencias de la fuerza vital. Como analizaremos en detalle en la segunda parte, cada vez más investigaciones científicas sugieren que estas terapias de mente-cuerpo y energía sutil son beneficiosas para una serie de dolencias, incluyendo pacientes con cáncer, diabetes, dolor y más.[24]

El hecho de que estas terapias funcionen no significa que entendamos cómo lo hacen. Muchos estudiosos sostienen que, aunque estas terapias sean eficaces, eso no significa que tengamos que volver a evocar los conceptos del vitalismo para explicar sus efectos. Los mecanismos por los que funcionan estas terapias podrían explicarse mediante los «problemas fáciles» de Chalmers, como la mejora de los circuitos cerebro-cuerpo a través de la atención, la relajación, la expectativa (una parte del efecto «placebo») o incluso el movimiento físico, sin necesidad de «hacerse vitalista» o incluso «espiritual».

Y mientras las terapias mente-cuerpo se estudien solo por sus beneficios para la salud física, como la reducción del estrés la depresión y los cambios cerebrales, ¿por qué considerar explicaciones científicas alternativas para sus efectos relacionados con términos tan «imprecisos» como *espiritualidad* y *energía vital*?

Podemos simplemente elegir ignorar los componentes espirituales de la práctica y no examinar la meditación más allá de «mi cuerpo, mi cerebro, mis beneficios». Eso está ocurriendo en el estudio de la meditación mindfulness, por ejemplo. Aunque se ha creado una industria en auge para la gente que quiere aprender meditación para obtener una «ventaja competitiva», por ejemplo, en el rendimiento, los científicos no están examinando de forma seria el impacto total del mindfulness en el desarrollo espiritual e interpersonal y en el desarrollo de la sociedad. Los estudios sobre monjes avanzados que informan sobre los cambios cerebrales logran atraer mucha atención, pero los estudios que informan sobre las extraordinarias experiencias espirituales y el crecimiento de la gente común mientras practica mindfulness se ignoran en gran medida y a veces se reprimen, a pesar de los datos que sugieren que muchas personas tienen estas experiencias.[25]

En la comunidad científica dominante, las áreas de estudio relacionadas con las experiencias espirituales y energéticas durante la meditación todavía se consideran tabú, y, debido al control científico, el impacto de la meditación en el fomento de las experiencias espirituales y el crecimiento (el propósito de su práctica real, desde sus orígenes) no se discute en público. Esto no solo es una vergüenza dado el estado de división de nuestro mundo actual, podría ser una parodia. El estudio selectivo de las prácticas espíritu-mente-cuerpo en un contexto materialista tan estrecho refleja ciertamente la apropiación cultural y el dominio del etnocentrismo monocultural occidental en la cultura científica actual, y tiene costes reales para la sociedad.

El enigma del vitalismo también surge cuando estudiamos terapias holísticas como la curación por biocampo o energía, es decir, la curación por la fe, el toque curativo, el reiki y otras terapias relacionadas. En estas terapias, no hay estiramientos, ni agujas, ni procesos cognitivos dirigidos para intentar centrar la atención o cambiar la respiración de alguna manera. Simplemente hay una persona que intenta sanar a otra a través de su conexión con la Fuente Divina y la percepción del movimiento de la energía vital. No se logra utilizando ningún tipo de instrumento físico o píldora. En su lugar, la terapia se realiza a veces con el tacto, a veces sin el tacto e incluso a veces sanando a distancia.

Los científicos del «antivitalismo» no creen en estas terapias porque, hasta la fecha, no podemos encontrar una explicación materialista satisfactoria de cómo funcionan. Por lo tanto, estos estudiosos creen que son simples camelos. Cuando se les presentan estudios científicos bien realizados, aleatorizados y controlados con placebo, publicados en revistas médicas de alto nivel sobre estas terapias para reducir el sufrimiento y afectar a la función hormonal en poblaciones clínicas, estos escépticos han respondido: «Este estudio no puede ser cierto porque no existe la curación por energía».[26] Estos científicos están tan apegados a su particular visión del mundo que ni siquiera pueden concebir que estos datos sean reales porque la curación energética no encaja en su modelo de realidad.

¿Son reales los datos? ¿Existen realmente datos científicos que sugieran que experiencias como la de Meera, de dos años y medio, que experimentó una completa remisión del cáncer cerebral gracias a las sesiones a distancia de una sanadora de biocampo puedan ser «válidas»? ¿Puede explicarse todo por el efecto placebo? En los próximos capítulos, descubriremos los datos y las historias de los principales científicos de importantes universidades, sanadores valientes dispuestos a exponer sus prácticas a la prueba de la ciencia, y de los pacientes que tuvieron experiencias extraordinarias durante estos estudios. Los hemos reunido para desentrañar los misterios de la curación, aprender unos de otros y compartir la verdad de lo que sabemos hasta ahora sobre el poder y el potencial de la curación humana. Avancemos a la segunda parte y exploremos las pruebas.

Parte II

¿Dónde están las pruebas?

5. ¿Podemos curarnos a nosotros mismos? La verdad sobre el placebo

Cuando empezamos a preguntarnos por el papel de la Consciencia y la espiritualidad en la curación, es difícil no preguntarse si no se tratará de lo que los científicos llaman el efecto *placebo*.

Los placebos, aunque bien conocidos, son quizá el área más misteriosa, si no incomprendida, de la ciencia mente-cuerpo. Aunque la mayoría de nosotros ha oído hablar de los placebos, todavía estamos descubriendo lo que el efecto placebo nos dice sobre el poder que tenemos para curarnos a nosotros mismos.

Para empezar a comprender el papel que desempeñan los placebos en nuestra salud y bienestar y cómo pueden ayudarnos a fomentar nuestra propia curación, tenemos que examinar tanto la ciencia como la historia de los placebos. Lo fascinante es que el diseño de la investigación controlada por placebos surgió en gran parte como un método ¡para desacreditar la curación energética!

La fascinante historia de los placebos

La palabra *placebo* proviene de la frase «complaceré», o más bien «complaceré al Señor», tomada de una traducción del latín errónea que data del siglo XVI. En aquel entonces, se quejaba tanta gente de estar poseída por espíritus malignos que el clero tuvo que abordar el tema. Para aliviar la ansiedad de las mujeres y los hombres que se sentían poseídos, el clero comenzó a utilizar reliquias falsas para «complacer al Señor» y a sus feligreses en peligro, ¡y por lo visto funcionaban![1]

Pero podemos atribuir a Franz Mesmer, un médico del siglo XVIII, el mérito de ser el principal instigador de la popularidad del ensayo controlado con placebo en medicina. Puede que hayas oído hablar de Mesmer como el padre de la hipnosis. Lo que quizá no sepas es que este médico alemán era esencialmente un autoproclamado sanador energético.

Mesmer fue sin duda un héroe improbable (y a menudo inoportuno) en la medicina. Rebelde con causa, estaba claramente insatisfecho con el paradigma médico de la época, que incluía el uso generalizado de terapias de sangrado, purgantes y opiáceos. Creía que estas terapias causaban más daño que beneficio a los pacientes, por lo que buscó nuevos métodos de tratamiento que fueran menos dañinos e igualmente eficaces.

En su búsqueda de tratamientos, Mesmer se dio cuenta de algo que describió primero como *gravitación animal* y después como *magnetismo animal*. La primera vez que escribió sobre la gravitación animal en su tesis doctoral para la escuela de medicina, postulaba que era un campo de fuerza que conectaba a los seres vivos entre sí e incluso con los planetas y las estrellas. Más tarde, como médico, empezó a centrase en la naturaleza de este campo en los seres humanos y describió el magnetismo animal como un tipo de fluido magnético. Cuando una persona tenía el equilibrio adecuado de este fluido, se creía que conducía a una salud positiva, y cuando el fluido estaba desequilibrado, conducía a una mala salud.[2]

El proceso terapéutico inicial de Mesmer consistía en mover imanes sobre el cuerpo del paciente para equilibrar el magnetismo animal. Más tarde decidió que el uso de imanes era innecesario, y que el médico podía equilibrar el campo del paciente a través de su propio campo magnético. Esta hipótesis le llevó a empezar a practicar los «pases de manos», en los que no tocaba al paciente, sino que pasaba sus manos por encima de su cuerpo, completamente vestido, como una forma de percibir y alterar sus campos magnéticos. No era diferente de lo que muchos terapeutas de biocampo o sanadores energéticos hacen hoy en día.

Más tarde, Franz Mesmer se convenció de que ni siquiera necesitaba pasar sus manos sobre el cuerpo del paciente. Comenzó a creer que poseía suficiente fuerza magnética para poder alterar la energía de una persona sin tener que usar sus manos en absoluto. James Braid, un médico escocés, bautizó más tarde esta técnica como «hipnosis».

Mesmer se hizo famoso, pero en muchos círculos se le menospreció por las recuperaciones milagrosas de sus pacientes. No obstante, los informes sobre su éxito en el tratamiento de pacientes en Austria y Alemania comenzaron a difundirse y pronto tuvo una larga fila de pacientes esperando ser curados por él. Creó clínicas para atender a ricos y pobres y buscó la legitimidad de la ciencia en la que se basaba su método clínico entre las comunidades científicas vienesas y parisinas.

Pero Mesmer obtuvo poco apoyo entre las instituciones científicas y médicas y, de hecho, pronto se convirtió en un lastre. Hacía gala de un excesivo sentido del espectáculo en torno a su método. Sus pacientes, a menudo mujeres de clase alta, solían responder dramáticamente a sus tratamientos con lamentos y desmayos. Él contextualizaba esta reacción como una «crisis de curación» relacionada con el movimiento de fuerzas durante la cura. Debido a la dramática muestra de emoción y catarsis que mostraban sus pacientes, muchos en las altas esferas de la sociedad encontraron de mal gusto las afirmaciones de Mesmer sobre el magnetismo animal y su talento para el dramatismo. Mesmer también hizo lo que muchos consideraron afirmaciones extravagantes sobre la transferencia de su energía para la curación. Afirmó, por ejemplo, que podía magnetizar un árbol y que los pacientes se recuperarían de graves dolencias médicas simplemente tocándolo.

En el siglo XIX, el *dualismo* de Isaac Newton y René Descartes (la idea de que la mente está separada del cuerpo) dominaba fuertemente la medicina. Este paradigma hizo que la mayoría de los científicos vieran a Mesmer como un perturbador o, más bien, como un charlatán. No obstante, se ganó el favor de muchos en Francia, pero no del rey Luis XVI. El monarca envió una comisión científica de alto rango para desacreditar las afirmaciones de Mesmer. Benjamin Franklin dirigió la comisión, que también incluía a Antoine Lavoisier y Joseph Guillotin, uno de los creadores de la guillotina (dos miembros de la comisión científica fueron posteriormente decapitados con la guillotina, pero esa es otra historia).

Los miembros de la comisión sostenían la hipótesis de que podían demostrar que los comportamientos dramáticos de los pacientes no tenían conexión con la habilidad o la técnica de Mesmer si también eran expuestos a una situación «falsa» en la que creían que estaban siendo curados por el médico alemán y seguían teniendo la misma reacción dramática.

La comisión diseñó un conjunto de experimentos en los que se establecieron tratamientos falsos. Dijeron a los pacientes que estaban siendo curados por la energía de Mesmer dirigida a ellos o que estaban tocando el agua que él había magnetizado. En realidad, nadie estaba dirigiendo energía a estos pacientes, y no fueron expuestos al agua magnetizada de Mesmer. Sin embargo, estas personas respondían dramáticamente a estos tratamientos falsos y experimentaban una crisis de curación. Y en algunos casos, cuando fueron expuestos al tratamiento real (el agua que Mesmer había magnetizado), pero no se les informó de su exposición al agua magnetizada, ¡no tuvieron ninguna reacción!

A partir de estos resultados, la comisión llegó a la conclusión de que el enfoque de Mesmer no era válido y que el magnetismo animal no existía.[3] Incluso si hubiera un efecto placebo, es decir, que los denominados tratamientos falsos podían fomentar una respuesta curativa como resultado de las expectativas de los pacientes, ¿significa eso que el magnetismo animal, o lo que llamamos biocampo, no existe? Aunque muchos no están de acuerdo con las conclusiones, los experimentos mostraron que la mente humana es mucho más poderosa en su eficacia para fomentar la curación de lo que podríamos haber imaginado.

Sin embargo, en lugar de explorar el poder de la mente humana para curar, los científicos de aquella época (y en gran parte todavía en la actualidad) pensaron en la capacidad de la mente para curar como una variable molesta que debían controlar en futuros estudios médicos. Así, a partir de los estudios de la susodicha comisión, la idea de utilizar placebos en la ciencia médica tomó vuelo. Los diseños controlados con placebos empezaron a aplicarse a estudios que examinaban si determinados fármacos eran eficaces para curar dolencias médicas más allá de los placebos, para determinar si el fármaco activo o la medicina eran más potentes que la capacidad de la mente humana para curarse a sí misma.

Como veremos en este capítulo, sugiero que, basándonos en los datos, tenemos un modelo totalmente al revés. En lugar de tratar de explicar los efectos de placebos, deberíamos considerar los efectos de los elementos curativos fundamentales de los placebos, porque ocurren no solo con el trabajo de Mesmer, sino con los medicamentos para el dolor, la depresión e incluso la cirugía, y activan nuestro circuito cerebro-corporal hasta las neuronas unicelulares de nuestro cerebro. Exploremos lo que sabemos sobre los placebos y lo que nos dicen sobre nuestra capacidad de curarnos.

¿Cómo funciona un placebo?

Muchos de nosotros hemos oído hablar de los ensayos clínicos aleatorios (ECA) controlados con placebo. Se trata de estudios de investigación en los que los pacientes son asignados aleatoriamente a diferentes grupos. Los de un grupo reciben algún fármaco activo (que se cree que tiene algún tipo de acción biológica específica) para ver cuáles son los efectos y si el fármaco ayuda a tratar una enfermedad. A los pacientes del otro grupo se les da un placebo (una píldora «ficticia» que tiene exactamente el mismo aspecto, pero que no tiene ninguna sustancia química conocida que estimule una acción biológica significativa). A continuación, se compara a las personas de esos dos grupos para determinar si el fármaco activo funciona midiendo sus efectos frente a los del placebo.

Si pensamos en cómo se ha explicado el efecto placebo en la medicina moderna, en realidad se enmarca en una teoría basada en el materialismo. Se basa en la idea de que la única forma de curar una enfermedad es tomando una sustancia fisicoquímica, el tratamiento «activo». Por lo tanto, si se proporciona una sustancia física inerte («inactiva») o lo que se supone que es un «tratamiento no activo», no deberíamos apreciar ninguna mejora.

Sin embargo, los científicos han observado una y otra vez que un sujeto de investigación que recibe la sustancia inerte o la versión «falsa» –el placebo– mejora por sí mismo sin necesidad de utilizar una sustancia química activa.

¿Cómo es esto posible? ¿Qué fuerza tiene el efecto placebo y qué nos dice sobre el poder que tienen nuestras mentes? Esto es lo que sabemos: los efectos placebo ocurren en muchos tratamientos para la depresión, el dolor, la enfermedad de Parkinson e incluso en la cirugía.

Podríamos pensar que los efectos placebo son mínimos y no tienen importancia. Pero, de hecho, los estudios muestran que los efectos del placebo son increíblemente fuertes para muchas diferentes poblaciones y en muchos entornos. A continuación se presentan algunos de los datos que nos hablan de la potencia de los efectos placebo.

Los placebos representan el 75 % de los efectos
de los antidepresivos en la depresión

Has leído bien. Este sólido hallazgo científico no procede de un solo estudio, sino de muchos. La prueba científica de los efectos del placebo en los tratamientos de la depresión empezó a llamar la atención en 1998, cuando Irving Kirsch (entonces profesor del Departamento de Psicología de la Universidad de Connecticut y ahora director asociado del Programa de Estudios sobre el Placebo de la Universidad de Harvard) recopiló y analizó todos los resultados publicados de diecinueve ECA y 2.318 pacientes en un metanálisis.[4] En estos estudios, comparó los efectos de los antidepresivos sobre la depresión en quienes recibieron píldoras de placebo en lugar de antidepresivos. Descubrió que en la depresión leve y moderada el efecto placebo y otros «efectos inespecíficos» representaban el 75 % de la reducción de los síntomas depresivos. ¡Solo el 25 % de la reducción de la depresión podía atribuirse a los fármacos activos!

Como puedes imaginar, este metanálisis suscitó bastante controversia entre los médicos y las empresas farmacéuticas estadounidenses. Por ello, Kirsch y sus colegas fueron un poco más allá para comprobar sus conclusiones en todos estos estudios. Consiguieron acceso a todos los estudios sobre antidepresivos recopilados por la Administración de Alimentos y Medicamentos (FDA, por sus siglas en inglés), incluso los que nunca se publicaron en una revista de revisión por pares. Descubrieron que el 57 % de los ensayos de la FDA eran «fallidos» o «negativos», que no mostraban diferencia entre el placebo y el fármaco «activo». Con los datos de la FDA, los investigadores descubrieron que el efecto placebo representaba el 82 % de la respuesta al fármaco, ¡una prueba más del poder de los efectos del placebo en la depresión![5] El estudio se repitió recientemente con más ensayos de la FDA, con el mismo resultado.[6]

Estos resultados no se limitan a los estudios estadounidenses. En el Reino Unido, por ejemplo, el Instituto Nacional para la Salud y la Excelencia Asistencial también ha informado de que las diferencias entre los antidepresivos y los placebos son increíblemente pequeñas: solo hay una diferencia de tres puntos entre los placebos y los antidepresivos activos en las puntuaciones de depresión, lo que se considera una diferencia clínicamente insignificante.

Si tomamos los resultados de todos estos estudios en su conjunto, sugieren que nuestra mente podría ayudar a reducir nuestra depresión mucho más que los antidepresivos que tomamos. ¿Cómo podemos seguir maximizando el poder de nuestra consciencia para aliviar la depresión o, mejor aún, para prevenirla? ¿Son los antidepresivos la respuesta? El uso de antidepresivos va en aumento, y, sin embargo, también siguen aumentando los índices de sufrimiento por depresión.

Dada la cantidad de dinero que se gasta en antidepresivos y los residuos químicos que estos fármacos dejan en nuestras aguas, afectando a la vida marina, tenemos que preguntarnos si hay una forma mejor y menos tóxica de resolver la depresión como problema de salud mundial. Los descubrimientos del placebo con los fármacos antidepresivos nos piden examinar más de cerca lo que el efecto placebo nos dice sobre el poder de nuestras propias mentes (en la tercera parte de este libro ofrezco algunas pautas para fomentar el bienestar emocional).

Los efectos del placebo son importantes a la hora de reducir el dolor

Fabrizio Benedetti, profesor del Departamento de Neurociencia de la Universidad de Turín (Italia), y Luana Colloca, ahora profesora de la Escuela de Enfermería de la Universidad de Maryland y profesora honoraria de la Universidad de Sídney (Australia), han llevado a cabo algunas de las investigaciones neurocientíficas más interesantes y sólidas en el ámbito de los placebos y el dolor, o lo que suele llamarse «analgesia por placebo». A través de estudios cuidadosamente controlados con humanos y animales, en las últimas décadas ellos y otros investigadores han encontrado fuertes efectos del placebo en la reducción del dolor.[7] ¿Cómo de fuertes? Un reciente metanálisis que recopiló treinta y nueve estudios de pacientes que tenían lesiones de la médula espinal, derrames cerebrales y esclerosis múltiple descubrió que los tratamientos con placebo (ya sean fármacos inertes o estimulación cerebral falsa) reducían de forma significativa el dolor neuropático central en estos pacientes, y quince de estos estudios mostraron cambios considerados clínicamente significativos en los niveles de dolor.[8]

Los efectos de los placebos sobre el dolor parecen ser todavía más fuertes cuando se estudian en el laboratorio en condiciones aún más controladas. Un reciente metanálisis de catorce estudios experimentales cuidadosamente controlados que examinan los mecanismos biológicos de los efectos de placebo sobre el dolor informó de reducciones generales drásticas y sustanciales del dolor: más de seis veces la eficacia en los ensayos clínicos controlados con placebo, en los que los grupos de placebo se compararon con los grupos de medicamentos.[9] En otras palabras, los datos nos dicen que los placebos tienen efectos clínicamente significativos sobre el dolor.

Los efectos del placebo son significativos en la cirugía

El efecto placebo no solo funciona en cuestiones mentales/emocionales como la depresión y el dolor. De hecho, los datos muestran que las respuestas al placebo son sólidas en muchos contextos diferentes, incluida la cirugía. Los datos proceden de revisiones de múltiples estudios. Una primera revisión sistemática recopiló las pruebas de setenta y tres estudios clínicos en los que se compararon grupos sometidos a una cirugía «real» con grupos sometidos a una cirugía «simulada». ¿Qué ocurre en la cirugía simulada? Las personas asignadas al azar a los grupos de cirugía simulada nunca fueron operadas. En su lugar, pasaron por un ritual asociado a la cirugía y se les hizo creer que iban a ser intervenidas quirúrgicamente y que la operación les ayudaría. Se les presentó información, fueron al hospital, recibieron anestesia y, en algunos casos, incluso se les hizo una incisión para que pensaran que se les había operado. Esto creó la expectativa de que iban a ser operados, y creyeron haberlo sido.

En setenta y tres de estos estudios, los investigadores descubrieron que el 74 % (cincuenta cuatro) de esos estudios mostraban mejoras en el grupo de placebo o simulacro. Además, de esos cincuenta y cuatro estudios, el 51 % no mostró una diferencia significativa en la mejoría entre la cirugía real y la simulada. El 49 % restante solo mostró una pequeña diferencia entre la cirugía real y la simulada.[10] Recientemente, otro grupo de investigación llevó a cabo un metanálisis separado que reabre la cuestión del efecto placebo en la cirugía, utilizando criterios más estrictos para revisar treinta y nueve ECA. De forma similar, descubrieron que, en general, el 65 % de las mejoras de diversos procedimientos quirúrgicos podía atribuirse a los efectos de placebo (figura 5.1).[11]

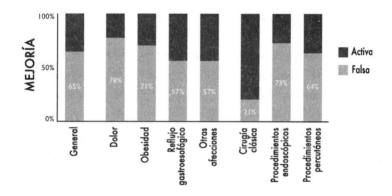

Figura 5.1. W.B. Jonas, C. Crawford y L. Colloca *et al.*, «To What Extent Are Surgery and Invasive Procedures Effective Beyond a Placebo Response? A Systematic Review with Meta-Analysis of Randomised, Sham Controlled Trials», *BMJ Open* 5, n°. 12 (2015): 7. doi: 10.1136/bmjopen-2015-009655

Los efectos del placebo funcionan, aunque no nos «engañen»

Esta investigación no solo pone en duda si la cirugía u otras alternativas son las mejores opciones para problemas médicos específicos, sino que también que nos preguntemos si ser engañados es la única forma de mejorar. Los casos de cirugía simulada son ciertamente impresionantes. ¿Es este tipo de engaño vital para fomentar efectos placebo? Hasta ahora, los datos iniciales sugieren que no, que quizá no tengamos que ser engañados en absoluto.

La mayoría de nosotros piensa que los placebos implican algún tipo de mentira o engaño. Los médicos o los científicos nos dan una píldora de azúcar, mienten y nos dicen que es una medicina, y nosotros tenemos una respuesta placebo.

Más recientemente, los principales investigadores de Harvard sobre los efectos del placebo (Kirsch, Ted Kaptchuk y sus colegas) exploraron esta cuestión científicamente. Decidieron realizar estudios de placebo «abiertos». En el primer estudio asignaron al azar a pacientes con síndrome de intestino irritable (SII) a dos grupos. El primer grupo no recibió ningún tratamiento para poder determinar si los síntomas del SII mejorarían por sí solos (lo que llamamos *efectos de la historia natural*). El segundo grupo recibió una píldora de placebo; sin embargo, esta vez los pacientes no fueron engañados pensando que se trataba de otro medicamento. De hecho, se les dijo que estaban recibiendo un placebo y que el efecto placebo era sólido, tendría efectos mente-cuerpo y que a menudo conducía a la reducción de los síntomas (todo ello cierto).

¿El resultado? Los pacientes del grupo de placebo abierto mejoraron significativamente en comparación con los del grupo sin tratamiento.[12] Los investigadores repitieron los diseños de placebo abierto con pacientes con dolor lumbar crónico y con pacientes con migrañas, y volvieron a descubrir que si se les decía abiertamente que estaban recibiendo un placebo se reducía de manera significativa el dolor y la discapacidad, de nuevo, sin que recibieran ninguna medicación fisicoquímica activa.[13] Ahora también se han encontrado efectos similares para la fatiga relacionada con el cáncer.[14] Para hacer un seguimiento de estos hallazgos, los investigadores de Harvard están llevando a cabo un gran ensayo abierto de placebo en el que planean comparar a los pacientes con SII que están tomando un placebo abierto con los que están en el ensayo habitual de placebo «doble ciego», para determinar cuánto importa si a los pacientes se les informa sobre el placebo.

Para los que nos han enseñado que la medicina tiene que ser de naturaleza fisicoquímica, estos resultados son alucinantes. Si los pacientes pueden mejorar si se les dice que están recibiendo placebos, ¿cómo funciona eso? ¿Qué mecanismos neuronales están en juego? Esto es lo que sabemos.

Los efectos del placebo llegan hasta nuestras neuronas

Varios estudios han analizado lo que ocurre en el cerebro de las personas cuando reciben placebos. Un estudio realizado en la Universidad de Michigan y publicado en la prestigiosa revista *Science* utilizó imágenes de resonancia magnética funcional (IRMf) para observar lo que ocurría en el cerebro de las personas cuando recibían placebos durante el tratamiento de choque.[15] En primer lugar, se administraron choques a los participantes y los investigadores examinaron qué áreas cerebrales se activaban como resultado. Encontraron la típica activación de las áreas cerebrales de la matriz del dolor, incluyendo el tálamo, la corteza somatosensorial, la ínsula, la corteza cingulada anterior (CCA), la corteza prefrontal ventrolateral y el cerebelo.

A continuación, se dio a los pacientes una crema y se les dijo que estaba creada para reducir los efectos del dolor del tratamiento de choques (aunque la crema era un placebo). Esta vez descubrieron que cuando los participantes recibían esta crema placebo no solo mostraban una mayor actividad en las áreas prefrontales del cerebro antes de recibir la descarga, sino que algunos también mostraban una disminución de la activación en las áreas cerebrales relacionadas con el procesamiento del dolor durante la descarga, en particular en la corteza cingulada anterior rostral (CCAr), que desempeña un papel en la emoción y la cognición; la ínsula, que desempeña un papel en la regulación del sistema nervioso simpático y parasimpático y el sistema inmunitario; y el tálamo, que controla las señales sensoriales y motoras y regula la consciencia y el estado de alerta. Y lo que es más interesante, la disminución de la activación de estas áreas cerebrales estaba significativamente conectada con la disminución del dolor que las personas declaraban al recibir la crema de placebo.

Los investigadores llevaron a cabo un estudio similar, pero esta vez con el dolor por calor frente al dolor por choque. Encontraron resultados similares: cuando las personas preveían recibir la crema placebo, aumentaba la actividad del córtex prefrontal (específicamente, la corteza orbitofrontal y la corteza prefrontal lateral) y una disminución en las mismas regiones cerebrales asociadas al dolor.

¿Por qué aumenta la actividad prefrontal antes de recibir la descarga o el estímulo de calor? Parece que los participantes se estaban «preparando» para el estímulo del dolor, en parte por la formación de su expectativa de disminución del dolor por lo que iba a ocurrir a continuación, debido al placebo.[16] Es importante señalar que no todas las personas que recibieron la crema placebo mostraron respuestas placebo. Algunas no informaron de ninguna disminución del dolor, incluso cuando recibieron la crema placebo. Pero en el caso de las que sí lo hicieron, las reducciones en el procesamiento del dolor en sus cerebros fueron paralelas a sus informes de disminución del dolor.

Aunque los datos cerebrales sobre la crema placebo y la reducción del dolor son bastante alucinantes, quizá algunos de los efectos más dramáticos de los placebos en la función cerebral se encuentran en estudios con personas que padecen la enfermedad de Parkinson, una patología del sistema nervioso que causa problemas progresivos con el movimiento, a veces llamado rendimiento motor.

Los síntomas pueden incluir temblores, dificultad para hablar, problemas de equilibrio físico, rigidez general y ralentización de los movimientos. Parte de la razón de estos problemas motores parece estar relacionada con la incapacidad de la persona para producir dopamina en el cerebro, incluso en los ganglios basales y la sustancia negra. La dopamina es un neurotransmisor clave que interviene tanto en las emociones como en el movimiento. Por razones que no entendemos, en los pacientes con párkinson, las células cerebrales que producen dopamina mueren en estas áreas del cerebro. Áreas como el cuerpo estriado del cerebro también se ven afectadas: si los receptores de dopamina del cuerpo estriado no reciben suficiente dopamina, esto afecta al rendimiento motor porque la falta de estimulación de la dopamina en el cuerpo estriado provoca hiperactividad en el núcleo subtalámico del cerebro.[17] Aunque no se conoce una cura para el párkinson, la mayoría de los pacientes toman medicación para intentar evitar la progresión de los síntomas.

Varios estudios han examinado si los placebos podrían mejorar los síntomas de pacientes con párkinson. Una revisión reciente que examinó los efectos del placebo en personas con esta enfermedad informó que en dieciséis de treinta y seis estudios no hubo diferencia entre la medicación con placebo y la medicación «activa» en la mejora del rendimiento motor de los pacientes con párkinson. Al igual que como los que experimentaban dolor, no todos los enfermos de párkinson respondían a los placebos, pero los que lo hicieron mostraron notables mejorías[18]. Esto llevó a los científicos a preguntarse si los pacientes con párkinson que respondían a los placebos estaban mostrando activaciones cerebrales únicas. ¿Podrían las expectativas positivas del tratamiento relacionadas con el estado de ánimo afectar a la liberación de dopamina en estos pacientes y, por lo tanto, reducir los síntomas motores como los temblores?

El Centro de Investigación del Parkinson del Pacífico en el Hospital de Vancouver (Canadá) midió la función cerebral en pacientes con párkinson mediante tomografía por emisión de positrones (TEP). Los investigadores informaron de que los pacientes respondieron al tratamiento con placebo aumentando los niveles de dopamina de su propio cerebro en el estriado –una de las áreas cerebrales que señalamos anteriormente–, crucial para el movimiento en pacientes con párkinson. ¿Cuál fue la respuesta de la dopamina? Los investigadores descubrieron que el aumento de dopamina que los pacientes con párkinson crearon en sus propios cerebros era comparable al aumento de dopamina que encontraron cuando se administró metanfetamina a voluntarios sanos, es decir, una cantidad sustancial.[19] Pero las respuestas cerebrales a los placebos son incluso más matizadas que eso.

Los estudios han demostrado que los efectos del placebo pueden desempeñar un papel importante en el tratamiento de estimulación cerebral profunda en personas con párkinson. Se trata de un tratamiento en el que las neuronas del cerebro se estimulan eléctricamente para alterar los circuitos cerebrales para reducir los temblores y mejorar la capacidad de movimiento. Varios estudios han demostrado que los elementos de placebo, en particular la expectativa positiva, potencian los efectos de la estimulación cerebral profunda en pacientes con párkinson.[20] Así que los científicos empezaron a preguntarse si el propio placebo podría mejorar los circuitos cerebrales de los pacientes con párkinson sin tener que estimular el cerebro eléctricamente.

En una serie de estudios bien controlados con pacientes con párkinson que estaban a punto de someterse a una estimulación cerebral profunda para ayudarles con sus síntomas, Benedetti y sus colegas también pudieron registrar la actividad de células neuronales individuales en los cerebros de los pacientes. Descubrieron que, cuando mostraban una respuesta al placebo (lo que significa que recibían un placebo, pero pensaban que estaban recibiendo un tratamiento), respondían mostrando no solo una «respuesta placebo clínica» de disminución de la rigidez de sus músculos, sino también una «respuesta placebo neuronal». La estimulación neuronal, hasta en las neuronas individuales, formaban un patrón específico relacionado con su respuesta al placebo. Por ejemplo, al registrar las respuestas de las neuronas individuales en los cerebros de los pacientes con párkinson, los investigadores observaron una disminución en la excitación neuronal en el núcleo subtalámico, pero solo en aquellos que mostraron una respuesta al placebo.[21] Esta ralentización de la estimulación neural en el núcleo subtalámico en respuesta a un placebo fue un hallazgo importante porque sabemos que la estimulación neural en el núcleo subtalámico es generalmente hiperactivo en los pacientes con párkinson. Los que no mostraron una respuesta clínica al placebo (lo que significa que su rigidez muscular no cambió) y los que no recibieron un placebo no mostraron estos cambios cerebrales. Estos y otros estudios similares demuestran que las respuestas al placebo no solo nos afectan hasta la estimulación de una sola célula neuronal, sino que los cambios en la estimulación neuronal parecen ir en una dirección beneficiosa para el paciente.

Las respuestas al placebo afectan a múltiples sistemas de neurotransmisores, no solo a un circuito neuronal

¿Indica esto una vía neuronal específica para los placebos? Resulta que, en realidad, hay múltiples vías, y las vías dependen de lo que hayamos experimentado antes. La investigación demuestra que las respuestas al placebo en nuestro cuerpo dependen de nuestras expectativas sobre lo que ocurrirá si recibimos un placebo, pero también de nuestro condicionamiento o de cómo nuestro cuerpo y nuestra mente responden al placebo basándose en nuestras experiencias anteriores. Por ejemplo, los científicos han descubierto que cuando administran un placebo a un paciente con dolor, su respuesta neuroquímica depende de los medicamentos que estaba acostumbrado a recibir antes. Nuestro cuerpo produce neurotransmisores que son analgésicos naturales, como los cannabinoides y los opioides, y que pueden ayudarnos a tolerar el dolor (además de proporcionarnos «subidones naturales»). Estas vías de neurotransmisión también están implicadas cuando tomamos medicamentos para el dolor. Podemos tomar antinflamatorios no esteroideos (AINE), que afectan a nuestra vía cannabinoide natural (endógena), o bien morfina o fármacos similares a la morfina, que afectan a nuestra vía opioide endógena. Parece que las vías que estamos acostumbrados a utilizar son las que aparecen en las respuestas al placebo.

En concreto, la investigación sobre el placebo ha descubierto que pacientes a los que se les había administrado previamente un AINE para el dolor mostraban activaciones en la vía cannabinoide natural del cuerpo (endógena) cuando recibían placebo. Sin embargo, si los pacientes recibían fármacos opiáceos como morfina para su dolor, entonces, al serles administrado un placebo, sus cuerpos mostraban activaciones más fuertes en su vía opioide natural. Estos investigadores también descubrieron que las expectativas de mejorar, una parte clave de la respuesta al placebo, están más asociadas a la activación de los opioides naturales de nuestro cuerpo en general.[22] Estos y otros estudios sugieren que no hay un único circuito en nuestro cuerpo para responder al placebo.Los placebos pueden provocar cambios en muchas vías hormonales y vías de neurotransmisión, incluyendo los propios sistemas opioides cannabinoides, oxitocina, vasopresina y sistemas de dopamina.[23]

Análisis de las respuestas al placebo: ¿placebo = curación?

La investigación sobre la depresión, el dolor y la cirugía es solo la punta del iceberg. Esta investigación, sin embargo, ha mostrado los elementos clave que contribuyen al efecto placebo.

A partir de este punto, ahora es necesario profundizar en la investigación de los placebos para determinar la visión completa de cómo nuestra consciencia puede fomentar y mejorar nuestra salud. El tamaño, la forma y el color de los placebos, así como el entorno en el que se administran, conforman diferentes respuestas.[24] Recibir placebos en un hospital, una clínica o un centro de curación holística afecta a nuestra curación y a nuestras relaciones con quienes nos ayudan a sanar. El modo en que los médicos y los proveedores de atención sanitaria interactúan con nosotros también influye en nuestro camino de curación.[25] En otras palabras, la naturaleza y la fuerza de nuestros efectos placebo dependen del contexto de nuestra atención, así como de nuestra mentalidad y relaciones, y hay varios elementos que fomentan estas respuestas curativas. Por eso propongo que reformulemos el término *placebo* y lo convirtamos en lo que llamo elementos holísticos que activan la fuerza vital (HEAL [CURAR], por sus siglas en inglés) para la autocuración. Si no te gusta el término *fuerza vital*, considera hablar de elementos holísticos que activan el proceso de salutogénesis (HEAPS, por sus siglas en inglés) o de autocuración.

Examinemos los siguientes aspectos de HEAL: expectativas, condicionamiento, relación y el ritual.

Las *expectativas* se refieren a cuánto esperas conscientemente que un tratamiento o medicamento funcione. La investigación sobre el placebo muestra que no solo experimentamos un resultado más positivo cuando esperamos que un medicamento funcione, sino que también, si esperamos que nos va a perjudicar, acabamos teniendo una respuesta «nocebo»: empeoramos en lugar de mejorar.[26] Nuestras expectativas sobre si vamos a mejorar o a empeorar tienen un papel muy importante en nuestro proceso de curación. El sistema médico y nosotros, como pacientes, necesitamos establecer mejores expectativas para maximizar los resultados positivos y minimizar los negativos a fin de ayudar al conjunto mente-cuerpo a curarse a sí mismo.

El *condicionamiento* se relaciona con la forma en que el cuerpo-mente ha experimentado una medicina similar antes y cómo ello dará forma a la experiencia presente con esa medicina. El condicionamiento, una ciencia en sí misma, es un poderoso impulsor de las respuestas placebo.[27] En términos generales, el condicionamiento puede considerarse un aprendizaje inconsciente o subconsciente por parte del cuerpo-mente sobre los efectos de un medicamento, así como el entorno en el que se recibe ese tratamiento. Observar cómo ha respondido nuestro cuerpo-mente a situaciones e intervenciones médicas similares anteriores nos ayuda a explorar cómo responderá nuestro cuerpo-mente a la medicina que recibimos. Por ejemplo, si antes has comprobado que recibir un masaje es relajante, lo más probable es que tu cuerpo esté dispuesto a relajarse en el momento en que se suba a una mesa de masajes, y eso ayudará a aumentar sus efectos curativos.

La *relación* quizá sea el factor menos sorprendente, aunque es importante, de las respuestas placebo.[28] Quienes han sentido la conexión emocional y el apoyo de un médico, sanador, terapeuta u otro profesional de la salud pueden dar fe del alivio físico y mental que han experimentado al resolver un problema de salud. Las investigaciones también lo corroboran: cuanto más conectados nos sintamos con nuestros profesionales sanitarios, más probabilidades tendremos de obtener beneficios para la salud, incluso para reducir enfermedades como el resfriado común.[29] Un ejemplo del poder de una relación terapéutica es el trabajo psicoterapéutico del psicólogo humanista Carl Rogers, que no se tiene muy en cuenta en la investigación sobre el placebo. Rogers impartía sesiones de terapia en las que no decía absolutamente nada al paciente (ni consejos, ni fórmulas, ni deberes), y de alguna manera esto daba lugar a mejoras espectaculares en sus pacientes. Rogers lo atribuyó a la habilidad de cultivar la «consideración positiva incondicional», es decir, a una tremenda capacidad de proporcionar una presencia amorosa a sus pacientes sin decir una palabra. Podríamos decir que su mirada positiva incondicional era simplemente amor en acción, la medicina más fuerte que existe. La investigación sobre el placebo y otros campos psicológicos relacionados suelen señalar el hecho de que, como profesionales de la salud, lo que hacemos y la forma en que nos mostramos conscientemente marcan una gran diferencia para nuestros pacientes.

El *ritual* se refiere al conjunto y al entorno, así como a los comportamientos que rodean las prácticas médicas. El ritual está especialmente relacionado con el significado, que algunos consideran vital para el proceso de curación y es un fuerte impulsor de las respuestas placebo.[30] Los rituales se crean sobre la base de nuestra capacidad para extraer un sentido: por ejemplo, lo que significa para nosotros la enfermedad, lo que significa mejorar y las acciones que debemos adoptar para curarnos. Los profesionales sanitarios cualificados entenderán lo que tu enfermedad, la salud y el viaje de curación significan para ti. Pueden crear entonces rituales de curación apropiados para ti o aconsejarte que seas tú quien los crees.

Las culturas indígenas comprenden la importancia del ritual en la medicina. Como no separan la medicina de la espiritualidad, sus rituales son ricos en matices que ayudan a fomentar las respuestas curativas. Los rituales de curación tradicionales de los pueblos indígenas suelen incluir el uso de elementos específicos de la Tierra, como plumas, hierbas y tabaco, así como la danza y el canto para atraer al Espíritu a la curación. Estos rituales establecen un proceso para preparar el cuerpo-mente para recibir la curación.

Olvidamos que, aunque hemos secularizado la medicina en el mundo occidental, también realizamos rituales terapéuticos. Por ejemplo, los médicos llevan batas blancas (lo que a menudo los contextualiza como expertos para los pacientes, estableciendo una dinámica particular de poder) y los hospitales y clínicas funcionan con unos protocolos estándar (los pacientes se registran en un mostrador de recepción, se les hace pasar a una sala para comprobar sus constantes vitales, compartir su queja principal con una enfermera y luego con un médico, y quizá obtener una receta). Todos estos rituales marcan la diferencia en la forma en que respondemos a la medicina y en cómo se desarrolla nuestro proceso de curación.

Si tenemos en cuenta toda la ciencia existente detrás de los placebos y lo que nos dice sobre el poder de nuestra consciencia para fomentar nuestra propia curación, parece que tendremos que reformular mejor los placebos, pasando de un modelo basado en el engaño a un reconocimiento de que los elementos del placebo se basan en la consciencia. Algunos HEAL, como las expectativas, forman parte de nuestra consciencia. Puede que no seamos plenamente conscientes de otros elementos, como el condicionamiento, pero de todos modos estos son impulsados por la consciencia. Cuanto más conscientes seamos de estos elementos HEAL [de CURACIÓN] y podamos hacer que trabajen para nosotros, más podremos maximizar nuestra curación y la de los demás.

Creo que cambiar el efecto placebo por el modelo HEAL nos obligaría a considerar la necesidad de ir más allá de un modelo materialista de la medicina (que asume que los tratamientos fisicoquímicos o activos son los de los efectos curativos) y optar por un marco que honre el poder de la consciencia para facilitar y aumentar la curación, independientemente de que se administren otros medicamentos.

La tabla 5.1 resume el modelo HEAL. Como se puede ver, el marco HEAL se ajusta a los datos de la investigación actual mucho mejor que el modelo de placebo, que se basa en suposiciones que los datos sugieren que podrían no ser válidas.

Tabla 5.1

Modelo placebo	Elementos holísticos que activan la fuerza vital (HEAL)
Basado en el materialismo (solo las sustancias fisicoquímicas tienen efectos).	Basado en el pensamiento no materialista (la propia consciencia tiene efectos en la curación).
Factores contextuales en los placebos sirven para «agradar», pero no para realmente «beneficiar» al paciente. Nosotros deberíamos intentar «controlar» los factores contextuales que causan los efectos del placebo en los estudios de tratamiento y centrarnos en el tratamiento activo porque los efectos placebo no son realmente clínicamente significativos.	El contexto es un factor importante de los efectos curativos. Debemos examinar científicamente y maximizar los efectos de los factores contextuales, como el entorno, las relaciones y el ritual, porque se ha demostrado que fomentan efectos clínicamente significativos en los pacientes y facilitan respuestas positivas de curación.
Los tratamientos farmacológicos y quirúrgicos o bien funcionan siempre, o bien no funcionan. Elementos como las expectativas, el condicionamiento, la relación y el ritual no importan para la curación. Los únicos efectos «reales» del tratamiento deben estar por encima de los del placebo.	La curación puede producirse tanto por tratamiento activo (por ejemplo, fármacos o cirugía) como en ausencia de esos tratamientos específicos a través de expectativas mejoradas, el condicionamiento, la relación y el ritual. La potenciación de estos elementos podría incluso ayudar a que el tratamiento activo fuese más eficaz.

Modelo placebo	Elementos holísticos que activan la fuerza vital (HEAL)
Un mecanismo cerebral particular que impulsa las respuestas de curación es el que causa los efectos placebo.	Los efectos de HEAL se reflejan en el cerebro. Podemos ver los efectos de curación basados en nuestras expectativas y nuestras experiencias previas en el cerebro, pero eso no significa que este sea el que cause las respuestas. El hecho de que nuestros cerebros respondan de forma diferente a los placebos en función de nuestras experiencias previas sugiere que nuestras experiencias conscientes son las que provocan la respuesta cerebral.

¿Por qué estoy sugiriendo que reformulemos nuestra comprensión de los placebos y trabajemos en un modelo basado en la consciencia? En pocas palabras, las premisas materialistas del siglo XVIII del paradigma del placebo están obsoletas y nos impiden comprender y utilizar el poder de nuestra consciencia para fomentar la curación. Exploremos estos mitos materialistas basados en la evidencia que tenemos ahora.

Mito materialista 1

Solo la medicina física puede curarnos; los efectos placebo no son reales.

Los avances científicos de finales del siglo XX y principios del XXI han proporcionado evidencias significativas que nos ayudan a entender que nuestra salud puede mejorar sin el uso de sustancias fisicoquímicas. A través del avance de campos como la psiconeuroinmunología, la psiconeuroendocrinología y la neurociencia de sistemas (todos los campos de estudio relativamente nuevos), la idea de que nuestras emociones afectan a nuestra salud ya no es controvertida. Ahora somos más capaces de rastrear cómo las emociones, los estados mentales y las prácticas mente-cuerpo afectan a nuestra salud física. Esto sugiere que un modelo puramente materialista que supone que la salud y la enfermedad solo se ven influidas o curadas por agentes químicos es defectuoso. El viejo modelo materialista de los efectos placebo se basa en la idea errónea de que la curación solo puede ser proporcionada por el uso de una sustancia fisicoquímica, y, como (incluso inconscientemente) suscribimos este viejo modelo, nos resulta difícil creer que los efectos placebo son reales. Según el modelo más nuevo, basado en la consciencia, no es que la medicina física nunca funcione –los medicamentos y las cirugías pueden ser tratamientos poderosos y necesarios en ocasiones– sino que no son el único medio de curación y a veces ni siquiera resultan ser los más eficaces.

Mito materialista 2

El efecto placebo es puramente psicológico, destinado a «complacer» a los pacientes, y no afecta a la curación de una persona de forma clínica significativa.

El significado original de *placebo* refleja el pensamiento del siglo XVIII de que era para «complacer», pero no para curar al paciente. Es decir, se pensaba que los efectos del placebo apaciguaban al paciente, pero no eran clínicamente significativos porque no eran agentes químicos. Sin embargo, los datos muestran que los efectos placebo impulsan mejoras clínicamente significativas en la salud, incluso en la cirugía. Como hemos aprendido, se ha descubierto que las respuestas al placebo alteran los estados biológicos hasta los niveles de estimulación neuronal. Los datos clínicamente significativos de los estudios con placebo sobre la depresión, las lesiones que requieren cirugía, el dolor, la enfermedad de Parkinson y otras dolencias sugieren que los efectos del placebo hacen mucho más que «complacer» al paciente: lo curan.[31]

Los datos también sugieren que el pensamiento rígido, de uno u otro tipo, sobre los placebos podría ser anticuado: de hecho, no se trata de si los fármacos o las intervenciones médicas funcionan o si un placebo funciona, sino que es nuestra consciencia (incluyendo nuestras expectativas de mejora y nuestra relación con el médico) lo que puede modificar la eficacia del tratamiento que se nos administra. No se trata, pues, de elegir entre consciencia y medicina, sino de aplicar ambos.

Mito materialista 3

Los efectos del placebo son causados por el cerebro, y debe haber una única vía cerebral que los cause.

El trabajo de Benedetti y otros colegas sugiere que una sola vía cerebral no explica las respuestas al placebo. De hecho, los datos muestran que las respuestas placebo se encuentran en múltiples vías cerebrales y en formas que dependen de nuestras experiencias previas. Esta investigación sugiere que los efectos del placebo no son causados por un único mecanismo en el cerebro, como sugeriría un modelo materialista. Más bien, nuestra actividad cerebral refleja nuestra consciencia y nuestra experiencia vivida, y nuestro condicionamiento consciente e inconsciente es lo que guía nuestra respuesta a la medicina que se nos administra.

Entonces, ¿la curación energética es solo un placebo?

Si se observan efectos placebo durante la cirugía, ¿por qué no van a observarse en la curación energética? De hecho, se han encontrado efectos placebo en todo tipo de ensayos controlados con placebo, incluidos los estudios de tratamientos de salud integrales como la acupuntura y la curación energética, así como los fármacos y la cirugía.[32] La pregunta del millón cuando se trata de entender los efectos de la curación energética es: aparte de los efectos placebo, ¿hay algo en el trabajo con el biocampo que lleve a la curación? Algunos podrían decirlo de forma más directa: ¿existe realmente la energía?

En los capítulos 7 y 8 de este libro, centrados en la cuestión de si podemos curarnos unos a otros con terapias de biocampo, compartiré qué nos dicen los ECA –con animales, células y seres humanos– sobre los efectos de la energía y la curación de biocampo más allá de los elementos de placebo, y lo que esto significa para sanar a otros. Pero antes veamos aún más datos que exploran si podemos curarnos a nosotros mismos con prácticas de mente-cuerpo-espíritu y cómo hacerlo.

6. ¿Podemos curarnos a nosotros mismos? Terapias mente-cuerpo

No hace mucho, di una charla en una conferencia de negocios en la que compartí con los asistentes cómo el tren desbocado de nuestro sistema de «atención a la enfermedad» (que debería ser un sistema de atención a la salud) estaba costando a la sociedad miles de millones de vidas y billones de dólares. En la charla, sugerí que cuanto más invirtamos en proporcionar enfoques de autocuidados basados en la evidencia, más podremos prevenir la enfermedad, reducir el sufrimiento y fomentar el florecimiento de la sociedad. La charla fue bien recibida, pero comprobé el verdadero impacto que tuvo unos ocho meses después, al hablar por casualidad con uno de los asistentes, William W. Brown, un empresario de más de setenta años, muy respetado como líder comunitario y un filántropo. Fundó el Legacy Early College, la mayor escuela concertada del Título I para jóvenes desfavorecidos de Carolina del Sur, que garantiza que todos los estudiantes reciban una educación excelente y oportunidades de asistir a la universidad, independientemente de sus ingresos. Mientras visitaba a mis padres, Brown, que vivía en la misma ciudad, nos invitó a mi marido y a mí a cenar con él. «Solo quiero decirte —me dijo durante un almuerzo informal— que tu charla me cambió la vida».

Me emocioné al oírlo y le pregunté a qué se refería exactamente. «Conocía el apogeo del yoga y la meditación, y por supuesto todos sabemos que hay un gran auge de la industria del bienestar, pero solo cuando vi los datos que presentaste me di cuenta de que podía curarme a mí mismo. Nunca había sido consciente de que tenía tanto poder sobre mi propia salud».

Me explicó que desde que escuchó mi charla se sintió motivado para hacerse cargo de su salud. Ya no tenía miedo ni se creía todo lo que le habían dicho sobre el envejecimiento y las posibles enfermedades que podría padecer como resultado del proceso de envejecimiento. En lugar de sentirse impotente, ahora se sintió capacitado para poner en marcha su propia curación. Se comprometió a meditar todos los días. Cambió su dieta por una vegana, hizo ejercicio regularmente y aprendió a perfeccionar sus expectativas e intenciones de curación –áreas clave sobre las que proporciono orientación en la tercera parte de este libro– para aumentar los resultados que quería ver. Ocho meses después de mi charla, se sentía más sano y con más fuerza que nunca y seguía, felizmente, libre de diabetes, enfermedades cardíacas y otros problemas asociados al envejecimiento. Brown era un ejemplo vivo de medicina preventiva, fortalecido por el conocimiento de su propio poder de curación.

También reconoció que la profunda paz que sentía gracias a su práctica regular de meditación beneficiaría a los estudiantes más desfavorecidos. Aunque su escuela concertada tenía éxito en el envío de estudiantes a la universidad, estos a menudo se enfrentaban a un estrés significativo al llegar a un entorno completamente diferente, lo que a menudo les provocaba ansiedad y depresión e incluso había algunos que abandonaban la universidad. Decidió poner en marcha un programa de mindfulness que beneficiara a los estudiantes, al personal y a los profesores, creando una cultura escolar consciente y proporcionando «herramientas para la vida».

«Ahora –me dijo– me doy cuenta de que tengo más control sobre mi salud de lo que creía posible, y creo que el alumnado merece la paz que yo obtengo de mi práctica».

¿Qué sabemos realmente sobre la capacidad de fomentar la curación de estas prácticas mente-cuerpo? En este capítulo, me centro principalmente en unas cuantas prácticas antiguas que están ganando popularidad en todo el mundo. Estamos viendo cómo se integran más que nunca en clínicas, hospitales y escuelas. Examinaremos los datos que respaldan las terapias mente-cuerpo a través de revisiones sistemáticas y metanálisis que recopilan y analizan el número de estudios de investigación clínica, incluidos los ensayos clínicos aleatorizados (ECA), que todavía se consideran la «regla de oro» del diseño de estudios en la investigación médica. También exploraremos cómo la ciencia de la psiconeuroinmunología (PNI), y en particular el papel del nervio vago, nos está ayudando a entender cómo estas prácticas de autocuidados de la mente y el cuerpo se meten bajo la piel y proporcionan beneficios para la salud física, así como emocional y mental. Exploraremos cómo el nervio vago ayuda a integrar los aspectos descendentes (mente) de cómo funcionan estas prácticas mente-cuerpo y los mecanismos ascendentes (cuerpo), que fomentan los efectos curativos mente-cuerpo.

Además, exploraremos áreas de estos enfoques mente-cuerpo que por lo general no se discuten en la ciencia occidental y en el mundo de los cuidados de la salud, específicamente, lo que estas prácticas han compartido sobre los aspectos espirituales y energéticos de la curación. Más allá de los mecanismos físicos de curación, ¿qué sabemos sobre de la curación?, ¿qué sabemos de cómo las culturas antiguas describían el proceso de curación mente-cuerpo? Los antiguos hablaban de conceptos de biocampo como la fuerza vital, el *prana* y el *qi*, que desempeñan un papel central en estas terapias mente-cuerpo. ¿Acaso esta llamada fuerza vital, que forma parte de lo que los científicos llaman actualmente el *biocampo*, tiene realmente algo que ver con nuestra curación? Empecemos por el yoga.

Yoga: prácticas antiguas, nuevos entendimientos

El yoga, como ya sabrás, no es solo una excusa para comprar pantalones Lululemon. Este sistema espíritu-mente-cuerpo tiene miles de años de antigüedad. El significado de la palabra sánscrita *yoga* es «unión» o «unir». Esta práctica unifica nuestra consciencia con ce minúscula con la Consciencia con ce mayúscula. Dicho de otro modo, el yoga es un camino para reunirnos con nuestra alma, espíritu o consciencia de Dios. Diferentes sabios lo han descrito en diferentes términos, pero todos se refieren el camino del yoga como un método para llevarnos a la Consciencia con ce mayúscula que describí en el capítulo 3: Consciencia ilimitada, dichosa y omnisciente. Por ejemplo, el sabio yóguico Patañjali, cuyo camino de ocho pasos del yoga es la base de la práctica actual, escribió alrededor del siglo II a.C. en sus *Yoga Sutras*: «*Yoga chitta vritti nirodha*», que básicamente significa: «El yoga es el cese de las fluctuaciones de la mente».[1] Al cesar las fluctuaciones de la mente, podemos acceder a los aspectos más profundos de la consciencia de Dios, que se expanden más allá de nuestro condicionamiento emocional, mental y social. Otros sabios del yoga, como Vyasa, describen el camino del yoga como algo que conduce a la dicha, un aspecto de la Consciencia sin límites. En la primera línea de su comentario sobre los *Yoga Sutras* de Patañjali, Vyasa afirma: «*Yoga samadhi*», lo que significa, esencialmente, que el yoga es un camino hacia la unión dichosa.[2]

Aunque el yoga se originó en la India, se dice y se entiende que no pertenece a ninguna religión, a ningún país ni a ninguna escuela de pensamiento. A pesar de lo que algunos profesores y empresas de hoy en día puedan hacer creer con sus marcas comerciales, nadie es «dueño» del yoga. Los practicantes de yoga más adeptos y maestros han enfatizado que el yoga es simplemente un proceso sistemático para guiar hacia la autorrealización, la paz y la liberación espiritual. De hecho, los conocimientos y prácticas de las enseñanzas del yoga se han comparado con otras tradiciones espirituales y religiosas, incluido el cristianismo.[3]

¿En qué consiste este proceso sistemático? Podríamos pensar que se trata simplemente de una serie de posturas que utilizamos para estirar nuestro cuerpo de determinadas maneras. Pero en realidad las *asanas*, o posturas físicas, son solo una parte de un sistema de ocho pasos que Patañjali destacó en sus *Yoga Sutras* y que se consideran fundamentales para la práctica del yoga clásico.

Patañjali describió un camino secuencial de yoga *ashtanga* («óctuple») que es básicamente una guía para vivir una vida humana plena:

El primer paso fundacional es *yama*, crear y vivir según un código de ética (en el yoga, son la no violencia, el no robar, la veracidad, la no posesión y la fidelidad o restricción sexual).

El segundo paso es *niyama*, que nos anima a crear hábitos disciplinados para llevar a cabo esos códigos éticos y alinear mejor nuestro cuerpo-mente con la Verdad.

El tercer paso son las *asanas*, o posturas físicas, con las que estamos familiarizados en Occidente por las clases de yoga. Son posturas físicas de apoyo que ayudan a fomentar y equilibrar las corrientes de energía que fluyen en nuestro cuerpo. Cultivar este flujo armonioso de energía en el cuerpo permite a la mente obtener una mayor quietud y menos perturbaciones. En realidad, la práctica de las *asanas* del yoga tiene por objeto preparar el cuerpo para la meditación o la oración.

El cuarto paso, el *pranayama*, implica prácticas específicas de respiración que nos permiten dirigir y equilibrar aún más el *prana*, o la energía vital, en nuestros cuerpo, también con la intención de preparar la mente para la práctica de la meditación y la oración.

El quinto paso, *pratyahara*, consiste en retirarse temporalmente del mundo exterior y de nuestro apego a los estímulos sensoriales y entrar en nuestro interior para acceder a niveles de conocimiento más profundos. Esto nos ayuda a no gastar toda nuestra energía dirigiéndola hacia el exterior, en un «bucle de hacer» vital, para que podamos abrirnos mejor a la guía interior.

El sexto paso, *dharana*, es el proceso de cultivar la concentración enfocando nuestra consciencia en una dirección concreta, que puede ser la respiración, una palabra u otro punto de atención, para entrenar la mente.

El séptimo paso, *dhyana*, es la práctica de la meditación de consciencia amplia, en la que nos movemos más allá de la concentración puntual hacia una consciencia más abierta, momento a momento.

Emprender y dominar con éxito estos siete pasos nos conducen al octavo y último paso, *samadhi*, cuando alcanzamos la consciencia divina, caracterizada por sus cualidades de *sat-chit-ananda*, o Consciencia dichosa, omnisciente e ilimitada.

A través del óctuple camino del yoga de Patañjali, podemos ver cómo la autoevaluación y las modificaciones del comportamiento (el *yama* y el *niyama* de la ética y la disciplina), junto con las prácticas físicas, la consciencia, el dominio de la energía vital (*asanas*, *pranayama* y *dharana*) y *dhyana* (meditación), o la capacidad de cultivar tanto la concentración como la conciencia momento a momento más allá del yo condicionado, se unen para fomentar una vida realizada. Por lo tanto, el yoga es el camino prescrito de crecimiento que, en última instancia, conduce a la libertad espiritual.

Sin embargo, en Occidente, el yoga rara vez se estudia científicamente tal y como fue concebido para ser practicado: como un sistema completo de autocuidados que incorpora el trabajo de la respiración, la concentración, la disciplina, la ética, la meditación, las posturas físicas y el retiro sensorial para el desarrollo espiritual. La ciencia occidental se inclina por el reduccionismo (ver las cosas por partes en lugar de como un todo) y generalmente aborrece estudiar cualquier cosa que pueda parecer «religiosa» o «espiritual», sobre todo si procede de una cultura «extranjera». Por lo tanto, los científicos y quienes los financian decidieron estudiar determinados aspectos de la meditación y el yoga, enfocándose más en la reducción de los síntomas que en la autorrealización. En Occidente, hemos estudiado partes de yoga, como *asanas* específicas o conjuntos de posturas; prácticas concretas de *pranayama*, o ejercicios de respiración, y algunas prácticas de meditación y oración como herramientas «independientes» para la salud.

En consecuencia, al igual que el estudio de muchos enfoques y terapias holísticas, la investigación occidental sobre la meditación y el yoga está limitada por el dominio del etnocentrismo, el materialismo y el reduccionismo en la ciencia y la medicina.

¿Significa eso que estos estudios sobre yoga no son legítimos? En absoluto. De hecho, en el ayurveda, una antigua práctica médica de sistemas integrales de la India, se prescriben a menudo ejercicios específicos de respiración y posturas físicas de yoga para algunas dolencias, por lo que tiene sentido estudiarlos, sobre todo si nos dirigimos a una condición clínica específica. Aunque nuestro conocimiento del yoga como sistema para fomentar la autorrealización es en gran medida incompleto, estamos aprendiendo más y más sobre qué prácticas de yoga pueden ayudar a aliviar ciertos tipos de sufrimiento. La mayoría de estos estudios se han realizado con trabajos de respiración, así como con las *asanas*, o posturas físicas. Se han hecho varias revisiones sistemáticas de los estudios y metanálisis sobre el yoga en la última década. Hay muchos tipos diferentes de práctica yóguica que se han estudiado científicamente y que han examinado sobre todo la práctica de *asanas* o formación en las posturas físicas. ¿Qué nos dicen los estudios sobre las *asanas* hasta ahora?

> *El yoga reduce el dolor.* Un metanálisis que incorporó dieciséis estudios con 1.007 pacientes que presentaban dolor de espalda, túnel carpiano, cefalea/migraña, síndrome del intestino irritable (SII), dolores musculares, dolor de parto o artritis reumatoide informó de que, en general, el yoga reducía la discapacidad y el dolor y tenía efectos positivos en el estado de ánimo.[4] La Agencia para la Investigación y la Calidad de la Asistencia Sanitaria (Agency for Healthcare Research and Quality, AHRQ, por sus siglas en inglés)

ha publicado resultados similares, e informa de que el yoga tiene efectos pequeños o moderados, pero significativos, en el dolor crónico y la capacidad funcional. La AHRQ señala que se necesitan más estudios de alta calidad para investigar en profundidad los efectos del yoga sobre el dolor.[5]

El yoga reduce la depresión y la fatiga en los supervivientes de cáncer. El metanálisis más reciente de veintinueve ensayos controlados aleatorios (ECA) con 1.828 supervivientes de cáncer encontró efectos significativos y moderados en la reducción de la depresión y efectos significativos pero pequeños en la disminución de la fatiga, pero efectos estadísticamente significativos en el cambio de la calidad de vida. En general, la duración de las sesiones era importante: cuanto más largas eran las sesiones, mayores parecían ser los efectos sobre la depresión.[6]

El yoga disminuye la fatiga en pacientes con esclerosis múltiple (EM). Un reciente metanálisis de diez ECA con 693 pacientes con EM determinó que el yoga disminuyó su fatiga en comparación con los cuidados habituales de los pacientes con EM, con efectos no diferentes a los del ejercicio. Al igual que en el análisis de los pacientes con cáncer, el yoga no pareció afectar a su calidad de vida declarada por ellos mismos.[7]

El yoga reduce los dolores de cabeza. Un reciente metanálisis de cinco ECA informó de que el yoga disminuye la duración del dolor de cabeza, la frecuencia y la intensidad del dolor. Es importante destacar que estos efectos parecían funcionar para las cefaleas de tipo tensional no para las migrañas.[8]

El yoga disminuye los síntomas de la menopausia. Un metanálisis de trece ECA con 1.306 pacientes determinó que, en comparación con la atención habitual, el yoga reduce los síntomas de la menopausia, incluidos los psicológicos (depresión e irritabilidad), urogenitales (dificultad para retener la orina) y vasomotores (sudores nocturnos y sofocos). En comparación con la práctica de ejercicio, se observó que el yoga era igual de efectivo reduciendo los síntomas de la menopausia, aunque mejoraba la resolución de los trastornos vasomotores.[9]

El yoga podría ayudar en algunos aspectos de la salud mental. Varias revisiones han examinado los efectos del yoga en pacientes adultos con trastorno depresivo mayor y sugieren que esta práctica podría tener algunos efectos positivos para el estado de ánimo deprimido.[10] Algunos estudios sugieren que el yoga puede ser útil como terapia adyuvante (adicional) para niños con trastorno por déficit de atención/hiperactividad (TDAH) y pacientes con esquizofrenia. Los datos son limitados en cuanto a si el yoga tiene algún efecto sobre la ansiedad.[11] De la misma manera que con el dolor, el consenso es que se necesitan estudios con un mayor número de pacientes para sacar conclusiones firmes sobre la utilidad del yoga en el tratamiento de las enfermedades mentales.

¿Y qué pasa con la respiración?

Otro aspecto clave del yoga, como ya hemos explorado, es el *pranayama* o trabajo con la respiración para mover la energía vital por todo el cuerpo. El término sánscrito *pranayama* significa en realidad «expansión de la fuerza vital», ya que *prana* se refiere a la fuerza vital y *ayama* a la expansión. Las prácticas de *pranayama* implican dirigir la respiración a determinadas partes del cuerpo, a menudo con respiraciones cronometradas y ritmos respiratorios específicos. No hay tantos estudios sobre ejercicios específicos de *pranayama* como sobre *asanas* y, en general, debería haber estudios más rigurosos que tengan suficientes controles con los que comparar las prácticas de *pranayama*. Sin embargo, los estudios que existen informan de que los ejercicios de *pranayama*, como el *bhramari pranayama* y el *bhastrika pranayama*, aumentan la función de la parte de «descanso y digestión» del sistema nervioso conocida como sistema nervioso parasimpático. Estos estudios descubrieron que estas prácticas reducían la presión arterial y la frecuencia cardíaca.[12] Una reciente revisión sistemática de estudios sobre técnicas de respiración para la enfermedad pulmonar obstructiva crónica (EPOC) informó de que los ejercicios de respiración cronometrada aumentaban significativamente la capacidad de caminar y la calidad de vida de los pacientes con EPOC.[13]

Al igual que ocurre con las comparaciones actuales entre el yoga y el ejercicio físico, en las que se considera que el yoga es tan efectivo como el ejercicio para reducir determinados síntomas, los estudios actuales muestran que el *pranayama* y otros tipos de ejercicios respiratorios funcionan para mejorar la actividad del sistema nervioso parasimpático. En la actualidad, en Occidente se están popularizando las técnicas de respiración secularizadas que se derivan del *pranayama* y las prácticas tibetanas relacionadas (por ejemplo, el *tummo*), como el método Wim Hof, por ejemplo.[14]

Lo que podemos concluir de la limitada investigación sobre el *pranayama* y las técnicas de respiración relacionadas es que todos estos enfoques parecen tener efectos significativos y a veces profundos en el sistema nervioso y que se debe explorar mucho más para comprender mejor el impacto de estos métodos de respiración en nuestra salud emocional, mental y física a largo plazo.

Meditación: caminos diferentes, destino similar

Como hemos explorado anteriormente en este capítulo, la meditación se considera en realidad parte del camino del yoga. Sin embargo, al igual que con las técnicas de respiración, las prácticas de meditación son muy diversas, con muchas formas diferentes no solo en la India, sino también en muchas culturas y tradiciones espirituales, incluyendo el budismo, el cristianismo, el hinduismo, el islam, el jainismo y el judaísmo, entre otros.[15] Al menos quince millones de estadounidenses afirman que practican regularmente la meditación sentada, ya sea descrita como mantra, atención plena o meditación espiritual.[16] Esta cifra no tiene en cuenta las meditaciones basadas en el movimiento, como el qigong/chi gong y el taichí que otras personas en Estados Unidos dicen practicar.[17]

¿Qué es exactamente la meditación y qué la distingue de la oración? La respuesta depende de a quién se le pregunte. Analicemos algunos tipos de prácticas de meditación, incluyendo los datos que respaldan sus efectos sobre la salud, para explorar cómo podemos trabajar con ellas para cultivar una mayor salud y bienestar.

Meditación mindfulness

Actualmente, en Occidente se ha popularizado la meditación de atención plena o mindfulness. El interés empresarial por esta práctica se ha convertido en una industria multimillonaria, no sin preocupación o crítica.[18] La meditación de atención plena o mindfulness, como se denomina en Occidente, se ha extraído en gran medida de la meditación budista *vipassana* («introspección»). Se describe como el cultivo de la «conciencia sin juicios, momento a momento». Inicialmente, durante este tipo de meditación, el practicante puede elegir centrar su atención en la respiración, en las sensaciones corporales o incluso en una consciencia más amplia y «abierta», dependiendo de la formación.[19] Al atender al momento presente, la atención plena nos ayuda a entrenar la mente para observar las emociones, las sensaciones y los pensamientos, sin apegarse a ellos ni alejarlos. Esta práctica tiene sus raíces en una profunda filosofía sobre la naturaleza y el proceso de acceso a la Consciencia plena, como exploramos en el capítulo 3. En Occidente, la meditación mindfulness, tal y como se enseña en programas como la reducción del estrés basada en la atención plena (MBSR), suele implicar, en primer lugar, aprender a prestar atención a nuestra respiración natural y experimentar la respiración momento a momento mientras dejamos que las sensaciones y los pensamientos vayan y vengan. Estos programas también enseñan la «exploración corporal», un método para prestar atención a las sensaciones corporales, empezando por los pies y llegando hasta la cabeza, atendiendo a su vez a la respiración mientras se deja que los pensamientos vayan y vengan. Estas prácticas tienen sus raíces en la tradición *vipassana*.

Los practicantes de la meditación *vipassana* podrían explicar la práctica de la atención plena de esta manera: los seres humanos vivimos la mayor parte de nuestras vidas en un ciclo de apego y evitación (me gusta esto; me disgusta aquello). Dado que nos vemos constantemente arrastrados por este pensamiento de me gusta o me disgusta, en realidad tenemos hábitos que crean cadenas causales de reacción y condicionamiento. A través de la práctica de atención plena, incluida la meditación, aprendemos a estar en el momento y a observar el flujo del pensamiento me gusta o me disgusta, incluidos nuestros impulsos y reacciones. Como resultado, aprendemos a cultivar la quietud de la observación en un mundo dinámico, reconociendo la impermanencia de las situaciones y las cosas, experimentándolas plenamente por lo que son, pero sin apegarnos a ellas ni apartarlas cuando van y vienen. Las antiguas tradiciones sostenían que cuando abríamos nuestras mentes a una consciencia más profunda, dejando de participar en las cadenas causales del apego y la aversión, podíamos reconocer mejor la Consciencia plena, siempre presente, y, con el tiempo, llegar a la autorrealización o a la liberación espiritual.[20] Las prácticas del mindfulness fueron creadas, por tanto, como un camino hacia la autorrealización.

Mindfulness para la salud: lo que dicen las investigaciones

Por supuesto, dado que tendemos a vivir en un mundo material, al igual que con los estudios sobre el yoga, la investigación empírica sobre la meditación mindfulness se ha centrado más en la reducción de los síntomas que no en la autorrealización. Uno podría preguntarse si los científicos lo entienen todo al revés: ¿No sería que explorar cómo afecta la atención plena al proceso de autorrealización nos llevaría a comprender mejor sus efectos resultantes en la reducción de los síntomas? En cambio, el mindfulness se anuncia a menudo en Occidente como una especie de píldora mente-cuerpo que tomamos para reducir nuestro malestar, como si ese fuera el objetivo de la práctica. Aun así, dada la alta prevalencia de trastornos mentales y físicos crónicos en la sociedad actual, explorar si las prácticas de mindfulness pueden ayudar a la salud mental y física es un área importante y legítima para el descubrimiento científico actual. Más allá del bombo comercial, ¿qué sabemos realmente sobre los efectos del mindfulness?

Los programas de mindfulness ayudan a reducir la experiencia del dolor. Un metanálisis reciente examinó treinta y ocho ECA de meditación mindfulness realizados por 3.526 pacientes con fibromialgia, dolor de cabeza, SII, osteoartritis y otras afecciones, y determinó que la atención plena tenía efectos pequeños pero significativos en la reducción del dolor crónico y la depresión, así como en la mejora de la calidad de vida.[21]

Los programas de meditación mindfulness parecen ser útiles para la salud mental. Otro metanálisis reciente de cuarenta y siete estudios sobre la meditación de atención plena realizados con 3.515 participantes sugirió que es eficaz para reducir la ansiedad y la depresión, pero con efectos no diferentes a los del ejercicio o las terapias conductuales. Sin embargo, la meditación de atención plena o mindfulness no parece cambiar significativamente los comportamientos alimentarios, el sueño, el peso o el estado de ánimo.[22] Otra revisión sistemática de veinticuatro estudios informó de que las intervenciones basadas en la atención plena para los empleados eran útiles en general para reducir su ansiedad, depresión, angustia y agotamiento emocional, así como para mejorar su sentido de realización personal y de autocompasión.[23]

Los programas de meditación mindfulness ayudan a disminuir el sufrimiento emocional de los pacientes con cáncer. Una revisión sistemática de veintidós estudios informó de efectos significativos de las intervenciones basadas en mindfulness sobre la ansiedad y la depresión en 1.403 pacientes adultos con cáncer.[24]

La práctica de mindfulness actúa sobre las neuronas y las células inmunitarias. Varios estudios han encontrado cambios cerebrales que se producen con la práctica de mindfulness en principiantes (aquellos que no tienen un historial de meditación). Esos estudios han encontrado cambios en la estructura y la función del cerebro que se producen tras la práctica de mindfulness, como los cambios en la densidad de la materia gris en el hipocampo (un área relacionada con la memoria), una menor actividad de la amígdala (un área relacionada con la reactividad emocional) y una menor actividad de la «red de modo por defecto» en las regiones cerebrales (áreas relacionadas con el pensamiento autorreferencial y la divagación mental). Como podríamos sospechar, estos cambios cerebrales también provocan cambios en la capacidad de los participantes para regular la atención y las emociones.[25] En cuanto a los efectos de la práctica de la meditación de atención plena o mindfulness en la función del sistema inmunitario, una revisión reciente de veinte ECA sobre la práctica de la atención plena de 1.602 pacientes mostró cierta consistencia en la reducción de la proteína C reactiva (PCR), una proteína asociada a la inflamación, la disminución del factor de transcripción celular NF-kB (que también ayuda a regular la inflamación) y el aumento de la actividad de la telomerasa (que ayuda a prevenir el envejecimiento celular).[26] Sin embargo, no está claro si estos efectos inmunológicos son específicos de la práctica de mindfulness o podrían ser el resultado de otros tipos de prácticas mente-cuerpo, y no está claro cuánto tiempo podrían durar estos cambios.

¿La meditación mindfulness es solo relajación? ¿Sabemos si estas prácticas de mindfulness son realmente exitosas para llevar a las personas a un mayor estado de atención plena? ¿Tienen las intervenciones de mindfulnes algo especial que en verdad produzca esos efectos saludables, o las mejoras se deben a otros factores, como la relajación y el apoyo social?

Para ayudar a responder a esta pregunta, a principios de la década de 2000, como estudiante de posgrado en la Universidad de Arizona, llevé a cabo mi primer ECA para averiguar si el mindfulness era eficaz para reducir la angustia mental y emocional, y mejorar los estados de ánimo en estudiantes de medicina y premedicina estresados. Tenía curiosidad por saber si los efectos del mindfulness podían explicarse simplemente por la relajación, por la ralentización de la respiración o por algún otro medio. Comparé un grupo de estudiantes que recibía formación de atención plena con un grupo de estudiantes que recibía formación en relajación integral (el grupo de comparación de relajación) y un grupo de estudiantes que no recibía ningún tipo de formación (el grupo de control). Sorprendentemente, este estudio, publicado en 2007 en *Annals of Behavioral Medicine*, fue el primer ECA que comparó la formación en mindfulness con otro tratamiento activo para averiguar si había algún efecto único del mindfulness que fuera más eficaz que la relajación.

El estrés y el agotamiento en los estudiantes de medicina y del curso propedéutico de medicina son problemáticos y a menudo pueden provocar problemas continuos, incluso después de la graduación, incluyendo pensamientos suicidas.[27] Sin embargo, en ese momento no había muchos investigadores que abordaran cómo estos estudiantes podían reducir su estrés y aprender herramientas que pudieran utilizar en su vida personal y quizá incluso en sus prácticas médicas. Cuando hice un llamamiento a los estudiantes de medicina y del curso propedéutico de medicina para que participaran en este estudio de gestión del estrés, tuve una larga lista de voluntarios ansiosos.

Los estudiantes de la intervención de meditación mindfulness recibieron MBSR, un tratamiento estandarizado que incluye meditación sentada, yoga y la exploración del cuerpo, así como discusiones en clase. También añadimos la meditación de benevolencia, en la que se les enseñó a enviar bondad amorosa a sí mismos y a los demás. Los estudiantes del grupo de relajación recibieron un entrenamiento de relajación, incluyendo la relajación muscular progresiva (en la que se tensan y relajan los músculos), el entrenamiento autógeno (en el que se utiliza un tipo de sugestión verbal para relajar el cuerpo, como «siento las piernas pesadas») y el entrenamiento de la respiración diafragmática. Ambos grupos fueron tratados por profesionales altamente capacitados que tenían años de experiencia en la enseñanza de las técnicas. Comparé a los estudiantes de estos dos grupos de tratamiento activo con uno de control de la lista de espera de estudiantes que simplemente siguieron con sus vidas como de costumbre y no intentaron ningún tipo adicional de práctica mente-cuerpo.

Habiendo tenido experiencia con la meditación y el mindfulness, sospeché que un ingrediente clave para las intervenciones de meditación mindfulness era la formación, que ayudaba a mantener la atención en el momento presente y, por lo tanto, a ser menos propenso a participar en cavilaciones. La cavilación o rumiación, definida como «masticar el bolo alimenticio», es el proceso de pensar en algo una y otra vez hasta el punto de quedar atrapado en un bucle de pensamientos inútiles. Aunque las mentes humanas tienen esta tendencia natural, un número significativo de personas con ansiedad, depresión y estrés se dedican a pensar de forma rumiante, es decir, repiten los mismos pensamientos en su cabeza, lo que a menudo les lleva a sentirse más ansiosos y deprimidos.[28] Las cavilaciones tienden a llevar a las personas al pasado («¿Por qué hizo/dijo eso?») o al futuro (¿Qué pasará si él/ella hace…?»), alejándolas de la magia del momento presente. ¿Podría la meditación mindfulness reducir la angustia, al menos en parte, al disminuir la tendencia a repetir los pensamientos problemáticos sobre el pasado o el futuro y ayudarnos a permanecer en el momento presente?

De hecho, lo que descubrí fue que la meditación mindfulness era única en su capacidad de reducir las cavilaciones, y esa disminución de las cavilaciones reducía la angustia. La práctica de la meditación mindfulness, no las técnicas de relajación, ayudaba a las personas a salir del pensamiento circular y desvincularse de este bucle, lo que disminuía la ansiedad y la depresión de los estudiantes de ese grupo. Este resultado sugirió, de hecho, un valor añadido al mindfulness que no observamos en la práctica directa de relajación: la capacidad de salir de la cavilación circular permaneciendo en el momento presente, permitiendo que los pensamientos vayan y vengan sin quedar atrapados en ellos.

Meditación concentrada

Los procesos de mindfulness difieren de las prácticas denominadas técnicas de meditación *concentrada*, en las que la intención no es fomentar una mayor capacidad de atención, sino enfocar nuestra conciencia de forma más específica para ayudar a aquietar y concentrar la mente. La idea general es la siguiente: al aquietar y centrar la mente en un objeto particular de reverencia, desarrollamos un silencio que nos permite conectar mejor con la Consciencia (o la Divinidad). Nuestra atención puede ser colocada, por ejemplo, en una palabra sagrada, un centro de energía o en la naturaleza para ayudar a cultivar este aquietamiento de la mente y la orientación hacia lo Divino.

Los procesos y prácticas de la meditación concentrada, tal y como los entienden los científicos occidentales, son extensos y abarcan muchas tradiciones, incluyendo la oración concentrada en las tradiciones cristianas, las meditaciones basadas en los chakras y en los mantras de varias tradiciones de Asia oriental y meridional, las prácticas *dadirri* en la cultura aborigen australiana, etc.[29] Sin embargo, todas estas prácticas se describen como medios para acercarnos a la experiencia de la presencia divina. En la oración concentrada cristiana, se cultiva el silencio interior como medio para experimentar la presencia de Dios. A menudo, se utiliza una palabra para concentrar la atención en la presencia de Dios.[30] Del mismo modo, en la práctica *dadirri*, se cultiva el silencio interior como medio para escuchar profundamente a la naturaleza, para que surja una conciencia tranquila y sosegada.

En algunas tradiciones, las prácticas de concentración y mindfulness son sinérgicas. Por ejemplo, en la tradición *vipassana*, la concentración en un objeto concreto (como en la meditación *anapana sati*, en la que la concentración se centra en la respiración que entra y sale de la nariz y el cuerpo) se considera casi un requisito previo para que la mente se involucre en una conciencia más amplia, momento a momento, anclada en la sensación corporal.[31] Y, como ya he comentado, en el óctuple sendero yóguico de Patañjali, los tres últimos pasos son *dharana*, *dhyana* y *samadhi*. Él describió un camino por el cual uno desarrolla la concentración (*dharana*), que ayuda a la mente a participar mejor en una conciencia más amplia y abierta desprovista de apego y aversión (*dhyana*), que conduce finalmente a la fusión con la Consciencia (*samadhi*). Los maestros budistas tibetanos también han declarado a menudo que tanto las prácticas de concentración (a veces también llamadas *conciencia enfocada*) como las prácticas de mindfulness (a veces llamadas de *conciencia abierta*) son fundamentales para la experiencia de los estados meditativos completos.[32]

También se ha descrito que las prácticas de concentración tienen etapas. En la teoría de la meditación budista, que informa, por ejemplo, de las prácticas de *bhavana metta* o de benevolencia, los niveles sucesivos de concentración llevan al practicante desde el principio de ser capaz de enfocar la atención en una sola dirección a fundirse esencialmente con ese objeto de atención, de modo que no hay sensación de separación entre el observador y lo observado, conduciendo, en última instancia, al estado de unidad con la Consciencia.[33] La capacidad de enfocar la atención se vuelve más fácil y la experiencia más trascendente con la práctica continuada y el tiempo.

Así, podemos ver que, aunque las prácticas de meditación concentrada son globales y vastas en su diversidad, todas tienen un propósito común no muy diferente del propósito original de la meditación de atención plena o mindfulness: llevarnos a una Consciencia mayor y completa. La forma en que las tradiciones de meditación describen esa Consciencia depende de las culturas en las que se originaron.

Podemos considerar que todas estas prácticas de meditación concentrada son diferentes caminos hacia el mismo destino. Pero ¿hasta qué punto son eficaces para la salud mental y física? La verdadera respuesta es que no hemos hecho suficientes estudios de meditación concentrada y de contemplación como para saberlo. Se han realizado muchos estudios sobre una práctica llamada meditación trascendental (MT), pero solo unos pocos se centran en diferentes prácticas de meditación con mantras, como la práctica budista de *shamatha*, la repetición de mantras, etc. Hay pocas investigaciones sobre los efectos de la oración concentrada y prácticamente ninguna sobre las formas autóctonas de meditación concentrada y contemplativa. Dada la escasa investigación actual, ¿qué sabemos sobre el poder de estas prácticas para la autocuración? A continuación se presenta el hallazgo más sólido hallado hasta ahora, basado en revisiones sistemáticas de muchos estudios de investigación.

La meditación concentrada afecta positivamente a nuestro sistema cardiovascular. Aunque no ha habido tantos estudios recientes de neuroimagen y fisiología con técnicas de meditación concentrada como con la meditación mindfulness, varios estudios, incluidos los realizados hace décadas, indican que la MT reduce la presión arterial a niveles clínicamente significativos.[34] Sin embargo, varios investigadores señalaron que deberían realizarse más estudios con grupos de control activo para comparar la meditación con, por ejemplo, la relajación o el ejercicio físico.[35] Los efectos positivos de las prácticas de meditación concentrada en la salud del corazón podrían no implicar solo mantras: un estudio comparó el rezo del rosario con la meditación con mantras y descubrió que ambas prácticas pueden ralentizar la respiración y mejorar el funcionamiento del corazón.[36]

Aunque las prácticas del mindfulness y la meditación concentrada se consideran prácticas sentadas, más allá del yoga, ¿qué sabemos de las prácticas meditativas basadas en el movimiento, en especial de las que afirman incorporar el biocampo, o curación energética, en su práctica?

Meditación basada en el movimiento:
el flujo de beneficios para la salud del qigong y el taichí

Aunque las antiguas enseñanzas sobre la meditación sentada y el yoga describían claramente aspectos de las prácticas relacionados con el trabajo con el biocampo (en concreto, el *prana*) para fomentar la salud, quizá las prácticas de meditación basadas en el movimiento, como el qigong (también llamado *chi gong* y *chi kung*) y una de sus formas, un arte marcial llamado *taichí*, eran las más explícitas en cuanto al papel fundamental de la energía sutil para fomentar la salud y la curación. El propio término qigong suele traducirse como «trabajo energético». El qigong se considera una terminología más moderna para un conjunto de prácticas antiguas. En la antigüedad se utilizaban al menos treinta nombres para estas prácticas. De hecho, no fue hasta la década de 1950 que el gobierno chino aceptó el nombre de *qigong* para describir estos conjuntos de prácticas.[37]

Los primeros registros de este término aparecen en textos de la dinastía Ming (1368-1644). Los relatos sobre esta práctica de autocuración espiritual se remontan al siglo VI a.C., y las tradiciones taoístas la describen como *dao-yin* («conducir y guiar la energía»), *yang sheng* («alimentar y guiar las fuerzas de la vida») y *tu gu na xin* («expulsar la energía vieja y atraer la nueva»), por nombrar algunas. El texto clásico del siglo II *Yi Jing* (antes transcrito como *I ching*, «Libro de los cambios») describe la relación del *qi* con los seres humanos, el cielo y la Tierra y se considera fundamental para el qigong. En el texto clásico taoísta *Dao Te Jing*, el *qi* y su relación con la mente y la Consciencia son descritos con elocuencia por Zhuang Zi (famoso practicante taoísta y discípulo del «padre del taoísmo», Lao Zi):

Unifica tu voluntad y no escuches con tus oídos, sino con tu mente. No, no escuches con tu mente, sino con tu *qi*. La escucha se detiene con los oídos, la mente se detiene con la percepción, pero el *qi* está vacío y espera en todas las cosas. El Tao se reúne solo en la vacuidad. El vacío es el ayuno de la mente.[38]

¿Qué decía Zhuang Zi, conocido por destacar los aspectos espirituales del *qi* en sus enseñanzas? El *qi* no se define solo superficialmente como «energía vital». El *qi* también se considera pura potencialidad, la parte de lo informe que puede y toma forma. Esto es similar al concepto de *shakti* en las tradiciones tántricas: *shakti* se considera el poder energético que está detrás del universo manifiesto.[39]

Al igual que los textos de meditación y yoga, las enseñanzas de estas prácticas ancestrales revelan la importancia fundamental del *qi* para llevarnos a una comprensión más profunda de la Consciencia. Los significados espirituales del *qi* son vastos y profundos y, para la mayoría de nosotros, probablemente requieran toda una vida de contemplación para comprenderlos plenamente. Sin embargo, las antiguas tradiciones describieron muy bien a través de textos e historia oral la relación entre el *qi*, o energía vital, y la autocuración y la salud, y cómo cada uno de nosotros puede acceder a esta práctica ahora, para fomentar nuestra propia salud, bienestar y crecimiento. Al igual que el yoga, el qigong describe el uso intencionado de la respiración y el movimiento para mejorar la salud y la longevidad. Por ejemplo, Zhuang Zi describe en el *Dao De Jing*:

Espirar por la boca mientras se ejercita la respiración,

escupir las viejas respiraciones mientras se inspiran las nuevas,

moverse como el oso, estirarse como el pájaro.

¡Esto es simplemente el arte de la longevidad!

Y el objetivo de los eruditos que practican dao-yin.[40]

Debido a que el *dao-yin* y las prácticas posteriores de qigong fueron descritas como promotoras de la salud, a menudo fueron reconocidas durante milenios como poderosos métodos para cultivar la fuerza corporal y la longevidad.

Qigong y taichí para la salud: lo que dice la investigación

En la actualidad, el qigong se clasifica en función de diferentes propósitos: está el qigong médico, una práctica de autocuidado que utilizamos para promover nuestra propia salud (esta forma parece ser la versión moderna de las prácticas taoístas *dao-yin*); está el qigong externo, en el que un practicante erudito puede utilizar el *qi* para fomentar la curación en otra persona, y está el qigong de artes marciales, en el que los artistas marciales pueden utilizar prácticas específicas del qigong con fines de autodefensa. Las prácticas médicas del qigong se utilizaron ampliamente en las dinastías Ming y Ching (1368-1911) para la salud, y actualmente, tanto en Occidente como en China, hay un resurgimiento del estudio y la práctica del qigong para la salud y la longevidad. Además, una forma de arte marcial conocida como taichí ha ganado popularidad en Occidente. Se dice que el taichí (también conocido como *tai ji quan*) tomó prestados los ejercicios de las prácticas de artes marciales del qigong, pero también se utiliza como práctica de autocuidado para cultivar la salud y el bienestar.[41] ¿Qué sabemos sobre los beneficios para la salud del qigong y el taichí médico?

El qigong y el taichí reducen la presión arterial. Una revisión sistemática de veintiún estudios con 1.604 pacientes con hipertensión, diabetes, obesidad y síndrome metabólico informó de que el qigong y el taichí producen una pequeña pero significativa reducción de la presión arterial (tanto sistólica como diastólica); en este caso no se comparó con ningún otro tratamiento. Además, el índice de masa corporal (IMC) se redujo significativamente, y esto fue así, también, cuando el qigong y el taichí se compararon con el ejercicio.[42]

El qigong y el taichí mejoran el funcionamiento de las personas con enfermedades crónicas. Una reciente revisión sistemática de cuarenta y siete estudios examinó los efectos del taichí en afecciones como la artritis, la artrosis y la hipertensión, entre otras. Descubrieron que los pacientes que se entrenaban en el taichí mostraban una mejora significativa en su capacidad de movimientos (incluyendo el equilibrio y la marcha) y en la aptitud cardiovascular en todas estas condiciones.[43] Otro metanálisis reciente de veintiún estudios, incluidos quince ECA con 735 pacientes con la enfermedad de Parkinson, descubrió que estas prácticas mejoraban el funcionamiento motor (incluido el riesgo de caídas), además de reducir la depresión y mejorar la calidad de vida.[44]

El qigong y el taichí ayudan a los pacientes con cáncer a conciliar el sueño y disminuir la fatiga. Un reciente metanálisis que incluyó doce ensayos clínicos con qigong y taichí desde 2014 sugirió que estas terapias son útiles para mejorar la calidad del sueño y reducir la fatiga en pacientes con cáncer.[45] Otra revisión sistemática que

examinó seis ECA de taichí en 373 pacientes encontró efectos similares, informando de que esta práctica redujo la fatiga relacionada
con el cáncer a corto plazo más que el ejercicio o el apoyo psicológico, y que las intervenciones más prolongadas tenían mayores
efectos.[46] Los beneficios del qigong y del taichí en la salud mental
y la calidad de vida en pacientes con cáncer fueron más variados:
algunas revisiones sistemáticas informaron de pequeños efectos y
otras de ninguno.[47]

El qigong y el taichí mejoran la inmunidad. Una revisión sistemática
de dieciséis estudios (incluidos siete ECA) descubrió que las personas que practicaban taichí mejoran la inmunidad celular y la respuesta de los anticuerpos.[48] Otra revisión sistemática de ocho ECA
descubrió que la práctica del taichí mejoraba los perfiles lipídicos
(es decir, las lipoproteínas de alta y baja densidad) en una variedad
de pacientes, incluyendo aquellos con enfermedad cardiovascular,
hipertensión y diabetes.[49] En otras revisiones sistemáticas que examinan los efectos de estas terapias en la función inmunitaria y en un
reciente metanálisis, se observaron los efectos positivos del qigong
y el taichí en la reducción de la inflamación, medida por proteínas
inflamatorias proteína C-reactiva e interleucina-6.[50]

Caminos comunes para curarnos a nosotros mismos a través de las prácticas mente-cuerpo

Después de leer este capítulo, es posible que hayas notado que los
datos de estudios de estas diferentes terapias mente-cuerpo son algo
similares, en términos de mostrar efectos positivos en la reducción

de la presión sanguínea, mejorar la inmunidad, afectando a la función cerebral y reduciendo los síntomas mentales y síntomas de la enfermedad.

También habrás notado que las filosofías subyacentes de las prácticas, incluyendo la meditación concentrada, la meditación mindfulness, el qigong, el taichí y el yoga son realmente más similares que diferentes. Su característica común, tanto filosófica como práctica, es una Consciencia universal más allá de nuestros condicionamientos culturales y sociales (a veces descrita como Unidad, Vacío o Dios).

El camino hacia la curación consiste en conectar con esta Consciencia mayor para alcanzar plenamente nuestro potencial como seres humanos. La curación es un proceso tanto espiritual como emocional y físico.

Existe una fuerza vital (a veces llamada *qi*, *chi* o *prana*, entre otros términos) que vincula nuestros cuerpos y mentes a la experiencia de la Consciencia. Nosotros podemos conectar con esta fuerza vital y dirigirla para la curación a través de la respiración, el movimiento, la concentración de la mente y la ampliación de nuestra atención. Estas prácticas fomentan la curación al restablecer la armonía entre nosotros y nuestro entorno y promueven la longevidad. Además de estos puntos en común en la filosofía y la práctica, también vemos puntos en común en cómo la meditación, el taichí, el yoga y otras prácticas similares afectan al cuerpo, incluyendo una mejora de la inmunidad y la función cardiovascular. ¿A qué se debe esto? ¿Hay un mecanismo común que explique sus efectos?

Cómo funciona la curación mente-cuerpo: el papel del «errante»

Recordemos que hace varias décadas ni siquiera creíamos que el cerebro y el cuerpo estaban conectados. Ahora, gracias a campos como la psiconeuroinmunología y al duro trabajo y colaboración entre inmunólogos, endocrinólogos, psicólogos y neurocientíficos, estamos empezando a entender la conexión entre la mente y el cuerpo, y cómo las señales corporales influyen en el cerebro (y no solo en la forma en que lo hacen). Un actor clave en la comprensión del vínculo mente-cuerpo y cómo estas prácticas mente-cuerpo afectan a la curación es el nervio vago. El latín *vagus* significa «errante» o «extraviado». Es el nervio craneal más grande de nuestro cuerpo, y vaga desde el cerebro por todo el organismo para conectarse con muchos órganos diferentes.

El vago es básicamente el capitán del aspecto «descansar y digerir» de nuestro sistema nervioso parasimpático. Este sistema nervioso permite que nuestros músculos se relajen y nos ayuda a dormir, a digerir la comida, y en el proceso de restauración del cuerpo. Es la contraparte necesaria del sistema nervioso simpático, nuestro sistema de «lucha, huida, congelación y/o fornicación». El sistema nervioso simpático nos permite hacer frente a situaciones de alta intensidad, incluidos los factores de estrés que amenazan la vida en el momento. Nos ayuda a orientarnos y concentrarnos en partes específicas de nuestro entorno y decidir si debemos actuar y cómo hacerlo: por ejemplo, aumentando el flujo sanguíneo a los músculos y ayudando a contraerlos y acelerando el ritmo cardíaco para prepararnos para luchar, huir, congelarnos o realizar cualquier otra acción.

Estas dos partes de nuestro sistema nervioso (simpático y parasimpático) están siempre trabajando juntas. Piensa en ellas como el yin y el yang del sistema nervioso: el sistema nervioso parasimpático fomenta una mayor relajación y receptividad, y el sistema nervioso simpático, la dirección y la acción. Ambos aspectos del sistema nervioso son necesarios, y el equilibrio de su actividad es clave para nuestra salud.

Desgraciadamente, nuestro mundo parece ponernos a toda marcha simpática. Nuestros cuerpos y mentes hiperactivos, combinados con sentimientos de ansiedad y estrés, a menudo hacen que nuestro sistema nervioso simpático domine la escena. Eso nos lleva a tener problemas como el aumento de la tensión y el dolor muscular, la incapacidad para dormir y la inflamación en nuestro cuerpo. Sin embargo, cuando podemos activar nuestro nervio vago a voluntad, somos capaces de ayudar a reducir los efectos de la sobrecarga simpática al poner en primer plano nuestras respuestas de relajación. El nervio vago ayuda a mantener el sistema nervioso simpático en equilibrio para que no caigamos en el agotamiento y la mala salud por excedernos.

Si alguna vez pudieras ver el vago, te preguntarías cómo una vía tan aparentemente serpenteante puede tener el «nervio» suficiente para alcanzar tantos objetivos dentro del cuerpo. Visita a tantos amigos... ¿Cómo es posible que consiga completar algo? En realidad, así es exactamente como el nervio vago es capaz de ejercer su influencia. Se conecta y conecta al cerebro con el corazón, el intestino, el bazo, el hígado y los riñones. De este modo, el cerebro (que muchos describen como el director general del cuerpo) también puede «hablar» e influir en los órganos y las células inmunitarias a través del vago. La activación de las células cerebrales influye en la activación del nervio vago. La estimulación de las células del nervio vago, a su vez, indica a los órganos cómo comportarse, por ejemplo, puede hacer que el corazón lata más despacio, que la respiración sea más lenta e incluso que el estómago y los intestinos regulen el ritmo de la digestión.

Pero no se trata de una vía unidireccional en la que el cerebro influye en estos órganos a través del nervio vago. Si el cerebro ha sido considerado como el director general del cuerpo, que da instrucciones de arriba abajo a los órganos para que actúen de determinada manera, el nervio vago es el director gerente que trabaja duro, que se comunica en ambos sentidos con todos los órganos e incluso (jadeo) comparte los consejos de los órganos sobre los que el director general «sesudo» podría actuar. Al tener fibras sensoriales y motoras, el nervio vago puede recibir información de muchos de estos órganos y enviar señales para que el cerebro se comporte de determinadas maneras.

Por ejemplo, el nervio vago también desempeña un papel importante en la comunicación entre el sistema inmunitario y el cerebro. La clave de esta comunicación son unas pequeñas proteínas llamadas citoquinas.[51] Las citoquinas o citocinas pueden considerarse como «neurotransmisores» del sistema inmunitario. Al igual que los neurotransmisores liberados por las neuronas, las citoquinas son proteínas segregadas por las células inmunitarias, incluso en los pulmones, el tracto gastrointestinal (GI) y el corazón. Nuestro cuerpo tiene un equilibrio de citoquinas inflamatorias y citoquinas antinflamatorias. Ambas son necesarias para nuestra salud, y ambas trabajan juntas para crear la danza de la salud inmunológica, incluyendo lo que se llama nuestra inmunidad *innata* o de acción rápida y nuestra inmunidad *adaptativa* o a largo plazo.[52]

Cuando las células inmunitarias de nuestros órganos liberan

citoquinas, estas son reconocidas por el nervio vago, que tiene conexiones con estos órganos. El nervio vago envía entonces una señal al cerebro para que influya en la liberación de neurotransmisores como la acetilcolina, la dopamina y la serotonina, influyendo en nuestro estado de ánimo y en nuestro comportamiento. De este modo, la actividad de los órganos y la liberación de citoquinas de las células inmunitarias de nuestros intestinos, corazón y pulmones pueden influir en nuestra función cerebral a través del nervio vago. Este es, pues, el sistema de comunicación bidireccional a través del cual nuestros órganos y nuestro cerebro están constantemente sincronizados entre sí, creando una red mente-cuerpo.

Entonces, ¿cómo integra exactamente el nervio vago los efectos de las terapias mente-cuerpo? Conocemos los componentes mentales (a veces llamados descendentes) de estas prácticas que influyen en nuestra atención y estado emocional. El nervio vago transmite esos cambios de señales cerebrales al cuerpo y puede, por ejemplo, indicarle que se relaje cuando la respuesta al miedo se amortigua (como se observa en la reducción de la activación de la amígdala). Pero también tenemos respuestas corporales (a veces llamadas *ascendentes*), como el movimiento y el estiramiento de los músculos y la modificación de la respiración, que afectan a la estimulación del nervio vago y transmiten esa información al cerebro. El estiramiento y la alteración de la respiración también afectan a nuestra actividad cerebral. El nervio vago, por tanto, es el integrador de la práctica mente-cuerpo, que vincula nuestras respuestas corporales y cerebrales para que estén sincronizadas. Esta conexión bidireccional se refleja en la figura 6.1.

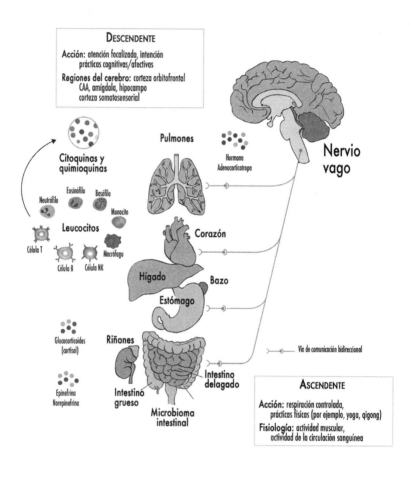

Figura 6.1. El nervio vago desempeña un papel en las terapias mente-cuerpo a través de su comunicación bidireccional con el cerebro y los órganos del cuerpo. La investigación actual sugiere que las terapias mente-cuerpo tienen efectos descendentes (relacionadas con la atención y la regulación de las emociones, que se reflejan en cambios en el cerebro) y efectos ascendentes (relacionados con los cambios en la respiración y el movimiento).

¿Qué tiene que ver el *qi* con todo esto?

¿Qué hay de los niveles espirituales y energéticos de la curación? ¿Y cuál es el papel del biocampo en la autocuración? Los mecanismos físicos de curación que exploramos en el nervio vago y el sistema inmunológico son fascinantes, pero dicen poco directamente sobre lo que las prácticas antiguas consideraban el papel central del *prana*, el *qi* o la fuerza vital en la promoción de la curación. ¿Esta llamada fuerza vital, o biocampo tiene realmente algo que ver con la curación? Si es así, ¿podemos trabajar con el biocampo para curarnos a nosotros mismos y, también, para curar a los demás?

¿Cuál es la mejor manera de responder a estas preguntas, respetando las prácticas tradicionales y, al mismo tiempo, manteniendo el rigor científico? ¿Podría el estudio del biocampo y la sanación energética permitirnos vislumbrar el poder del potencial de curación del ser humano, yendo incluso más allá del cerebro para descubrir cómo la conciencia de la energía sutil y la conexión espiritual pueden fomentar la curación tanto de los demás como de nosotros mismos? ¿Podemos trabajar directamente con el biocampo para ayudar a reducir el sufrimiento de manera global en las enfermedades crónicas, los trastornos mentales y el dolor?

Ir más allá de la investigación sobre la meditación

Durante mi formación en psicología clínica, fui testigo de primera mano de lo importante que es la necesidad de soluciones basadas en la evidencia y no dañinas para problemas como el cáncer, el dolor, el trastorno de estrés postraumático (TEPT) y otras dolencias. Ya hemos visto que los medicamentos, como los opiáceos, no son la respuesta para tratar el dolor crónico. De hecho, soluciones holísticas como la meditación y el yoga son ahora recomendadas por el Colegio Norteamericano de Médicos y otros como tratamientos de primera línea para tratar afecciones como el dolor lumbar crónico.[53]

Aunque las prácticas de autocuidado son extremadamente importantes para que nos hagamos cargo de nuestra salud y mantener una vida plena, a veces la vida nos lanza bolas con efecto y necesitamos apoyo. No es tan fácil aprender o emprender una nueva práctica de autocuidado cuando tenemos un dolor emocional o físico extremo. Son momentos en los que la curación a nivel emocional y energético –tan importante como el nivel físico– y la conexión curativa, o recibir un «impulso» curativo, pueden significar la diferencia entre la vida y la muerte, como vimos en el caso de Meera en el capítulo 1. En pocas palabras, cuando estamos en un estado de salud significativamente comprometida, tenemos mucha menos energía para llevar a cabo prácticas de autocuidado. Podemos necesitar a un profesional de la sanación para volver al camino de la curación.

Aunque disfruté de mi investigación inicial sobre la meditación mindfulness, me quedó claro que los líderes en este campo no iban a explorar los aspectos espirituales más profundos de la práctica, incluyendo las experiencias del biocampo. De hecho, parecía que todos bailábamos alrededor de este concepto de espiritualidad sin nombrar el biocampo en absoluto. Las experiencias energéticas y espirituales no se discutían en las prácticas de mindfulness adaptadas a Occidente, como la reducción del estrés basada en mindfulness y la terapia cognitiva basada en mindfulness (me he formado en ambas y las he utilizado con pacientes), aunque los participantes tenían estas experiencias. Cuando pregunté a mis colegas por qué decidíamos no hablar de las experiencias energéticas o espirituales relacionadas con las prácticas, ya sea en la enseñanza o en la investigación, me dijeron que se trataba de secularizarlas para que todo el mundo pudiera acceder a las prácticas. Esto es comprensible, ya que la ciencia ha estado oprimida por la religión. Sin embargo, en mi opinión, las limitaciones autoimpuestas por los científicos a la hora de examinar el panorama completo de estas prácticas espirituales ha hecho que el estudio y el impacto de las mismas estén en gran medida incompletos.

Si la discusión de los orígenes culturales y los conceptos de estas prácticas, incluyendo sus descripciones de los niveles de conciencia, era de poco interés para los científicos occidentales (en su mayoría hombres caucásicos de edad avanzada), explorar científicamente los conceptos del biocampo y la energía parecía aún más amenazante. Para algunos, era demasiado «extraño» (por ejemplo, un profesor de la Universidad de Arizona me dijo que el ayurveda y el biocampo eran «medicinas primitivas»). Otros investigadores simplemente se sentían demasiado incómodos explorando o discutiendo algo más allá de los cambios físicos en el cerebro. También les preocupaba su reputación, porque conceptos como el biocampo y la energía todavía se consideraban «fuera de lugar».

Sin embargo, no pude evitar sentir que no estábamos entendiendo la cuestión. No estábamos, como científicos occidentales, explorando los vínculos espirituales más profundos dentro de estas prácticas y el puente que unía la consciencia con la curación. Nos conformamos con estudiar los cambios cerebrales y atribuir los mecanismos de estas prácticas espirituales a los cambios cognitivos y corporales. Algunos investigadores nunca discutieron conceptos como la consciencia y cómo se relacionaba con los procesos de curación que veían en la práctica meditativa. El campo de estudio de la meditación a principios de los años 2000, por decirlo claramente, resultaba un poco vacío.

Decidí aplicar mi formación en psiconeuroinmunología e investigación clínica al estudio de la curación por biocampo, en particular, examinando si prácticas como el toque curativo y la imposición de manos podrían beneficiar a los pacientes que luchan contra el cáncer, el dolor, el TEPT y otros problemas. Esta era una forma de explorar los vínculos entre la conexión espiritual y la curación mental, física y emocional, a través del biocampo. También pensé que era necesario que nosotros, como científicos, estudiáramos estas prácticas de biocampo consagradas por el tiempo y no las descartáramos en particular para los pacientes que sufren de manera significativa. En pocas palabras, desde un punto de vista de la curación energética/ espiritual, los pacientes que padecen cantidades debilitantes de dolor, estrés postraumático y problemas de salud como el cáncer, a menudo están demasiado agotados para aprender y participar en programas de autocuidado como la meditación o el ejercicio. Necesitan una conexión con la presencia amorosa y un impulso de energía para ayudarles a superar el bache de su proceso de enfermedad y aumentar su capacidad para curarse a sí mismos. Esto es en gran medida lo que hacen los sanadores de biocampo, como aprenderemos en los próximos capítulos. Sospeché que, si podíamos entender mejor lo que hacían estos sanadores y cómo su trabajo con la energía y la presencia espiritual estaba fomentando la curación en los pacientes, podríamos descubrir los secretos más profundos de la curación, discutidos hace miles de años, y fomentar cómo vemos, experimentamos y nos curamos a nosotros mismos como seres espirituales que tienen una experiencia humana.

Mientras buscaba las respuestas a estas preguntas a través de mi propia investigación, me encontré con muchos más investigadores bien establecidos en sus campos de la neurociencia, la psiconeuroinmunología, la física y otras disciplinas que estaban interesados en responder a las mismas preguntas: ¿Cómo influye la consciencia en la curación? ¿Cómo afecta el biocampo en la curación y cómo se relaciona con nuestra capacidad de curar a los demás? Estos científicos solían llevar a cabo sus experimentos sobre la ciencia del biocampo y la curación de forma encubierta, mientras realizaban su trabajo principal, financiado por los NIH (National Institutes of Health). Pero su investigación sobre el biocampo era convincente y rigurosa. Para ser franca, los resultados que comunicaban, incluyendo la investigación de ensayos clínicos, la investigación con células y la investigación con modelos animales, eran sorprendentes porque nos ayudaban a entender que trabajar con nuestro campo energético puede contribuir a recuperarnos de una enfermedad, teniendo efectos incluso a nivel celular. Me preguntaba por qué la comunidad científica parecía hacer oídos sordos a esto.

En los próximos capítulos, te llevaré en mi viaje por la ciencia del biocampo y la curación, compartiendo los mejores hallazgos científicos hasta el momento y las historias de estos valientes científicos dedicados al descubrimiento de la conexión entre la consciencia y la curación. No obstante, también te invito a que leas con detenimiento cualquiera de las referencias a los estudios publicados y revisados por pares, en caso de que te preguntes si la ciencia de la curación por biocampo es real. En mi opinión, la investigación no ha hecho más que empezar. A pesar de los hallazgos increíblemente prometedores, hay que trabajar mucho en este campo. Pero los datos obtenidos hasta el momento son más que convincentes, y si leemos y escuchamos atentamente, tanto con el corazón como con la mente, lo que nos dicen los resultados, empezaremos a descubrir lo poderosos que son los seres humanos como sanadores, no solo de nosotros mismos, sino también de los demás.

7. ¿Podemos curarnos unos a otros? Las terapias de biocampo y la salud

Tras mi investigación inicial sobre la meditación y mis investigaciones sobre el reiki, decidí dedicar mi formación y mi carrera de investigación a explorar prácticas de curación mente-cuerpo y biocampo. La suerte quiso que, mientras estaba en la Universidad de Arizona, el Centro Nacional de Institutos de Salud (NIH) y el Centro Nacional de Medicina Complementaria y Alternativa (NCCAM; ahora llamado Centro Nacional de Salud Complementaria e Integrativa, o NCCIH) publicaran el primer (y único) anuncio de solicitudes para centros de investigación en ciencia de biocampo. Este anuncio supuso un gran avance para esta materia. Sin embargo, por desgracia, hasta la fecha de este escrito, las convocatorias de los NIH para propuestas para la investigación de la ciencia del biocampo y la curación han disminuido a prácticamente nada, en gran parte debido a la percepción de que este trabajo es todavía demasiado controvertido para la ciencia convencional. Después de un enorme esfuerzo por parte de Gary Schwartz y sus colegas y estudiantes, nos emocionamos al saber que a su laboratorio se le concedió uno de los centros. Parecía el lugar perfecto para llevar a cabo mi trabajo de doctorado, excepto por una cosa. Ninguno de los alumnos de Schwartz sería aceptado en el programa de psicología clínica de la Universidad de Arizona.

El trabajo de Schwartz era considerado controvertido por muchos en el mundo académico. Algunos de sus propios intereses de investigación estaban en el ámbito de la parapsicología, en particular, lo que él llamó la *supervivencia de la consciencia después de la muerte*. Mientras estaba en la universidad, el Departamento de Psicología Clínica le pidió que renunciara a persistir en este campo porque temían que su controvertida investigación les haría perder su acreditación. Como se negó a ello, dejó de formar parte del Departamento de Psicología Clínica, y aunque seguía siendo miembro del profesorado del Departamento, ninguno de sus estudiantes sería admitido en el programa de psicología clínica.

Esto supuso un dilema para mí. Yo deseaba ser psicóloga clínica, además de investigadora, y estaba planeando solicitar el traslado al programa clínico del departamento desde el Departamento de Psicología. Ya había sido admitida en otros programas de psicología clínica, incluido un prestigioso programa de doctorado en el que participaban la Universidad Estatal de San Diego (SDSU) y la Universidad de California-San Diego (UCSD), considerado uno de los mejores del país, con científicos de primera línea en psiconeuroinmunología (PNI). Al mismo tiempo, tenía la oportunidad de quedarme y ayudar a impulsar la investigación innovadora en la curación por biocampo, pero me costaría la oportunidad de trabajar con pacientes como psicóloga clínica.

Dar el salto

Terminé siguiendo mi corazón clínico y aceptando el aplazamiento en el programa de doctorado conjunto SDSU/UCSD en psicología clínica para estudiar allí. Pero antes de hacerlo, llamé a mi futuro mentor en la UCSD, Paul Mills, un investigador líder en PNI en ese momento que estaba haciendo un trabajo bastante importante sobre las enfermedades cardiovasculares y el ejercicio. Sabía, por haber hablado con él durante mis entrevistas en la UCSD, que tenía un profundo interés en la investigación de la meditación y que, de hecho, se había doctorado en neurociencia en la Universidad Internacional Maharishi, donde realizó su estudio doctoral sobre los efectos de la meditación en las influencias hormonales de la salud del corazón. Sentí que, aunque había adoptado un enfoque bastante convencional en su investigación hasta ese momento, tenía una rica vida espiritual. Esperaba que entendiera mis pasiones y apoyara mi crecimiento como investigadora en la ciencia del biocampo.

En este programa de doctorado, como en muchos otros, se sabía que los estudiantes simplemente retomaban el trabajo de sus mentores, examinaban determinados datos proporcionados por su tutor para usarlos en su tesis y se financiaban con parte de la enorme subvención de los NIH que su mentor había recibido. De este modo, los estudiantes no tenían que dedicar demasiado tiempo a conseguir su propia subvención y hacer su propio estudio, y podían graduarse más rápidamente. En general, los estudiantes de posgrado de este programa no daban un golpe de timón tratando de realizar su propio ensayo clínico, y mucho menos se dedicaban a investigar algo fuera de lo común. Demasiada innovación, a pesar de lo que dicen muchas agencias que conceden subvenciones, es un suicidio profesional en el mundo académico para un investigador en desarrollo.

Sin embargo, yo quería hacer un estudio propio sobre la curación por biocampo, lo que significaba de alguna manera, como científica novata, obtener mi propia subvención para apoyar la investigación en lo que todavía se consideraba un área controvertida. Para tener éxito, necesitaba un mentor que me permitiera seguir adelante con este trabajo, y que no tratara de convencerme de que no lo hiciera.

Tras unos breves intercambios con Paul por teléfono, fui al grano y le solté: «Quiero hacer un estudio sobre la curación energética para mi tesis. Si voy allí, ¿me apoyarás para hacerlo?». Con su típica frialdad y cariño (fue un mentor increíble y ahora es un querido amigo y colega), tomó aire, espiró y dijo: «Sí. Sí, creo que podemos hacerlo».

¿Es la curación de biocampo un placebo? El viaje del ensayo aleatorio controlado con placebo

El resto es historia (bueno, mi historia). En resumen, con la orientación, la tutoría y el apoyo de Paul y un excelente programa de investigación y formación clínica, solicité y recibí una subvención de los Institutos Nacionales de Salud (NIH) para realizar el primer (y, lamentablemente, el único) ensayo clínico sobre la curación por biocampo en la UCSD. Examiné a través de un ensayo clínico aleatorizado (ECA) controlado con placebo si la curación energética disminuiría la fatiga y mejoraría la función hormonal en supervivientes de cáncer de mama y, en caso afirmativo, si los efectos podrían atribuirse a factores placebo.

No siempre fue fácil, y Paul a menudo tuvo que dar la cara por mí. Una vez me habló de una reunión crucial que tuvo lugar en el

Centro de Investigación Clínica General de la UCSD, donde se iba a realizar el estudio. Aunque había conseguido una subvención de los NIH y había obtenido la aprobación ética para el estudio, el grupo de revisión del Centro de Investigación Clínica General tenía que estar de acuerdo en que el estudio se realizara allí, o no se llevaría a cabo. Paul escuchó a varios miembros del grupo burlarse del «abracadabra» de la curación energética y de que, al no ser «real», el estudio propuesto no tenía sentido. Al cabo de un rato, respondió de forma ecuánime: «Dado que muchos pacientes de cáncer utilizan estas terapias, ¿no tenemos la obligación de investigarlas para ver si funcionan o no e informarles?». Su declaración fue el factor decisivo. Obtuvimos el permiso para seguir adelante.

Había diseñado el estudio para abordar lo que todo el mundo consideraba entonces la pregunta del millón: ¿la curación por energía/biocampo es real o solo un placebo? Había investigado, como compartí en el capítulo 5, el poder del placebo. Ciertamente, los elementos del placebo, (expectativas, condicionamiento, relación y ritual), desempeñan un papel en cualquier curación, y esos elementos estaban presentes en la curación por energía/biocampo. ¿Podría la curación energética atribuirse simplemente a un efecto placebo magnificado? Me moría de ganas de averiguarlo.

Fatiga relacionada con el cáncer: ¿es la curación por biocampo una solución

Una cosa era segura: teníamos que averiguar qué podíamos hacer por las supervivientes de cáncer de mama que padecían agotamiento, porque estaban pasando por un sufrimiento innecesario sin opciones claras de alivio. Lo más probable es que tú o alguien cercano se haya visto afectado por el cáncer. Si es así, probablemente sepas de primera mano lo incapacitante que es la fatiga para los pacientes de cáncer. Ciertamente lo es en el caso de los que reciben quimioterapia y radiación, pues son un 80 %-90 % los que se ven afectados por ella.[1] Lo que podíamos llegar a pasar por alto era que más de un tercio de los supervivientes de cáncer, aunque no estén recibiendo tratamiento activo, siguen sufriendo una fatiga debilitante, incluso hasta diez años después.[2] Esta fatiga impide a estos supervivientes funcionar bien. No cuentan con energía suficiente para hacer cosas básicas como cocinar, pasar tiempo con la familia o hacer ejercicio, incluso si antes estaban acostumbrados a hacerlo.

Todavía se sabe poco sobre cómo tratar adecuadamente esta fatiga relacionada con el cáncer. De hecho, cuando se corrió la voz sobre mi investigación, recibí llamadas al azar de supervivientes de cáncer de todo el país que querían darme las gracias por realizar un estudio para ayudar a averiguar qué podían hacer para disminuir su fatiga relacionada con el cáncer. «Mi médico no sabe qué hacer por mí, salvo darme un antidepresivo –me dijo una paciente–. Pero yo no tengo depresión. Simplemente estoy muy cansada. Me alegro mucho de que intente averiguar cómo podemos aliviar este cansancio».

Está claro que la medicina alopática moderna y la ciencia aún no tienen todas las respuestas cuando se trata de la fatiga relacionada con el cáncer. Entendíamos que había elevaciones en los marcadores inflamatorios y desregulación hormonal en estas pacientes. Pero nadie parecía capaz de encontrar un medicamento que solucionara el problema sin causar otros efectos adversos a estas supervivientes de cáncer, muchas de las cuales seguían tomando medicamentos de terapia hormonal como el tamoxifeno.

Pero desde el punto de vista de la sanación por biocampo y la medicina holística, las explicaciones eran bastante sencillas. Estas pacientes con cáncer estaban agotadas. Las consecuencias físicas, psicológicas y sociales de tener cáncer y pasar por el tratamiento habían agotado sus reservas de energía. Desde el punto de vista de un profesional de la sanación, era probable que estas supervivientes fatigadas siguiesen aferradas, involuntariamente, a elementos que ya no necesitaban en su biocampo, ya fueran residuos del tratamiento de quimioterapia, ansiedad psicológica u otros problemas. Su energía vital, *prana* o *chi* estaba en un punto bajo. Mi idea era que la curación por biocampo les ayudaría a reponer su propia fuerza de energía vital.

Cómo funciona la curación: lo que dicen los profesionales

¿Cómo podría un profesional de la sanación de biocampo ayudar a una paciente de cáncer con fatiga? A partir de mi propio trabajo y de conversaciones con profesionales de la sanación, me di cuenta de que había algunos puntos en común entre la forma en que los sanadores concebían el proceso de sanación y lo que creían que estaban haciendo. En primer lugar, todos decían lo mismo: *ellos* no eran los que sanaban (a algunos, francamente, no les gusta que los llamen «sanadores», prefieren que se les llame «facilitadores de la curación» para disipar el mito de que son seres especiales con poderes especiales que no están al alcance de todos). Los profesionales de la sanación dicen que simplemente facilitan un proceso para que el paciente pueda ayudarse a sí mismo a curarse. Los profesionales de la sanación dicen que su trabajo es ayudar a la persona a realinearse con su espíritu o alma fomentando la limpieza de cualquier energía estancada en su biocampo. Creen que este estancamiento impide que la persona acceda a su propia fuerza energética vital (la idea de patrones de biocampo que pueden informar o impedir la curación no es diferente del concepto de *samskaras*, o formaciones mentales, en las tradiciones espirituales orientales). Los profesionales de la sanación también suelen realizar prácticas de expansión de la consciencia para prepararse para la curación, lo que podría considerarse un proceso de meditación.

¿Qué aspecto tiene generalmente esa práctica de preparación para un sanador? A continuación señalo algunas de las cosas que casi todos los sanadores con los que he hablado hacen para prepararse antes de realizar un trabajo de curación.

Conexión con la Tierra y centrarse

En general, antes de iniciar una sesión los sanadores toman consciencia de sus cuerpos y se conectan con la Tierra y con sus guías espirituales (en la tercera parte hablaremos de varias formas de hacer esto por ti mismo, ya que estos poderosos enfoques también ayudan a la autocuración). Ello les permite abrirse a una Consciencia más grande que su yo condicionado (que pueden llamar Consciencia universal, Espíritu, Dios o naturaleza) para permitir que la curación se produzca a través de ellos. Aunque se centren en técnicas concretas, los profesionales de la sanación entienden que la energía que fluye a través de ellos para la curación no es la suya propia, sino la energía divina. Las personas sanadoras se abren a este flujo divino de energía para fomentar la curación en el paciente.

Conectando y obteniendo permiso

Antes de tocar a los pacientes, los profesionales de la sanación se aseguran de conectar con su propia Fuente tanto a nivel espiritual como físico. ¿Qué significa esto? Primero, por supuesto, piden permiso verbalmente a los pacientes para trabajar con ellos y solo lo hacen con un permiso verbal explícito. Pero también piden que el alma, el espíritu o los seres superiores de los pacientes participen en la curación. Asimismo pueden invitar a los guías espirituales o antepasados de los pacientes que deseen estar presentes para ayudar o ser testigos de la curación.

Establecer la intención, la atención y la voluntad para fomentar la curación

Antes de que los profesionales de la sanación comiencen su trabajo, establecen intenciones claras para la sanación. A menudo, le piden a la Divinidad que la curación sea para el mejor y más elevado bien de los pacientes o para que fomente la realineación de los pacientes con sus seres superiores. Los practicantes también fijan su atención en los biocampos de los pacientes y a menudo utilizan las manos o los ojos para percibir su flujo de energía y los posibles bloqueos en sus biocampos (este proceso suele denominarse exploración). Por último, pueden utilizar técnicas específicas para mover voluntariamente la energía dentro y alrededor del cuerpo, a fin de eliminar patrones atascados y estimular el flujo de energía en cualquier lugar en el que perciban bloqueos.

Estos son los pasos comunes que los profesionales de la sanación de todas las tradiciones siguen para prepararse para sanar a sus pacientes. A partir de ahí, los protocolos y las técnicas pueden variar entre las distintas tradiciones curativas. Pero más allá de este proceso de preparación (conectar con la Tierra, pedir permiso, sintonizar con los biocampos de los pacientes y establecer una intención de trabajar voluntariamente con la energía para fomentar la curación), ¿había alguna técnica específica para tratar la fatiga relacionada con el cáncer?

Acudí a mi maestra de sanación, la reverenda Rosalyn Bruyere, para averiguarlo. Rosalyn es una sanadora de gran prestigio, considerada por muchos la «abuela de la sanación», conocida por sus éxitos, a menudo milagrosos, con los pacientes, incluidos los enfermos de cáncer. Sus técnicas se han integrado en las escuelas de sanación de biocampo, como el toque curativo y el toque terapéutico. La conocí cuando enseñaba a sanar a médicos del Centro de Medicina Integral de Andrew Weil en la Universidad de Arizona. Además de enseñar a los profesionales de la medicina a sanar, Rosalyn ha colaborado en la investigación sobre la sanación desde la década de 1970. Fue coinvestigadora en el estudio de biocampos con Valerie Hunt en la Universidad de California-Los Ángeles (UCLA) y colaboró en una investigación con Elmer Green y otros investigadores pioneros en biocampos. Le pregunté si quería colaborar conmigo en mi estudio. Aunque no estaba entusiasmada con el diseño de la investigación controlada por placebo, aceptó asesorar sobre el enfoque curativo y asegurarse de que los sanadores del estudio utilizaban el enfoque de forma adecuada. Sugirió que usáramos un proceso general llamado quelación. No se refería a la quelación física, sino a la quelación energética, en la que los pacientes, completamente vestidos, se tumbaban en una mesa de masaje y eran tocados ligeramente por los sanadores. Los practicantes no les daban un masaje ni utilizaban puntos de acupresión específicos, se limitaban a imponer las manos a los pacientes, empezando por los pies y subiendo por todo el cuerpo hasta la cabeza, siguiendo un patrón específico.

Durante la imposición de manos, especialmente en los pies y las piernas de los pacientes, los sanadores se centraban en «llegar al hueso». Rosalyn describió esto como sentir todo el cuerpo, hasta el hueso, para «estimular el *chi* de la médula ósea». Y también debían mover la energía a través del cuerpo detectando equilibrios y desequilibrios en el biocampo del paciente y creando energéticamente un «flujo» en su biocampo, donde la energía estaba bloqueada. Esta práctica ayudaba a liberar cualquier energía atascada y a extraer cualquier toxicidad residual.

¿Qué? ¿Entrar en el hueso? ¿Cómo podían los practicantes colocar sus manos en las piernas de sus pacientes y sentir hasta el hueso, estimulando el «*chi* de la médula ósea»? Habiendo tenido algunas de mis propias experiencias con la curación y entendiendo lo que las filosofías antiguas y los sistemas médicos decían sobre los componentes energéticos curativos, tenía alguna idea de lo que estaba diciendo, pero mi mente científica seguía cavilando. ¿Éramos realmente «seres energéticos» que respondían a este tipo de curación de biocampo? ¿Cómo sabíamos que estos rituales de curación –incluyendo las creencias y expectativas de los propios practicantes de la curación– no eran solo formas elaboradas de provocar excelentes respuestas placebo en los pacientes? Ciertamente, muchos de mis colegas científicos estaban convencidos de que la curación por biocampo era todo placebo, que no era real. No basaban sus opiniones en los datos, sino solo en sus suposiciones. ¿Cómo podíamos estar seguros?

No podía dejar de lado la candente pregunta del millón sobre si la curación por biocampo era simplemente un placebo. Quería descubrir la verdad por mí misma y pensé que esto sería un comienzo; estaba bastante segura de que encontraría algo de valor para estas supervivientes de cáncer con este estudio. ¿Podría ser que programar un descanso dos veces a la semana y ser tocada por un practicante amable aportase beneficios para la salud de estas mujeres? ¿Podría la curación por energía/biocampo ofrecer algo más útil que las respuestas placebo positivas de las expectativas de curación, los entornos terapéuticos propicios y la relajación? De ser así, ¿cómo funcionaría? Decidí organizar el estudio para abordar cuidadosamente cada elemento del placebo a fin de ayudar a determinar la respuesta.

Pedimos a supervivientes de cáncer de mama fatigadas que habían terminado su tratamiento hacía entre seis meses y diez años (ya fuera quimioterapia, radiación o cirugía), pero que seguían sufriendo altos niveles de fatiga que formaran parte del estudio. Queríamos ver si la curación por biocampo reduciría su cansancio y si los elementos placebo, como las expectativas, el toque curativo y el descanso, podrían impulsar los efectos. La mayoría de los ECA incluyen al menos dos grupos, pero el mío incluía tres. Las mujeres del grupo de control de la lista de espera no fueron sometidas a ningún tratamiento adicional, sino que siguieron con sus terapias habituales. Se les dijo que al final del estudio podrían recibir sesiones de curación como agradecimiento por su participación (de ahí la lista de espera). Otro grupo recibió curación de biocampo (que llamamos sanación práctica) de profesionales de la curación capacitada (eran todas mujeres), que contaban con al menos cuatro años de experiencia trabajando con pacientes, muchos de ellos enfermos de cáncer. Realizaron la quelación exactamente como Rosalyn nos había enseñado, durante una hora por sesión, dos veces a la semana, durante cuatro semanas, con un total de ocho sesiones.

Además, un grupo de control con placebo o de «curación simulada» solo experimentó los efectos del toque, el descanso y la interacción terapéutica que las pacientes de biocampo tenían con las profesionales. De este modo, podíamos ver si la eficacia de las sanadoras de la energía podía explicarse mejor por estos elementos placebo, que miembros del grupo de control placebo también experimentarían, sin la curación energética. Para los simulacros de curación, seleccioné a mujeres científicas sanas que coincidían con las practicantes de curación por edad y sexo (como ya hemos dicho, las practicantes de curación eran todas mujeres). Estas científicas que realizaban el simulacro de curación no tenían experiencia en dar o recibir curaciones energéticas, y no practicaban meditación, qigong o yoga. No creían realmente en la curación energética, pero no se oponían fervientemente a la idea. Eran verdaderas escépticas. Les enseñé las posiciones de las manos que utilizaban las sanadoras para que la secuencia de los toques y el tiempo fueran exactamente los mismos. También les dije que no tuvieran la intención de curar a sus pacientes, sino que se limitaran a tocarlas suavemente y a dedicar tiempo durante la sesión, pensando en sus proyectos científicos, en sus trabajos y en las tareas que tenían que hacer. Para un observador externo, parecería que las falsas sanadoras y las auténticas estuvieran aplicando las mismas técnicas.

¿Cuál es la diferencia entre un sanador auténtico y uno falso?

Sin embargo, muchas sanadoras de biocampo se mostraron contrarias a este diseño de estudio. Explicaron que el biocampo no es algo a lo que solo un sanador tiene acceso, sino que todo el mundo tiene un biocampo y, por lo tanto, un estudio nunca puede controlar el biocampo en sí mismo: «La corriente de energía fluye desde un potencial más elevado a uno inferior o, en este caso, desde un organismo sano a otro insano –explicó Rosalyn (ingeniera eléctrica antes de dedicarse a la sanación a tiempo completo)–.[3] Por lo tanto, tu estudio no está controlando realmente la "energía" frente a la "sin energía". No es que las falsas sanadoras no tengan un biocampo. Si están sanas y la superviviente de cáncer no, y la están tocando durante una hora, la corriente irá de la falsa sanadora a la paciente, incluso si no está entrenada para curar. Se trata de principios básicos del flujo de energía».

Entendí lo que estaba diciendo y recordé mis discusiones con los investigadores de reiki de la Universidad de Arizona, que opinaban lo mismo sobre los diseños controlados con placebo para sus investigaciones, argumentando que un grupo placebo no controla la energía o el biocampo. Además muchos científicos también han argumentado que los ECA no tienen los mejores diseños para entender la curación holística, ya sea la curación por biocampo, la acupuntura, la meditación o incluso el yoga, y estos puntos son válidos.[4] Por ejemplo, los ECA a menudo no se generalizan a la población normal porque los criterios de inclusión son estrictos, por lo que muchos pacientes quedan excluidos si tienen comorbilidades o múltiples afecciones. Sin embargo, en la realidad la mayoría de los pacientes tienen más de un problema de salud, por lo que ese tipo de personas no están representadas en los ECA.

Los tratamientos en los ECA no suelen reflejar cómo se trata a los pacientes en el mundo real. Por ejemplo, yo elegí centrarme en una sola técnica de curación y estudiarla, e hice que todas las practicantes y pacientes hicieran las sesiones en silencio para minimizar los efectos de la conexión verbal, que podría ser terapéutica en sí misma. Me aseguré de que todas las sesiones fueran en la misma sala de una clínica universitaria. Sin embargo, en la realidad, las sesiones de curación se llevan a cabo con practicantes que tienen libertad para utilizar diferentes técnicas durante la sesión según consideren oportuno, que hablan con sus pacientes según consideren oportuno, y que pueden poner música o tener una sala más propicia para la relajación que una clínica universitaria muy concurrida. Todos estos elementos pueden tener un beneficio terapéutico para los pacientes. Sin embargo, si nos interesaba saber si la curación por biocampo era mejor que un placebo, teníamos que hacer un estudio controlado, manteniendo las demás condiciones iguales (como la sala, la naturaleza de la interacción y la técnica de curación) para responder a la pregunta.

Supuse que, aunque el grupo de control del placebo no controlaba el biocampo en sí, sí controlaba la experiencia con la curación, la intención y la técnica. Las profesionales de la sanación trabajaban con un marco de consciencia, un nivel de experiencia y una técnica diferentes a los de las científicas escépticas a las que se les dijo que solo «tocaran y desconectaran». Según las explicaciones de las profesionales de la sanación, además de la técnica de quelación, que les permitía sentir hasta el hueso y estimular el *chi* de la médula ósea, estaban participando en un proceso autogenerado de expansión de la consciencia para poder ayudar a aumentar el proceso de curación de las pacientes y dirigiendo voluntariamente su atención e intención a fomentar su curación percibiendo sus biocampos y trabajando con ellos. Así que, esencialmente, más allá del placebo, estábamos probando los efectos del proceso de curación por biocampo: la intención curativa y el compromiso voluntario con el biocampo para fomentar ese resultado, con la ventaja de años de entrenamiento en la técnica específicamente dirigida a la fatiga relacionada con el cáncer.

Dado que las pacientes no debían saber si estaban asignadas a las profesionales auténticas de la sanación o a las científicas que simulaban ser sanadoras profesionales, les dijimos que les habíamos incluido en un grupo de tratamiento (no el grupo de control) y que recibirían sesiones de sanación energética o solo de toque (la sanación simulada). Les explicamos que no les diríamos en cuál de los dos grupos estaban hasta que concluyera el estudio. Para asegurarnos de que sus expectativas de mejora fueran similares, les dijimos que ambos tipos de tratamiento habían demostrado tener efectos beneficiosos en el sentido de que fomentaban la relajación. También me aseguré de que todas las sesiones de tratamiento se llevaran a cabo en silencio, ya que no quería que hubiera diferencias entre los grupos en relación con lo que terapeuta y paciente pudieran hablar o sus interacciones terapéuticas.

Sin embargo, no podía detenerme ahí. Estaba relativamente obsesionada con saber si las percepciones continuas de las pacientes sobre el beneficio del tratamiento estaban dando forma a sus respuestas al mismo. Así que, después de cada sesión de tratamiento, tanto si las pacientes estaban en el grupo de curación por energía como en el de solo contacto, les hice responder un cuestionario en el que se les hacían preguntas específicas: ¿Creían que estaban recibiendo curación energética o solo tacto? ¿Sentían que el tratamiento las estaba ayudando con su inmunidad y bienestar? ¿Eran amables sus terapeutas? ¿En qué medida se sintieron conectadas con sus profesionales de la sanación? Las calificaron en una escala de uno a cinco. También pedí a todas las sanadoras, auténticas y falsas, que respondieran a preguntas después de cada sesión, incluyendo: ¿En qué se concentraban durante la hora de silencio en la que tocaban a sus pacientes? ¿Cómo se sintieron de conectadas con sus pacientes? ¿En qué medida sentían que lo que hacían ayudaba a sus pacientes? Puse todas estas variables en mi análisis de datos para ver si podían explicar los resultados.

Un descubrimiento sorprendente

Algunos de mis resultados eran en cierto modo predecibles y otros fueron sorprendentes. En primer lugar, nuestro «cegamiento» fue exitoso: resultó que las participantes no podían adivinar a qué grupo se les había asignado (curación energética o solo toque). (La mayoría pensó que estaba en el grupo de curación por biocampo. Las mujeres de los grupos de sanación energética y de los grupos de simulacro dijeron que experimentaron conexión con sus terapeutas y que sentían que sus tratamientos las ayudaban.

Lo que más me sorprendió fue la eficacia del tratamiento. Estas supervivientes de cáncer de mama fueron seleccionadas porque padecían altos niveles de fatiga que no habían desaparecido ni siquiera después de haber finalizado sus tratamientos médicos; algunas de ellas llevaban sufriendo esa fatiga desde hacía diez años. Sin embargo, en comparación con los miembros del grupo de control de la lista de espera, que siguieron con sus vidas y tratamientos como de costumbre, los niveles de fatiga de las mujeres del grupo de curación descendieron hasta lo que cabría esperar de una persona normal que camina por la calle: su fatiga remitió hasta niveles completamente normales en el plazo de un mes, tras solo ocho sesiones de curación de una hora.[5] Esto no solo supuso un efecto estadísticamente significativo, sino también un efecto clínico muy importante (Figura 7.1).

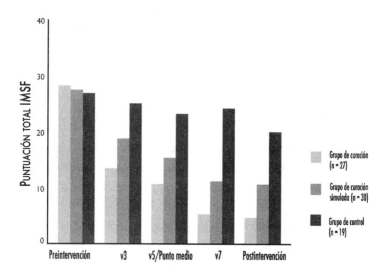

Figura 7.1 Cambios en la fatiga mediante el inventario multidimensional de síntomas de fatiga (IMSF) para supervivientes de cáncer de mama durante el estudio de cuatro semanas para los tres grupos. v = visita, con ocho sesiones de una hora (visitas) completadas durante un período de cuatro semanas. El grupo de curación (barra blanca) mostró una disminución significativa y constante de la fatiga ($p < 0{,}0005$; d de Cohen = 1,04) durante el período de cuatro semanas, en comparación con el grupo de control de la lista de espera (barra gris oscura). El grupo de curación simulada (barra gris claro) también mostró una disminución significativa de la fatiga durante el período de cuatro semanas ($p = 0{,}02$, d de Cohen = 0,68) en comparación con el grupo de control de la lista de espera. También hubo diferencias significativas en la fatiga general entre el grupo de curación por biocampo y el grupo tratado con las falsas sanadoras; el primero mostró una mayor disminución de la fatiga general en comparación con el segundo ($p = 0{,}03$, no mostrado). La publicación científica completa se encuentra en la revista *Cancer*.

¿Qué pasó con las mujeres del grupo de control con placebo? Su fatiga también disminuyó significativamente, en comparación con las mujeres del grupo de control de la lista de espera, pero no tanto como la de las del grupo de curación energética. También hubo una diferencia estadísticamente significativa en la fatiga general entre los grupos de curación energética y los de curación simulada, mostrando el grupo de curación energética una mayor disminución. Sin embargo, en comparación con las pacientes del grupo de control de la lista de espera, que no recibieron ningún tratamiento, los niveles de fatiga de las mujeres del grupo que recibió solo el contacto se redujeron a lo que se esperaría de un paciente con cáncer a punto de someterse a quimioterapia. Esto sugiere que elementos como las interacciones positivas en un entorno de apoyo, el descanso y el contacto eran definitivamente importantes, pero no contaban toda la historia.

¿Qué ocurrió con factores placebo como la creencia? Una de las partes sorprendentes e importantes del estudio fue que la creencia de las pacientes de que estaban recibiendo curación fue lo que mejoró su calidad de vida. Es decir, tanto si las pacientes estaban siendo tratadas como si solo recibían toque curativo, si creían que estaban recibiendo curación, era más probable que informaran de mejoras en su calidad de vida. Sin embargo, la creencia no predijo la fatiga ni ninguna otra cosa. Aunque vimos una tendencia interesante para una interacción de tres vías, en la que parecía que las mujeres del grupo de curación que creían que recibían tratamiento sanador veían el mayor beneficio, no teníamos suficientes sujetos en el estudio para probar la significación estadística. Sin embargo, comparto esos datos en la figura 7.2 para mostrar lo poderosa que puede ser la creencia. Si las pacientes no creían que recibían un tratamiento curativo, aunque realmente estuvieran siendo tratadas

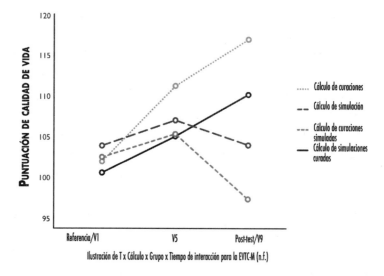

Figura 7.2. Datos sobre los cambios en las puntuaciones de la calidad de vida (utilizando la Evaluación Funcional de las Terapias contra el Cáncer de mama-Escala de Calidad de Vida) a lo largo del período de estudio de cuatro semanas, según el grupo y la creencia en el tratamiento. La creencia de recibir curación predijo significativamente las puntuaciones de calidad de vida, independientemente de si las personas estaban en el grupo de curación o en el de simulación de curación (p = 0,04). Esta figura muestra los patrones de creencia y los cambios en la calidad de vida separados por grupos (curación frente a simulación de curación). Aunque parece que las mujeres que recibieron la curación y creyeron que la estaban recibiendo aumentaron más sus puntuaciones en calidad de vida, esta tendencia no fue estadísticamente significativa en nuestro estudio.

por las auténticas sanadoras energéticas, no informaron de ningún cambio en su calidad de vida. Por el contrario, las que recibían tratamiento por biocampo y creían que en efecto era curativo parecían reportar los mayores cambios en su calidad de vida. Esto nos muestra lo poderosa que puede ser la puerta de la creencia para la curación.

Sin embargo, el resultado más alucinante lo obtuvimos al analizar la fisiología. Medimos los ritmos diarios de cortisol en estas mujeres. Aunque probablemente hayas oído hablar del cortisol como la «hormona del estrés», este tiene una serie de funciones en el cuerpo, y como la mayoría de las hormonas, sigue un ritmo natural. El cortisol suele alcanzar un pico unos treinta minutos después de despertarnos y luego disminuye de forma constante a lo largo del día. Por lo general, cuando medimos el cortisol a lo largo del tiempo, vemos una bonita pendiente o disminución de los niveles de cortisol a lo largo del día.

El ritmo del cortisol es importante porque regula la inflamación en el cuerpo.[6] Se ha descubierto que las supervivientes de cáncer de mama fatigadas y deprimidas tienen ritmos de cortisol diurnos más planos.[7] Esto significa que su nivel de cortisol no disminuye

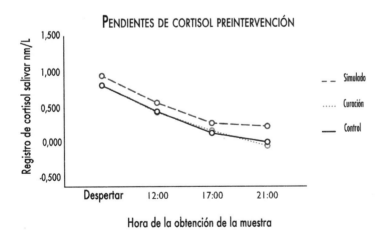

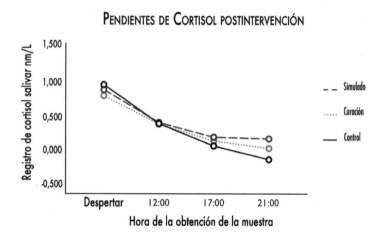

Figura 7.3. Pendientes de los cambios de cortisol a lo largo del día en la preinter-vención (antes de que se administraran los tratamientos) y en la postintervención (cuatro semanas después, tras la administración de ocho tratamientos). El grupo de curación energética mostró mayores cambios en la variabilidad del cortisol (indexados por pendientes más pronunciadas) durante el período de cuatro semanas en comparación con el grupo de control de la lista de espera y el grupo de curación simulada ($p < 0,04$ en ambos casos). Todos los detalles de la captura de cortisol y el análisis de los datos se encuentran en el artículo publicado.

tanto durante el día. A veces, los niveles de cortisol suben y bajan, y otras veces son simplemente planos, pero no presentan ese descenso constante que queremos ver y que muestra la regulación del cuerpo de la hormona. Esta falta de variabilidad del cortisol, como se denomina, parece importante desde el punto de vista clínico: los ritmos de cortisol más planos se han relacionado con un aumento de la inflamación, y las pendientes de cortisol planas se han relacionado con un mayor riesgo de muerte en las supervivientes de cáncer de mama.[8] Por lo tanto, para nuestro estudio, los ritmos de cortisol parecían un biomarcador importante que observar. Nos interesaba saber lo siguiente: si el tratamiento por biocampo redujera la fatiga, ¿cambiaría también la regulación del cortisol?

Efectivamente, encontramos una normalización de los ritmos de cortisol a lo largo del tiempo, ¡pero solo en las mujeres del grupo de curación energética! Las del grupo de solo contacto y las del grupo de control de la lista de espera no mostraron ningún cambio. Cuando comparamos a las mujeres del grupo de curación por biocampo con las del grupo de curación simulada y las del grupo control, sus resultados fueron significativamente diferentes. A continuación, introduje otras variables que podrían explicar los efectos, como el índice de masa corporal (IMC), la quimioterapia previa y otras variables clínicas que podrían afectar a los ritmos del cortisol. Aunque el estudio fue aleatorizado para tratar de mantener esas variables «iguales» entre los grupos, ¿podrían dichas variables explicar los resultados? ¿Podría la creencia en la curación o la conexión con el profesional predecir estos resultados?

Ninguna otra variable predijo este cambio en los ritmos de cortisol. Los datos básicamente me dijeron que la sanación por biocampo estaba afectando de manera única la fatiga de estas mujeres no solo psicológica o cognitivamente, sino también a nivel hormonal. Pero ¿cómo? No tenía ni idea. ¿Por qué mecanismo esta curación por biocamlpo afectaba a las células? ¿Había otros estudios que mostraran efectos parecidos de curación de campo en la función hormonal o en la inmunidad o mi estudio era una «casualidad»?

Encontrar una comunidad de científicos de biocampo

Publiqué el estudio en una revista científica de gran prestigio, muy leída por los oncólogos, llamada *Cancer*. Cuando comencé a presentar mis datos en conferencias científicas y sanitarias nacionales, empecé a conocer mejor el trabajo de varios investigadores de alto nivel que también estudiaban a los sanadores de biocampo, aunque no necesariamente lo publicitaban entre sus colegas académicos convencionales. También empecé a comprender lo difícil que era para estos investigadores, muchos de los cuales eran profesores titulares en universidades y centros médicos de gran prestigio, conseguir financiación para sus investigaciones en ciencia de biocampo o incluso publicar sus estudios.

Por ejemplo, en la misma época en que yo realizaba mi estudio, Susan Lutgendorf, profesora del Departamento de Ciencias Psicológicas y del Cerebro, Obstetricia y Ginecología, y Urología en la Universidad de Iowa, llevaba a cabo un estudio sobre un enfoque de sanación de biocampo llamado Healing Touch (toque curativo) para pacientes con cáncer de ovario y de cuello de útero que recibían quimioterapia y radiación. También realizaba un ECA de tres grupos, pero no estaba controlado con placebo y con falsos sanadores. En cambio, su estudio comparó el toque curativo con otra intervención activa, la relajación, que también se cree que tiene efectos beneficiosos. Asignó aleatoriamente a las pacientes a recibir toque curativo, relajación o la atención habitual durante seis semanas mientras recibían quimioterapia y radiación.

Descubrió que las mujeres del grupo de toque curativo tenían una depresión significativamente menor, mientras que no fue el caso de las mujeres que recibieron tratamiento de relajación o la atención habitual. Además, como en mi estudio, también encontró un efecto único del toque curativo en la fisiología de las pacientes. Observó que solo las pacientes del grupo del toque curativo mantuvieron su función de células citotóxicas naturales durante la quimiorradiación. Las células citotóxicas naturales del sistema inmunitario no solo matan las células con virus, sino que también ayudan a combatir el cáncer. En las pacientes de los grupos de tratamiento de relajación y de atención habitual, la función de estas células disminuyó como se esperaba durante la quimiorradiación, cuando la inmunidad se ve a veces comprometida. Pero las pacientes del grupo de toque curativo fueron capaces de soslayar este declive de la inmunidad durante la quimiorradiación al mantener la función de sus células citotóxicas naturales.

Estos resultados, como los míos, eran sorprendentes. Se trataba de *terapias energéticas, no de medicamentos*, y, sin embargo, estaban teniendo efecto en las células inmunitarias de estas pacientes. La curación por biocampo no solo era eficaz para aliviar el sufrimiento de las pacientes y supervivientes de cáncer, ya que disminuía sustancialmente la depresión y la fatiga, sino que también producía cambios únicos en sus hormonas y en su función inmunitaria. Los resultados de estos estudios sugieren que esto no se debía a una relajación inespecífica o a un efecto placebo, ya que, de ser así, las mujeres del grupo de tratamiento de relajación de Lutgendorf y las de mi grupo de curación simulada habrían mostrado cambios en sus marcadores hormonales e inmunológicos. Pero no lo hicieron. Entonces, ¿qué estaba pasando? ¿Cómo es que la curación de biocampo provocaba estos cambios en los cuerpos de las mujeres?

Comencé a hablar con Lutgendorf y otros colegas sobre su trabajo y me di cuenta de que había aún más investigaciones en curso de las que yo no estaba enterada, porque no se hablaba de ello y se dejaba de lado o se ignoraba incluso cuando se presentaba en conferencias. A pesar de sus descubrimientos innovadores y del hecho de que, como profesora respetada y bien financiada por los Institutos Nacionales de Salud (NIH), el Instituto Nacional del Cáncer (NCI) y otras agencias por su investigación en psiconeuroinmunología, Lutgendorf tenía problemas para encontrar una revista médica que publicara su ECA con toque curativo para pacientes con cáncer. Algunos editores de revistas dijeron que no se lo creían. Otros dijeron que no creían que fuera lo suficientemente «riguroso» porque no estaba «controlado con placebo». Al final, Lutgendorf publicó su estudio en una prestigiosa revista de psiconeuroinmunología, aunque había esperado publicarlo en una publicación de más alcance para que los médicos tuvieran más probabilidades de verlo.[9]

Sin embargo, estos datos parecían muy importantes. Los hallazgos eran relevantes en cuanto a descubrir la capacidad humana de curar a otros y a nosotros mismos –alcanzando incluso un nivel celular–, así como en relación con los efectos de las terapias de biocampo de bajo riesgo y de apoyo para aliviar el sufrimiento innecesario de pacientes que tenían pocas opciones. Y me preguntaba: ¿cuántos estudios sobre terapias de biocampo existen y qué nos han dicho los resultados hasta ahora?

¿Es efectiva la sanación de biocampo para tratar la enfermedad?

Después de realizar mi propio estudio y de conocer el de Lutgendorf, mi curiosidad se despertó aún más. ¿Qué solidez tienen estos resultados? ¿Qué sabemos sobre la capacidad de las terapias de biocampo para aliviar el sufrimiento de pacientes con diversas enfermedades? ¿Pueden los profesionales de la sanación fomentar cambios significativos en el sufrimiento de los pacientes simplemente trabajando su biocampo? ¿Pueden los terapeutas sanadores trabajar con éxito junto a otros profesionales de la salud, incluidos enfermeros y médicos, en clínicas y hospitales para aliviar los síntomas de los pacientes con cáncer, dolor y otras dolencias?

Decidí llevar a cabo una revisión sistemática, recopilando los datos de muchos estudios, con el fin de determinar si había efectos consistentes y fiables de estas terapias de biocampo para pacientes hospitalizados o que recibían atención médica por enfermedad de Alzheimer, ansiedad, cáncer, dolor y otras dolencias. En aquel momento, recopilé y analicé todos los resultados de sesenta y seis estudios clínicos de terapias de biocampo (incluyendo el toque curativo, *johrei*, la imposición de manos, el reiki la curación espiritual, el toque terapéutico y otras) que cumplían mis rigurosos criterios para ser incluidos en el estudio.[10] Utilicé un proceso estandarizado para calificar la calidad de cada estudio y evalué los datos basándome en los métodos de síntesis comprobados, para obtener conclusiones sobre los resultados de acuerdo con el rigor del diseño de la investigación de cada estudio. Esto es lo que descubrí de esa revisión sistemática:

Las terapias de biocampo muestran pruebas sólidas de que reducen la intensidad del dolor en los pacientes, más allá del efecto placebo. Encontramos trece estudios clínicos de terapias de biocampo con 979 pacientes con dolor (incluidos pacientes con artritis, túnel carpiano, dolor crónico, fibromialgia, dolor neuropático y osteoartritis) que examinaron la reducción del dolor como resultado principal. Nueve eran ECA y siete eran diseños controlados con placebo. Los datos mostraron efectos significativos consistentes de las terapias de curación de biocampo en la reducción de la calificación de los pacientes de su dolor, y cinco de los siete diseños controlados con placebo mostraron efectos consistentes de curación. Nuestros hallazgos son coherentes con lo que otros han encontrado; por ejemplo, una revisión Cochrane de 2008 examinó veinticuatro ECA centrados en los efectos del toque curativo, el reiki y el toque terapéutico sobre el dolor. Informaron de que estas terapias tienen un efecto significativo y modesto para el alivio del dolor (similar a lo que informan los estudios de mindfulness sobre el alivio del dolor), sin efectos estadísticamente significativos de los tratamientos con placebo y sin eventos adversos.[11] Más recientemente, se llevó a cabo un metanálisis de cuatro ECA que utilizaron específicamente el reiki para el alivio del dolor e informaron de efectos positivos.[12]

Las terapias de biocampo muestran una evidencia moderada sobre el dolor en pacientes con cáncer y hospitalizados, pero se necesitan más estudios. ¿Qué hay de la reducción del dolor en pacientes que podrían estar experimentando dolor, pero que no son pacientes con dolor crónico, como los que tienen cáncer y los que están en el hospital? Durante mi revisión, solo encontré cuatro estudios que habían examinado el dolor por cáncer, y solo tres analizaban el dolor postoperatorio en pacientes hospitalizados. Basándonos en datos limitados, encontramos pruebas moderadas de que las terapias de biocampo reducen el dolor en pacientes con cáncer y pacientes hospitalizados. No obstante, hay investigadores que señalan que faltan más estudios para demostrar que, efectivamente, las terapias de biocampo disminuyen el dolor asociado al cáncer.[13]

Las terapias de biocampo son prometedoras para mejorar la salud mental, pero los datos son insuficientes. En nuestra revisión, encontramos un nivel moderado de evidencia de que las terapias de biocampo reducían la ansiedad en pacientes hospitalizados. También habían pruebas moderadas de que las terapias de biocampo reducían los síntomas de agitación en pacientes con demencia. Sin embargo, no hay muchos estudios que hayan examinado los efectos de las terapias de biocampo para disminuir la ansiedad de otros pacientes, como los que padecen enfermedades cardiovasculares y dolor crónico. Y los pocos estudios publicados con esos pacientes mostraron resultados mixtos. Una reciente revisión Cochrane sobre el reiki para la ansiedad y la depresión, por ejemplo, descubrió solo tres ECA que cumplían los criterios y no encontró datos suficientes para justificar las conclusiones.[14]

Las terapias de biocampo afectan a nuestra biología. Ya he mencionado los resultados de mi ECA y del ECA de Lutgendorf, que mostraron los efectos de las terapias de biocampo sobre la función hormonal y la función inmunitaria, independientemente de los controles de placebo o relajación, en supervivientes y pacientes de cáncer. Además de estos estudios, otros estudios controlados han demostrado que los tratamientos de terapia de biocampo pueden afectar positivamente a la presión arterial, la activación cerebral, el ritmo del cortisol, la frecuencia cardíaca, la variabilidad de la frecuencia cardíaca y los niveles de IgA salival.[15,16]

¿Los efectos de la curación por biocampo se deben al toque de los sanadores?

Los profesionales de la curación por biocampo pueden tocar físicamente al paciente o no. En el estudio que realicé, utilizamos la imposición de manos con el método de quelación de Bruyere, por lo que los profesionales de la sanación tocaban a los pacientes. Sin embargo, en muchos protocolos de toque curativo y toque terapéutico, así como en otras prácticas como el *johrei*, la sanación pránica y el qigong externo, los profesionales no los tocan, sino que trabajan con sus biocampos a unos pocos centímetros de sus cuerpos. Mi revisión sistemática y otras revisiones sistemáticas a menudo incluían todos los tipos de enfoques de curación, independientemente de si se tocaba a los pacientes. ¿Cómo podemos saber, entonces, si los efectos de la curación por biocampo son el resultado de que los sanadores toquen a los pacientes? ¿Podrían los resultados positivos deberse a ello?

Mi colega Richard Hammerschlag estaba profundamente interesado en esta cuestión. Decidió llevar a cabo un tipo diferente de revisión sistemática que examinara solo los estudios en los que los profesionales de la curación realizaban la curación sin tocar (pero estaban en la habitación con los pacientes). Encontró dieciocho ECA de alta calidad que cumplían sus estrictos criterios de inclusión en su revisión. Descubrió que doce de esos dieciocho estudios mostraban efectos positivos en al menos un resultado primario, lo que sugiere que los efectos positivos de las terapias de biocampo en los resultados clínicos no son simplemente el resultado de que los sanadores toquen a los pacientes.[17] Nuestra organización sin ánimo de lucro Consciousness and Healing Initiative (CHI, Iniciativa para la Consciencia y la Curación) ha compartido sus indicios en una infografía interactiva que permite acceder a la visualización de datos explicando el proceso de revisión sistemática y clasificar los datos por tipo de tratamiento, sexo, edad del participante, duración del tratamiento, diseño del estudio, etc. También se puede hacer clic en cada burbuja para acceder a cada estudio (consúltalo en chi.is/infographic).

Estudios sobre psicología energética o *tapping*

Mi revisión, la revisión de Hammerschlag y las otras revisiones que mencioné anteriormente incluían muchas terapias de biocampo como toque curativo, imposición de manos, reiki, etc., pero en aquel momento no incluimos otras terapias de biocampo como la psicología energética (PE) o el *tapping*. Los tratamientos de PE incluyen la técnica de libertad emocional (EFT, por sus siglas en inglés), la técnica de acupresión Tapas (TAT) y la terapia de campo de pensamiento (TFT), entre otras. La práctica de la PE es diferente de las terapias como el toque terapéutico, el reiki y otras. Las técnicas de PE se utilizan a menudo dentro de la psicoterapia. En lugar de detectar y trabajar con los biocampos de los pacientes directamente, los terapeutas (generalmente profesionales de la salud mental) enseñan a sus pacientes a dar golpecitos en zonas específicas de su cuerpo que se consideran puntos de los meridianos energéticos, o vías de energía, similares a los de la acupuntura. Los pacientes aprenden a dar golpecitos con los dedos en puntos específicos de estos meridianos cuando recuerdan un acontecimiento problemático, y los terapeutas les guían a través del acontecimiento recordado. Esto suele ocurrir en terapias en las que los pacientes trabajan problemas concretos como ansiedad, fobias y traumas no resueltos.

La teoría en la que se basa la PE (al igual que la de muchas terapias de biocampo) es que durante un evento traumático o que provoque ansiedad, los patrones de biocampo de las personas y su fisiología se «congelan» de una manera particular. El *tapping* o golpeteo en los puntos de los meridianos es una forma consciente de intentar liberar la energía congelada durante un incidente traumático o que provoque ansiedad, y así promover el flujo y la relajación hacia un estado fisiológico diferente. La Association for Comprehensive Energy Psychology (Asociación para la Psicología Energética Integral) lo expresa de la siguiente manera: «En el marco de la PE, los problemas emocionales y físicos se reflejan en patrones bioenergéticos dentro y alrededor del sistema mente-cuerpo-energía. Dado que se considera que la mente y el cuerpo están entrelazados e interactúan, este sistema mente-cuerpo-energía implica una comunicación compleja que incluye procesos neurobiológicos, como electrofisiología innata, psiconeuroinmunología (PNI), consciencia y patrones cognitivo-conductuales-emocionales».[18]

Todo esto suena muy científico, pero ¿hay realmente alguna evidencia que sugiera que realizar *tapping* en la cara y en diferentes partes del cuerpo, supuestamente cambiando su biocampo como resultado, realmente tiene algún efecto?

Resulta que sí: hay pruebas de que funciona. Hasta la fecha, se han realizado cincuenta ECA solo de estudios de PE, junto con más de otros cincuenta estudios clínicos. Hasta ahora, la síntesis de los datos de estos estudios en forma de revisiones sistemáticas y metanálisis se centran en la EFT en particular. He aquí lo que dicen esas revisiones sistemáticas y metanálisis:

> *La EFT es útil para la ansiedad y la depresión.* Un reciente metanálisis publicado en el *Journal of Nervous and Mental Disorders* examinó catorce estudios con 658 participantes para determinar si la EFT era útil para la ansiedad. Los autores utilizaron los criterios desarrollados por el Grupo de Trabajo de la División 12 sobre Tratamientos Empíricamente Validados y encontraron estudios con pacientes con fobias, trastorno de estrés postraumático (TEPT) y ansiedad. El metanálisis sugirió que la EFT era sustancial y signi-

ficativamente más eficaz para reducir la ansiedad en comparación con los tratamientos de control, aunque los investigadores señalaron que se debían hacer más estudios que compararan la EFT con los enfoques de atención estándar para la ansiedad, como la terapia cognitivo-conductual.[19] De forma similar un metanálisis diferente publicado en la revista *Explore* examinó veinte estudios clínicos (incluidos doce ECA) con 859 pacientes. Los autores determinaron que la EFT era significativamente más eficaz en la reducción de la depresión que la atención habitual, pero su efectividad era similar a la demostrada por la desensibilización y reprocesamiento por movimiento ocular (EMDR).[20]

La EFT reduce los síntomas del TEPT. Un metanálisis separado, también publicado en *Explore*, analizó siete ECA que examinaban la eficacia de la EFT específicamente para los síntomas de TEPT y encontró una reducción sustancial y significativa del TEPT después de cuatro a diez sesiones de tratamiento, en comparación con la atención habitual. De estos ECA, solo dos compararon la EFT con otros tratamientos activos, y los datos de estos dos estudios sugirieron que no había diferencias entre la EFT y esos tratamientos para reducir el TEPT.[21] Algunos estudios que han encontrado beneficios sustanciales de la EFT para reducir el TEPT sugirieron que los resultados permanecen en el tiempo. Un reciente ECA, por ejemplo, publicado en el *American Journal of Health Promotion*, mostró una disminución de más de veinticinco puntos en los síntomas de TEPT para quienes recibieron EFT. Las disminuciones significativas de los síntomas de TEPT se mantenían seis meses después del tratamiento.[22] Este estudio también informó de cambios en la expresión genética de los que recibieron EFT para el TEPT en comparación con los que recibieron la atención habitual.

¿Podemos curarnos a distancia?

Hasta ahora, hemos hablado sobre todo de las terapias en las que los profesionales de la sanación de biocampo y los pacientes están en la misma habitación, tanto si los profesionales tocan a los pacientes como si no. Pero muchos sanadores consideran que estar en la misma habitación no tiene nada que ver con la curación, y que pueden sintonizar y trabajar con los biocampos de sus pacientes incluso desde la distancia. La milagrosa curación de Meera, por ejemplo, fue facilitada por una sanadora que estaba a miles de kilómetros de ella.

¿Podría ser esto real o se trata de nuevo de una respuesta placebo en la que la curación se produce como resultado de las expectativas de recibir la curación? ¿Existen pruebas que sugieran que podemos actuar incluso sobre la fisiología de las personas a distancia? ¿Qué solidez tienen los resultados?

Hay dos maneras de responder a esta pregunta. Una es determinar, en general, si un ser humano puede influir sobre la fisiología de las personas a distancia, sin hablar con ellas o incluso sin hacerles saber que está sintonizando con su biocampo (por tanto, sin inducir expectativas). Mi amigo y colega Dean Radin, científico jefe del Instituto de Ciencias Noéticas, describe este tipo de investigación como interacción mental a distancia con un sistema vivo (DMILS).[23] Los estudios DMILS nos permiten examinar, en condiciones cuidadosamente controladas y con diseños experimentales robustos, si es posible cambiar la fisiología de las personas a distancia. La segunda respuesta a la pregunta es examinar científicamente mediante ECA si la curación a distancia de pacientes se traduce realmente en cambios beneficiosos para ellos.

En conjunto, estos dos campos de investigación sugieren que recibir beneficios de la sanación a distancia es posible, pero no está clara la fuerza y la fiabilidad de los efectos en los diferentes pacientes, resultados y tradiciones curativas. Examinemos los estudios sobre DMILS; específicamente, los efectos de la intención a distancia (a veces llamada intención remota) sobre la fisiología de las personas.

En los estudios de intención a distancia generalmente participan un emisor (E) y un receptor (R) que no se encuentran en la misma ubicación física. R se conecta a un monitor para medir su fisiología; para que te hagas una idea, los resultados fisiológicos estudiados en los experimentos de DMILS incluyen medidas como el volumen de sangre, la frecuencia cardíaca, la conductancia de la piel y la función estomacal a través del electrogastrograma (EGG). Estos estudios también han examinado la actividad cerebral a través de electroencefalografía (EEG), resonancia magnética funcional (RMf) y la espectroscopía funcional de infrarrojo cercano o fNIRS por sus siglas en inglés.

Los experimentos se realizan en condiciones cuidadosamente controladas que suelen ser las siguientes: al receptor R se le pide que mantenga un estado de relajación y apertura durante veinte minutos en los que se registra algún aspecto de su fisiología. Durante ese tiempo, hay varios bloques de tiempo o «épocas» de registro; básicamente los datos se registran cada treinta segundos. En un bloque de treinta segundos, el emisor E, que no se encuentra en la misma ubicación física que el receptor él y no puede ser visto ni oído por él, dirige la atención hacia R durante treinta segundos con la intención de cambiar su biología. En otro bloque, E simplemente se relaja durante treinta segundos y no intenta sintonizar con R en lo más mínimo. El orden de los bloques en los que E envía la intención o se relaja es aleatorio y se contrapesa para que no sea predecible para nadie cuándo E envía intención a R o cuando E se relaja. Cada época de treinta segundos, o bloque, se registra simplemente por el sistema informático. Una vez finalizadas las grabaciones de todos los emisores y los receptores, los datos se envían a un estadístico que tampoco sabe qué bloques implican la intención de envío o la relajación de E. Los datos se analizan entonces y posteriormente se «desenmascaran» para que el investigador pueda ver qué bloques (envío versus relajación) podrían haber provocado cambios en la fisiología de R.

Estos estudios se han hecho en varias universidades de todo el mundo, entre ellas en la Universidad de Lund en Suecia; la Universidad de Stanford en California; la Universidad de Cornell en Nueva York; la Universidad de California-Davis, el Hospital Universitario de Friburgo (Alemania), etc. El más reciente, un cuidadoso metanálisis de treinta y seis estudios de este tipo, publicado en la revista *British Journal of Psychology*, ha revelado que, en primer lugar, estos estudios son de gran calidad, metodológicamente hablando. El metanálisis también encontró que, en todos esos estudios, había resultados estadísticamente significativos que apoyaban la eficacia de la intención remota para cambiar la fisiología.[24] Sin embargo, los estudios de mayor calidad mostraron efectos más débiles y aún se sabe poco sobre si ciertas medidas corporales tienen más probabilidades de cambiar con la intención remota que otras. En general, los datos son lo suficientemente sólidos como para concluir que es posible que los seres humanos afecten a la fisiología de otra persona a distancia. Sin embargo, necesitamos más estudios de alta calidad en el área de la intención remota para determinar la intensidad de los efectos y qué sistemas corporales pueden verse más afectados por la intención a distancia.

¿Qué hay de los estudios en los que las personas tienen la intención de curar y enviar energía a otras personas a distancia, en lugar de afectar a algún parámetro fisiológico en bloques de treinta segundos? La mayoría de los sanadores no trabajan de esa manera, y muchos se han quejado de que la idea de tener períodos de encendido y apagado de treinta segundos (es decir, enviar sanación durante treinta segundos, luego parar, luego empezar de nuevo, etc.) en un estudio de investigación sobre la sanación es simplemente poco realista y no está alineado con su práctica. Si observamos a los sanadores en una situación más natural, en la que envían la intención y la energía curativa a otra persona, pero a distancia en lugar de estar en la misma habitación, ¿vemos efectos?

Resulta que docenas de estudios han examinado la curación a distancia, y varios científicos han sintetizado los resultados en este punto. Un metanálisis, publicado en *Explore*, analizó los datos de cuarenta y nueve estudios en los que los investigadores examinaron la curación a distancia en los resultados biológicos de los receptores no humanos (incluyendo resultados en bacterias, células cancerígenas en animales, células en platos, crecimiento de plantas y levaduras). El metanálisis informó de que, en general, estos estudios muestran efectos significativos de la curación a distancia en estos resultados en animales, células y plantas.[25]

Las conclusiones sobre la curación a distancia en humanos han sido más ambiguas. Una de las primeras revisiones sistemáticas publicadas sobre la curación a distancia en humanos fue en 2000 por John Astin y sus colegas, en *Annals of Internal Medicine*. Esta revisión sintetizó los datos de veintitrés ECA de 2.774 pacientes e incluyó estudios sobre la oración de intercesión (rezar por la curación de alguien), así como la curación a distancia basada en el biocampo (como el reiki y el toque terapéutico). Descubrieron que trece de los estudios mostraban efectos de tratamiento estadísticamente significativos, nueve no mostraban ningún efecto y uno mostraba un efecto negativo.[26] Unos años más tarde, Edward Ernst, uno de los coautores originales y un conocido escéptico de la curación por biocampo, realizó nuevos análisis y cuestionó esta revisión sistemática. Basándose en su análisis, afirmó que la mayoría de los estudios de mayor calidad no mostraban «efectos terapéuticos específicos» y, por lo tanto, la curación a distancia no es mejor que un placebo.[27]

¿Qué pasa con la oración? Los análisis de Astin y Ernst habían colocado la oración y los métodos de curación a distancia en la misma categoría. Sin embargo, desde el punto de vista científico y de la práctica del biocampo, no está claro que puedan agruparse. A menudo, rezar por la curación de otra persona no significa necesariamente que el intercesor esté sintonizando la energía de alguien a distancia, escaneando los equilibrios y desequilibrios en el biocampo de la persona y enviando la intención de cambiar su energía de una manera determinada. El proceso de oración puede ser muy diferente a este. A menudo las oraciones se ofrecen simplemente a Dios o a la Divinidad para la curación de otra persona, sin ningún proceso intencional para escanear o enviar energía a la persona directamente. Las personas que rezan por otras, aunque esto podría considerarse ciertamente una forma de curación, podrían no estar capacitadas o incluso no saber nada del biocampo. ¿Sabemos algo sobre las diferencias entre estos tipos de enfoques de curación a distancia?

Wayne Jonas, director ejecutivo de Samueli Health Programs, y su colega Cindy Crawford, investigadora asociada de la Fundación Henry Jackson, llevan décadas explorando los efectos de la curación por biocampo. En su metanálisis de 2001, revisaron trece estudios sobre la oración de intercesión y diecinueve estudios sobre la curación energética. Encontraron que ambos grupos de estudios tenían una calidad metodológica y que ambos mostraban efectos significativos, aunque los efectos eran mayores en el caso de la curación energética en general, en comparación con los de la oración.[28]

Otro metanálisis reciente realizado por Chris Roe y sus colegas de la Universidad de Northampton, en el Reino Unido, comparó la oración de intercesión con otros enfoques de curación a distancia, como *johrei*, reiki y toque terapéutico. Roe y sus colegas informaron de que, de los veintisiete estudios que cumplían con una calidad metodológica rigurosa, había efectos pequeños pero significativos en general sobre el bienestar de los participantes en comparación con los de los sujetos de control que no recibieron curación. En consonancia con los hallazgos comunicados por Jonas y sus colegas, los subanálisis indicaron que la oración tenía efectos más pequeños que los enfoques de curación a distancia, como *johrei*, reiki y toque terapéutico.

Otras revisiones que han recopilado los datos de la oración intercesora por sí sola sugieren que, en su conjunto, tal como se ha estudiado, no ha mostrado resultados significativos para los pacientes estudiados. Una revisión sistemática de Cochrane de 2009 analizó diez ECA sobre la oración de intercesión en 7.646 pacientes con enfermedades graves. En la mayoría de los estudios, los intercesores eran personas de fe judeocristiana, aunque algunos estudios informaron de que personas de diferentes creencias y tradiciones ofrecían oraciones por pacientes. Los resultados indicaron que la oración intercesora, tal como se estudió, no tuvo efectos significativos en los resultados, incluyendo el estado clínico, la muerte o la readmisión hospitalaria.[29] En otro metanálisis independiente sobre la oración, realizado en 2006, se obtuvieron resultados similares.[30]

¿Significa esto que rezar por otra persona no funciona en absoluto? Creo que carecemos de datos para responder a esta pregunta porque la investigación es limitada con respecto a cómo entendemos y medimos la curación. Es interesante que los estudios sobre la oración, destinados a examinar los efectos de la espiritualidad y las experiencias espirituales en el fomento de una respuesta de curación, estén diseñados con resultados que dan prioridad a las «curas» físicas como curación, sin mencionar los efectos espirituales o incluso mentales y emocionales. Los resultados evaluados en estos estudios sobre la oración se refieren más bien a rezar por los pacientes para evitar su muerte, un agravamiento de la enfermedad o el reingreso en el hospital de los más enfermos, como si eso fuera todo lo que se pretende con la curación.

Sin embargo, cuando preguntamos a los practicantes de la curación, incluidos los de la fe cristiana y otras religiones, cómo funciona la curación, oímos que se trata de ser íntegro y estar realineado con una Consciencia mayor. No se trata necesariamente solo de deshacerse de una enfermedad o de evitar el reingreso en un hospital, que es realmente todo lo que hemos observado en estos ECA. En estos estudios, a menudo se pide a las personas que rezan por los pacientes que recen por personas que no conocen. Debido a que el enfoque se ha centrado en los ECA para tratar de «desentrañar la creencia», de que a los pacientes se les puede decir que la gente está rezando por ellos cuando en realidad no lo están haciendo, o se les puede decir que la gente no está rezando por ellos cuando en realidad lo están haciendo. ¿Son estos los diseños científicos apropiados para estudiar lo sagrado?

Los curanderos nos dicen que el proceso de curación tiene que ver con la realineación del alma o espiritual. Los estudios revisados en estos metanálisis no examinaron los resultados relacionados con la salud espiritual, así como la salud emocional, interpersonal, mental y física. Para obtener una imagen más completa de la curación, ya sea mediante la oración, la curación a distancia de los biocampos o la curación mediante el tacto de los profesionales en la misma habitación, tenemos que mirar más allá de si la oración evita que alguien muera cuando está gravemente enfermo o si cambia su diagnóstico médico, como si esos fueran los únicos resultados que importan. Tenemos que mirar a la persona en su totalidad, incluyendo la salud emocional, la armonía interpersonal y la salud espiritual.

Experiencias extraordinarias durante la curación: la historia de Linda

¿Qué dicen los pacientes sobre sus experiencias espirituales mientras reciben la curación? Aunque algunos estudiosos han entrevistado a pacientes sobre sus experiencias de curación, muchas de estas historias nunca se escuchan porque la recopilación de datos no está preparada para captar esas experiencias. Por ejemplo, Linda, una paciente de cáncer de mama de mi estudio. Acabé oyendo hablar de la extraordinaria experiencia de curación de Linda en un episodio de la CNN, después de que este canal llegara a la Universidad de California-San Diego (UCSD) para entrevistarnos sobre nuestro estudio.

Linda formaba parte del grupo de curación simulada, o de control con placebo, de nuestro estudio. Cuando terminó de participar en él y recogimos todos los resultados oficiales de los datos, en agradecimiento por su participación, le ofrecimos, al igual que a todas las demás participantes del grupo de curación simulada y del grupo de control de la lista de espera, tres sesiones de curación con Janet, una de nuestras practicantes de sanación de biocampo, sin coste alguno. Pensamos que todas las mujeres del estudio debían tener la oportunidad de experimentar la curación práctica real, si así lo deseaban. Linda eligió recibir las sesiones de curación después de que se completara su participación en el estudio. Los entrevistadores de la CNN estaban deseosos de entrevistar a Linda porque querían saber si percibía las diferencias entre la curación simulada y la curación de biocampo que recibió.

En su entrevista con la CNN, Linda señaló que se había sentido relajada durante las sesiones de curación simulada, pero que algo extraordinario había sucedido durante la curación con Janet: «Podía sentir cómo se movía la energía en mi cuerpo. Podía sentir resistencia en una parte de mi cuerpo, y después le pregunté a Janet qué era lo que estaba pasando. Me dijo que estaba recibiendo un mensaje de mi madre, pero Janet no sabía nada de mí».

Janet estaba recibiendo un mensaje de la madre fallecida de Linda, a la que nunca había conocido ni sabía de su existencia. Se trataba de un mensaje que la madre quería que Janet transmitiera a su hija, pues durante mucho tiempo había sentido que su trabajo con Linda no estaba completo.

«Mi madre murió hace poco. Tenía ochenta y cuatro años. Ella fue la que cuidó de mí durante mi cáncer de mama –contó Linda–. Sí, así fue…». Se tomó unos momentos para llorar antes de hablar a continuación sobre la tremenda sensación de resolución que se produjo a través de la curación. «Su trabajo conmigo terminó porque me vio a través de mi reconstrucción… y ahora podía ver que me iba bien. Y eso ha sido muy importante para ella… que la sanadora… fuera tan consciente».

Historias como esta no son infrecuentes. Los sanadores suelen contar que los seres queridos de sus pacientes están presentes durante una sesión para ayudar a guiar la curación o simplemente para apoyar a los pacientes. A menudo, según los sanadores, estos seres queridos tienen un mensaje que desean que el sanador transmita al paciente. Pero a veces los pacientes reciben esos mensajes directamente o tienen extraordinarias experiencias espirituales.

Algunos estudiosos han entrevistado a pacientes para conocer sus experiencias con la curación utilizando entrevistas cualitativas y codificando sus respuestas en datos que analizan. Esos estudios sobre diferentes tipos de enfoques de curación por biocampo han informado de que los pacientes que reciben la curación suelen tener experiencias sensoriales inusuales (como sentir energía en el cuerpo y la visión de la luz), una fuerte sensación de conexión con el Espíritu o Dios, y sentir o ver seres espirituales durante la curación.[31]

Los informes de experiencias de pacientes como Linda nos ayudan a recordar el verdadero valor de los enfoques de curación de biocampo para casi todo el mundo. Estas terapias nos acercan a las profundidades de la Consciencia. A partir de ahí, son posibles muchos resultados, que pueden o no incluir la curación física.

Como científica en este campo, me enseñaron a pensar que la acción más valiosa que podía llevar a cabo era «demostrar» que la curación existe mostrando la eficacia del biocampo en el cambio de biomarcadores o «demostrar» que la curación existe más allá de los efectos del placebo. Debido a que la fascinación y el enfoque de la mayoría de los científicos está en lo físico, la curación se ve de alguna manera como más «real» si hay cambios en las ondas cerebrales o en las células inmunes en contraposición a los cambios en los estados emocionales, mentales o espirituales. Pero podemos olvidar que nuestro bienestar emocional, interpersonal, mental, físico y espiritual están conectados, son todos aspectos de nosotros como seres humanos completos. Como ya hemos analizado, los descubrimientos de la psiconeuroinmunología nos muestran lo poderosa que es nuestra salud emocional, interpersonal y mental para nuestro cuerpo. Por ello, debemos considerar todos los aspectos de la persona en su conjunto. La curación no consiste solo en deshacerse de una enfermedad. Se trata de proporcionar paz y devolver a la persona a un estado de plenitud. Ese puede ser el aspecto más poderoso que podemos examinar realmente sobre la promesa de estos enfoques curativos, especialmente en los tiempos actuales.

Entonces, ¿cuántos estudios de curación total por biocampo hay con pacientes?

Hasta ahora hemos revisado los datos que sugieren que la curación por biocampo existe más allá de efectos del placebo y que afecta a los biomarcadores, así como al funcionamiento emocional y mental. Aunque se han realizado cientos de estudios clínicos, no puedo evitar sentir que apenas estamos arañando la superficie de lo poderosas que pueden ser estas prácticas para ayudarnos a curar a otros.

Desde el momento de mi revisión exhaustiva en 2009, se han publicado más de 170 ensayos clínicos de terapias de biocampo, muchos de los cuales son ECA. Ya he analizado en detalle dos de los ECA (mi estudio sobre supervivientes de cáncer de mama y el estudio de Lutgendorf con pacientes con cáncer de ovario y cuello de útero que reciben quimiorradiación). Muchos de los estudios más recientes se han publicado fuera de Estados Unidos, incluso en países como Brasil, Francia y España. En general, aunque no hay miles de estudios clínicos sobre terapias de biocampo, sí que hay cientos. Cuando recientemente buscamos estudios clínicos científicos de terapias de biocampo, revisados por expertos y publicados, encontramos un total de más de 400 estudios clínicos, incluyendo más de 125 ECA, sobre terapias de biocampo (incluida la PE).

Si eres nuevo en este campo de la ciencia y la curación de biocampo, puede que tengas dudas sobre lo que he dicho en este capítulo. Puede que todavía te muestres escéptico en relación con la curación energética; después de todo, solo he compartido contigo los resultados de unos cuantos ECA, y aunque he resumido los resultados que sugieren que sanar el biocampo de otra persona parece funcionar más allá de lo que llamamos un efecto placebo, que realmente tiene efectos clínicamente significativos, y que incluso afecta a funciones como el ritmo cardíaco, el ritmo hormonal y las células inmunitarias e incluso fomenta experiencias espirituales en las personas, todo esto puede parecer todavía increíble. ¿Podemos de verdad curar a otra persona sin medicamentos, agujas, terapia de conversación o ni siquiera estiramientos? Si es así, ¿cómo funciona realmente esta terapia? Después de todo, no he dicho nada sobre cómo podríamos medir el biocampo, así que ¿cómo sabemos que el biocampo realmente tiene algo que ver? Incluso si estás más familiarizado con este trabajo, te preguntarás: ¿cómo la conexión con lo energético y lo espiritual puede afectar nuestras células? ¿Cúan poderosa es esta energía que todos podemos enviar para curar?

Aunque, como he dicho antes, la curación no consiste solo en alterar lo físico… Considero que creer en que la curación es posible tiene más resonancia cuando realmente vemos esos cambios en el nivel físico. También nos ayuda a entender cuánto queda por aprender sobre cómo la consciencia, a través del biocampo, está cambiando la biología. Ciertamente me preguntaba, y aún lo hago, sobre cómo el biocampo tiende un puente entre lo físico y lo espiritual. Por eso, cuando supe de los estudios cuidadosamente controlados que estaban realizando mis colegas científicos –no con seres humanos, sino con células y animales– y observé cambios realmente increíbles en los resultados, como el crecimiento celular, la mejora de la función celular y la disminución del tamaño de los tumores –todo ello con sanadores de biocampo–, me dije que tenía que saber más. Exploremos estos descubrimientos en el capítulo 8.

8. Sanación a nivel celular

Todavía recuerdo cuando me tropecé con una presentación de Gloria Gronowicz profesora de cirugía y ortopedia en la Universidad de Connecticut, en el Congreso Internacional de Investigación sobre Medicina Integrativa y Salud en 2010. Mientras el investigador de Harvard Ted Kaptchuk daba un cautivador discurso matutino de noventa minutos ante cientos de personas sobre la historia de los placebos, en una pequeña sala con un puñado de personas presentes, Gronowicz ofreció una presentación de diez minutos sobre su innovador estudio controlado con placebo que demostraba que el toque terapéutico (TT), en comparación con el TT simulado, influía en el crecimiento de las células de los huesos, los tendones y el tejido conectivo.

Gronowicz, conocida y financiada por los Institutos Nacionales de Salud (NIH) por su trabajo más general sobre el proceso de formación de los huesos, también estaba interesada en explorar cómo la curación por biocampo, específicamente el TT, podía afectar al crecimiento de las células que ayudan a fabricar tejido conectivo (fibroblastos y tenocitos) y al de las células que ayudan a fabricar hueso (osteoblastos).[1]

Gronowicz reclutó a tres practicantes de TT para el estudio. Todas ellas eran enfermeras tituladas (como muchos profesionales del TT) y tenían cinco o más años de experiencia. Al diseñar su estudio, Gronowicz estaba interesada en saber si cualquier resultado positivo que pudiera encontrar podía ser producto de la presencia física de una persona o del movimiento de las manos alrededor de una placa de Petri de células. Para controlar esta posibilidad, también reclutó a cuatro científicos sin experiencia para que imitaran las posiciones de las manos de las practicantes de TT, pero sin intención de curar. Mientras proporcionaban este falso tratamiento, los científicos fueron instruidos para contar mentalmente hacia atrás de cuatro en cuatro desde el número 1.000 para mantener sus mentes ocupadas.

Las practicantes de TT trataron las células a una distancia de unos tres centímeros durante diez minutos dos veces a la semana durante dos semanas; los científicos realizaron el procedimiento de control simulado a una distancia similar y durante el mismo tiempo. Después de completar todos los tratamientos, los técnicos «ciegos» a los grupos de tratamiento (es decir, no sabían si las células habían sido tratadas por auténticas terapeutas del TT o falsos sanadores) analizaron la proliferación celular.

Los resultados revelaron que las células tratadas con TT (hueso, tendón y tejido conectivo) aumentaban significativamente en número en comparación con las otras células.[2]

Gronowicz se preguntó entonces si el TT era específico en sus efectos sobre el crecimiento celular. ¿Incrementa el número de todos los tipos de células, ya sean cancerosas o normales, o el efecto del biocampo era «inteligente» y se inclinaba a promover la curación? Estableció un procedimiento similar, esta vez probando específicamente cómo el TT influía en los osteoblastos humanos, células que promueven la formación y la mineralización del hueso. En el mismo estudio, también examinó cómo el TT influyó en las células de cáncer de hueso (osteosarcoma).

En este estudio, Gronowicz descubrió algo sorprendente. Como en su estudio anterior, el TT aumentó la síntesis de ADN, la diferenciación celular y la mineralización en las células óseas normales, pero tuvo el efecto contrario en las células de cáncer de hueso. En estas células, el TT disminuyó significativamente la diferenciación celular y la mineralización.

Recuerdo que me quedé sorprendida cuando vi estos resultados. Me dirigí a Gronowicz, a quien no conocía entonces, y me presenté: «¡Son unos resultados increíbles! –exclamé–. Espero que los publique y que amplíe este trabajo».

Me agradeció el interés y mi propia investigación, y también compartió su historia sobre cómo pudo llevar a cabo esta investigación. Estos estudios, junto con los ensayos de control aleatorio (ECA) de toque curativo de Susan Lutgendorf con pacientes de cáncer, formaban parte del mismo tipo de subvención del Centro Nacional de Medicina Complementaria y Alternativa (NCCAM) de ciencia de biocampo que Gary Schwartz y sus colegas de la Universidad de Arizona habían recibido. Pero incluso después de que estas subvenciones permitieran la publicación de esta prometedora investigación, el NCCAM no siguió con una subvención adicional para ampliar los hallazgos. Hubo una notable presión sobre el NCCAM por parte de los escépticos que insistían en que el TT era una energía curativa inexistente y, por tanto, «medicina de charlatanes». Tal vez como resultado de la mala prensa, el NCCAM restó importancia a su participación en esta área de investigación y decidió no priorizar más fondos en la ciencia del biocampo. Esto básicamente creó un obstáculo financiero, e impidió que científicos creíbles e interesados realizaran una investigación rigurosa sobre la curación por biocampo.

Gronowicz también me contó que estaba teniendo problemas para publicar su estudio en las principales revistas médicas. Al presentar sus manuscritos, le sorprendía la negativa a publicarlos porque la reticencia de publicar sus hallazgos tenía poco que ver con la solidez del diseño de su estudio o con la metodología empleada para llevar a cabo la investigación y analizar los datos. De hecho, Gronowicz escribió al director de una de las revistas en las que solía publicar sus trabajos más importantes y le dijo: «si estuviera dando estos resultados con un fármaco, no tendrías ningún problema en publicar mi estudio». Gracias a su perseverancia, al igual que le ocurrió a Lutgendorf, consiguió que se publicaran algunos de sus datos sobre TT en una revista de prestigio, el *Journal of Orthopedic Research*.[3] Sus otros estudios aparecieron en revistas de medicina integrativa, buenas y creíbles publicaciones, pero que no necesariamente llegan a la gente que practica la medicina convencional.

Las terapias de biocampo afectan la biología del cáncer: descubrimiento de vías inmunológicas en modelos de ratón

Los estudios de Gronowicz no fueron los únicos que mostraron los efectos diferenciales de las terapias de biocampo en las células cancerosas en comparación con las células normales. Los investigadores de la Universidad de Harvard que habían colaborado con el gran maestro de qigong y médico Yan Xin revelaron resultados similares cuando Yan Xin emitía energía de qigong con fines curativos. En un estudio, por ejemplo, los investigadores de Harvard descubrieron que con solo cinco minutos de qigong emitido sobre células de cáncer de páncreas, estas se destruían (en concreto, se inducía la apoptosis o muerte celular y aumentaba la población de células sub-G1, la fragmentación del ADN y la escisión de las caspasas 3, 8 y 9 y la poli[ADP-ribosa] polimerasa). En estudios de emisión de qigong a largo plazo, la energía también hizo que células cancerígenas pancreáticas se lisaran (murieran). Curiosamente, al igual que en el estudio de Gronowicz con células cancerosas y no cancerosas, los investigadores no encontraron destrucción celular ni cambios enzimáticos en las células normales tratadas de forma similar.[4]

Para los que quieran más detalles sobre las células, he aquí algunos adicionales: los investigadores descubrieron que la emisión de energía del qigong inhibía la actividad de determinadas proteínas quinasas (Akt basal y ERK1/2). Las proteínas quinasas son enzimas que regulan la actividad biológica de las proteínas fosforilándolas con ATP para crear un cambio conformacional en la proteína. Ese cambio conformacional es lo que hace que una proteína pase de estar inactiva a activa. Ten en cuenta que una proteína quinasa regula parte de la cadena de cambios proteicos en las proteínas que impulsan el comportamiento celular, incluyendo el crecimiento y la supervivencia de las células. En las células cancerosas, el aumento de la actividad de las quinasas Akt y ERK1/2 se ha relacionado con crecimiento del cáncer de páncreas, la supervivencia y la resistencia a la quimioterapia.[5] Inhibir estas quinasas parece prometedor para ayudar a tratar este tipo de cáncer. De hecho, algunos investigadores están estudiando cómo los fármacos podrían inhibir estas quinasas para tratar el cáncer.[6]

Sin embargo, no se necesitó ningún fármaco para inhibir esta vía de la proteína quinasa: en este caso, la energía del qigong redujo significativa y sustancialmente la actividad de estas proteínas quinasas en las células de cáncer de páncreas, y se produjo un aumento de la apoptosis de las células cancerosas. Pero en la emisión de qigong a fibroblastos no cancerosos y normales (células del tejido conectivo), la actividad de estas enzimas *aumentó* en lugar de disminuir. Esto sugiere que la terapia de biocampo del qigong afectó específica y diferencialmente a las muertes de células cancerosas frente a las no cancerosas. De nuevo, la energía de qigong emitida parecía tener una especie de «inteligencia». Este grupo de investigación pasó a demostrar efectos similares en células de cáncer de mama, colorrectal y de próstata.[7]

Cabe preguntarse si la terapia de qigong parecía tener efectos específicos en la lisis de las células cancerosas en una placa, ¿qué podrían hacer las terapias de biocampo en la estructura celular de los tumores cancerígenos en un ser vivo? ¿Podrían impedir el crecimiento y la propagación de los tumores y, si era así, cómo podían hacerlo? Para examinar más a fondo los posibles efectos de las terapias de biocampo en las células cancerosas, Gronowicz realizó su siguiente estudio en ratones. En este estudio, tuvo ratones de control que recibieron una inyección salina y ratones inyectados con células de cáncer de mama 66c14. A continuación, trató un subgrupo de ratones con cáncer con TT real y otro subgrupo con TT simulado, como en sus otros estudios.

Los resultados de Gronowicz parecían increíbles, pero quizá no eran tan sorprendentes, dados los hallazgos de sus estudios anteriores y los estudios de emisión de qigong de Harvard. Los ratones tratados con TT real, pero no los tratados con TT falso, mostraron reducciones en la metástasis del cáncer (migración del tumor canceroso). La propagación del cáncer se inhibió con el TT, pero ¿cómo?

Gronowicz estudió más a fondo el sistema inmunitario de estos ratones. Parecía que la terapia de biocampo real, pero no la falsa, afectaba profundamente a su cáncer. Observó que cuando inyectaba a los ratones con cáncer, los niveles de once citoquinas (transmisores inmunitarios que suelen participar en la inflamación y, a veces, en el crecimiento y la migración de las células cancerosas) aumentaban sustancial y significativamente en comparación con los niveles de citoquinas de los ratones de control. A continuación, los ratones con cáncer fueron tratados con TT o con TT simulado. Los que recibieron TT durante dos semanas mostraron reducciones en cuatro de estas citoquinas inflamatorias, concretamente las interleucinas 1a y 1b (IL-1a e IL-1b)], la proteína inflamatoria de macrófagos-2-alfa (MIP-2) y el interferón gamma inducido por monocina (MIG), hasta los niveles encontrados en los ratones de control. Este resultado también fue significativamente diferente en los ratones tratados con TT simulado, que no mostraron tales reducciones en estas citocinas.

Gronowicz también descubrió que los ratones tratados con TT mostraban cambios en ciertos subconjuntos de células inmunitarias relacionados con el cáncer de mama en uno de los primeros estudios preclínicos.[8] En concreto, el TT redujo ciertos glóbulos blancos llamados *linfocitos* relacionados con la migración tumoral (CD44hiCD25+, CD44hiCD25- en el bazo y CD44loCD25+ en el ganglio linfático) en comparación con los de los ratones tratados con TT simulado y los ratones de control. Los resultados sugirieron que el TT reducía la metástasis del cáncer al disminuir el número de células y transmisores inmunitarios implicados en la migración del tumor.

Gronowicz intentó entonces repetir estos resultados. ¿Qué pasaría si ella diera TT a los ratones antes de inyectarles células cancerosas? ¿Tendría un efecto preventivo recibir TT antes de padecer cáncer? Repitió su estudio, pero esta vez, los ratones recibieron TT antes (como pretratamiento) y después de que se les inyectase células cancerosas. Encontró resultados casi idénticos a los de su estudio anterior: el TT redujo los niveles de las mismas cuatro citoquinas. El pretratamiento con TT no importaba: los ratones seguían desarrollando tumores, y no hubo pruebas de que el TT redujera el tamaño del tumor. Pero los resultados seguían siendo los mismos que en el primer estudio para los ratones cancerosos tratados con TT: los niveles de citoquinas se redujeron y la migración del tumor se inhibió, lo que sugiere que su hallazgo inicial no era un caso aislado.

No podía entender por qué los colegas científicos de la comunidad de la oncología integrativa no prestaban atención a la innovadora investigación con células y animales en este campo. Aunque yo sabía que, como jainista que no creía en dañar a los animales, no me comprometería personalmente con esa investigación, entendía que el mundo occidental encontraría convicente la investigación animal controlada por placebo para ayudar a responder a las viejas preguntas sobre el mecanismo y superar el escepticismo de «la curación energética es solo un placebo». Ciertamente, muchos científicos dirían que, si los resultados que Gronowicz y los investigadores de Harvard eran convincentes, deberíamos encontrar estudios de otros laboratorios y quizá descubrir si la curación por biocampo tiene efectos prometedores para nuestro sistema inmunitario.

La curación por biocampo y el cáncer: descubrimientos sinérgicos

He indagado más y he aprendido más sobre la historia de los experimentos de curación en animales con cáncer. Estos hallazgos positivos sobre las terapias de biocampo en ratones con cáncer no se limitaron al uso del TT. Bill Bengston ha estado investigando los efectos de la sanación de biocampo en el cáncer durante décadas y desarrolló el método Bengston, que ha enseñado a muchas personas, incluyendo científicos escépticos.[9] A través de años de realizar estudios en ratones con cáncer en colaboración con diferentes universidades, Bengston informó de que los ratones inyectados con cantidades letales de células cancerosas (que deberían haber muerto) vivían cuando eran tratados con la terapia de biocampo.[10] Paradójicamente, descubrió que, aunque los ratones que recibían la terapia de biocampo no morían ni parecían enfermos, sus tumores seguían creciendo. Bengston describe sus hallazgos: «Los ratones tratados con técnicas de "curación con intención" normalmente desarrollaron una zona ennegrecida en la superficie del tumor, seguida de la ulceración del tumor, implosión y, a continuación, curación total de por vida. Ningún ratón entró en remisión espontánea sin recibir un tratamiento de curación».[11]

Bengston informó de que en varios experimentos, aunque los ratones no parecían estar enfermos ni morían, los comités de ética animal expresaron su preocupación porque los tumores seguían creciendo. A menudo, el equipo de investigación se vio obligado a sacrificar a los ratones antes de terminar los experimentos debido al tamaño de los tumores.

Margaret Moga, de la Universidad de Indiana, sentía curiosidad por el método Bengston. Ella ideó un estudio para observar más profundamente la terapia de biocampo haciendo que Bengston enviara energía curativa a los ratones en la misma habitación y hacer lo mismo a distancia. Moga descubrió que siete de los diez ratones con pequeños tumores (< 120 milímetros) tratados por Bengston, tuvieron remisiones completas. Sin embargo, en el caso de los ratones con tumores más grandes (> 120 milímetros), ninguno de los ocho ratones mostró una remisión completa del tumor.[12] El equipo del estudio sospechaba que los cambios inmunitarios estaban implicados de algún modo, pero en esos estudios publicados no se examinaron específicamente los factores inmunitarios.

Investigación de vanguardia sobre la curación con biocampos en el Centro Oncológico Md Anderson

Más recientemente, el trabajo que examina la curación por biocampo en ratones con cáncer ha sido retomado por Lorenzo Cohen, investigador de psiconeuroinmunología y colega desde hace mucho tiempo en medicina integrativa. Cohen es un distinguido profesor de prevención clínica del cáncer y director del Programa de Medicina Integral del Centro Oncológico MD Anderson de la Universidad de Texas, donde lleva trabajando desde hace más de dos décadas. Cuando estaba realizando mi estudio con supervivientes de cáncer de mama con fatiga, Cohen se puso en contacto conmigo para saber más sobre mi trabajo. Por aquel entonces, ya estaba recibiendo grandes subvenciones de los Institutos Nacionales del Cáncer y de los NIH para realizar estudios clínicos sobre acupuntura, escritura expresiva y yoga tibetano. Sin embargo, también estaba muy interesado en el trabajo de curación por biocampo porque él mismo había experimentado la energía cuando era pequeño. Cohen me contó que su abuela, Vanda Scaravelli, una gran influencia para él, era una maestra de yoga que se formó con B.K.S. Iyengar. Jugaba con sus nietos conectándose a la tierra energéticamente para que, por mucho que cada uno de ellos se esforzara a lo largo de los años, simplemente no pudieran levantarla. Ni siquiera dos adultos podían levantar a esa mujer menuda que pesaba cuarenta y cinco kilos. Más tarde, como científico y dedicado practicante de yoga, Cohen seguiría preguntándose cómo su abuela podía hacer algo así. Al igual que yo, entendió en un nivel experimental y teórico que la energía, o el biocampo, estaba presente no solo para los sanadores, sino que era una fuerza impulsora de los beneficios para la salud de la meditación, el qigong y el yoga. Cohen estaba decidido a acercar a la comunidad científica a la comprensión del mecanismo del biocampo o, al menos, quería averiguar cómo la energía influía directamente sobre vías fisiológicas en la investigación del cáncer.

Cohen conoció a Sean Harribance, un sanador sometido a pruebas en varios laboratorios por sus habilidades psíquicas y las correlaciones de la actividad cerebral con estas habilidades.[13] Harribance y Cohen empezaron a hablar de posibles estudios sobre la curación por biocampo. El tiempo de las subvenciones de los centros de biocampo había pasado y, como he mencionado antes, el NIH no estaba interesado en financiar más estudios sobre la ciencia del biocampo. Inicialmente, un donante privado mostró interés en respaldar a Cohen cuando quiso estudiar a Harribance y determinar si la tecnología podía replicar los efectos curativos del biocampo que el sanador podía demostrar. Como ocurre con muchos curanderos, la propuesta de desarrollar una tecnología basada en sus habilidades no gustó a Harribance. Se preguntaba por la intención de tales estudios, le preocupaba mantener sus derechos de propiedad intelectual y se mostraba escéptico sobre el desarrollo de dispositivos. Harribance estaba más interesado en explorar la ciencia que había detrás de los efectos que veía.

Tras años de delicadas comunicaciones y de cultivar la máxima integridad de sus colegas del MD Anderson, del financiador y de Harribance, Cohen convenció a todas las partes para iniciar la investigación con el acuerdo de que se centraría en la ciencia pura, no en el desarrollo de dispositivos. Siguieron el ejemplo de otros estudios y examinaron la capacidad de Harribance para curar células cancerosas humanas y de ratón en una placa, junto con células cancerosas en ratones, utilizando células de carcinoma de pulmón no microcítico (NSCLA 549, un tipo de cáncer de pulmón en humanos) y el carcinoma de células pulmonares de Lewis (un tipo de cáncer de pulmón en ratones). El equipo de investigación examinó si la energía emitida por Harribance en comparación con la curación simulada influía en el crecimiento de las células cancerosas, en la función de las células inmunitarias y en otras vías. Harribance trató a los animales con cinco sesiones de treinta minutos cada una durante tres semanas.

Mientras se lee este libro, la investigación sigue en marcha y los resultados iniciales son, de nuevo, interesantes. Cohen y sus colegas del Centro Oncológico MD Anderson reprodujeron en cierto modo lo que los investigadores de Harvard observaron con Yan Xin, el sanador de qigong. Cuando Harribance practicó la terapia de biocampo en las células humanas de cáncer de pulmón en una placa, los investigadores vieron una reducción en la proliferación de las células cancerosas y una regulación a la baja de la proteína quinasa Akt, la misma proteína quinasa cuyos niveles descendieron durante los estudios en Harvard cuando se estudió la emisión de energía de qigong.[14] Los resultados sugieren que ambos tipos de curación de biocampo influyen en una vía molecular crítica que ayuda a promover la muerte de las células cancerosas (apoptosis). Los investigadores también descubrieron que los ratones tratados con Harribance mostraron reducciones en el tamaño de los tumores y que esto estaba relacionado con reducciones en las citoquinas inflamatorias interleucina-6 y el factor de necrosis tumoral.

Los investigadores del Centro Oncológico MD Anderson también descubrieron otros cambios inmunológicos importantes relacionados con la reducción del crecimiento de las células cancerosas y de la capacidad del tumor para protegerse. Cohen y sus colegas observaron que la quimioquina proteína quimioatrayente de monocitos-1 (MCP-1), relacionada con el aumento del crecimiento celular y la migración del cáncer de pulmón y otros tipos de cáncer, también se redujo en los ratones que recibieron la terapia de Harribance. También advirtieron que los glóbulos blancos asociados a la eliminación de tumores (células T citotóxicas CD8+) se multiplicaron por dos en los ratones que Harribance trató y que disminuyeron los niveles del ligando 1 de la muerte programada (PD-L1), una proteína expresada en las células cancerosas. Esta proteína ayuda a formar un escudo bioquímico que protege a las células tumorales de ser destruidas por el sistema inmunitario. La PD-L1 es una de las dianas de desregulación de las nuevas inmunoterapias que han transformado el panorama del tratamiento del cáncer, dando lugar a curaciones nunca vistas en la historia de la oncología. Pero en este estudio no fue una inmunoterapia novedosa la que reguló a la baja el PD-L1 en las células cancerosas de los ratones, sino la capacidad de curar de Harribance.

También es muy sorprendente, pero no se menciona en la primera publicación científica, la forma en que los ratones respondieron a Harribance cuando se aproximaba a su jaula. Esencialmente, los animales sabían de inmediato cuándo llegaba y trataban de acercarse a él lo más posible. Cada vez que se acercaba a la jaula, incluso si no estaba dando un tratamiento curativo, los ratones se agolpaban en la parte delantera como si esperaran algo bueno. Cohen sintió curiosidad por este comportamiento y quiso comprobar si los ratones harían lo mismo si un hombre de tamaño similar a Harribance se acercara a la jaula, pero los ratones solo se agolpaban en la parte delantera de la jaula cuando era el sanador el que se acercaba, lo que demuestra que, aunque pensamos que esas criaturas tienen menos conciencia que los humanos, son más perceptivas de lo que creemos. Los ratones, parece, podían percibir la energía asociada a Harribance y los efectos curativos que les proporcionaba. (Sinceramente, se me rompe el corazón cuando pienso en esos ratones apiñados en la parte delantera de la jaula esperando recibir la energía curativa que les ayudara a librarse de las células cancerosas que les habían inyectado). Cohen compartió conmigo la historia completa, así como un vídeo de Harribance y los ratones, durante un seminario *online* de la Iniciativa de Consciencia y Curación (CHI); si te interesa, puedes encontrarlo en nuestra página de seminarios web en chi.is.

Como buenos investigadores, los científicos del Centro Oncológico MD Anderson intentaron replicar su investigación inicial y determinar si podrían penetrar más en los mecanismos celulares para entender cómo las terapias de biocampo impulsaban estos cambios en los tumores. Esta vez, replicando el experimento con el mismo tipo de cáncer de pulmón en ratones, no observaron reducciones en el tamaño del tumor con la terapia de biocampo, como había ocurrido en el primer estudio, pero obtuvieron unos resultados similares a los de Bengston: un aumento significativo y sustancial de la destrucción de tejido tumoral (necrosis) en ratones tratados por Harribance. Las células tumorales se habían ulcerado, como había informado Bengston en su estudio. Cuando los investigadores del Centro Oncológico MD Anderson examinaron el tejido tumoral expuesto, descubrieron que los ratones tratados con la terapia de biocampo tenían 2,3 veces más células positivas a la caspasa 3 (marcadores de apoptosis celular) que en el tejido tumoral de control. Los investigadores también observaron réplicas de cambios en subconjuntos celulares específicos relacionados con la inmunidad antitumoral, como en su primer estudio, y advirtieron que los ratones tratados por Harribance estaban más «tranquilos», ya que, en comparación con la actividad de los ratones del grupo de control, que habían recibido tratamiento simulado, estaban un 50 % menos de tiempo moviéndose frenéticamente.

¿Cuál era el siguiente paso para los investigadores? Dada la naturaleza innovadora de este trabajo, que demuestra que un sanador de biocampo puede alterar de forma fiable la fisiología de un tumor, no entendía por qué Cohen no publicaba esta investigación en revistas médicas convencionales, en lugar de hacerlo solo en publicaciones oncológicas. Me dijo que no era porque no lo hubiese intentado. Las revistas médicas más importantes aún no están interesadas en este tipo de trabajos, pero, según espera Cohen, con más controles en los estudios, el bloqueo farmacológico de las vías que sugieren que otros mecanismos celulares están causando los efectos, midiendo y bloqueando las emisiones de las terapias de biocampo y determinando claramente los mecanismos de acción, estas revistas científicas y médicas convencionales pronto tendrán más en cuenta su trabajo. Recientemente puse en contacto a Bengston y Cohen porque me sorprendía que no conocieran bien sus respectivos trabajos, y he hecho lo posible para que una fundación financiará sus investigaciones y las de otros. Habrá una fructífera línea de investigación con terapias de biocampo en ratones en el Centro Oncológico MD Anderson y, espero, en humanos.

Tratamiento reiki para ratas estresadas

La exploración de los efectos biológicos de la curación con biocampos en animales ha ido más allá del cáncer. Ann Baldwin, profesora de Fisiología en la Universidad de Arizona, ha realizado un estudio sobre los efectos de los sanadores de reiki en la función inmunitaria de las ratas. Baldwin, otra investigadora convencional convertida en entusiasta curadora del biocampo, fue introducida en el reiki por su estudiante postdoctoral Meera Jain. Jain conocía el trabajo de Baldwin sobre los efectos del estrés acústico en ratas de laboratorio. Los estudios habían demostrado que el ruido causaba un estrés lo suficientemente importante en las ratas enjauladas como para inducir la inflamación –en particular, el «intestino permeable»– y Jain notó que no todos los investigadores eran conscientes de estos efectos.[15] Jain era maestra de reiki y se preguntó si esta técnica podría ayudar a reducir el estrés en estas ratas de laboratorio y si podrían experimentar cambios en la inmunidad como resultado. Baldwin no sabía nada sobre el reiki en ese momento, pero Jain la convenció para hacer un estudio y ayudó a escribir una beca financiada por el NIH a principios de de la década de los 2000 para llevar a cabo la investigación.

Los investigadores de Baldwin estudiaron cuatro grupos de ratas de laboratorio. Uno no recibió ruido, otro recibió ruido, otro recibió ruido y reiki, y otro recibió ruido y reiki falso. Descubrieron que las ratas expuestas al ruido mostraron un aumento de la inflamación, medido por la fuga microvascular en sus intestinos. Sin embargo, las ratas que recibieron reiki mostraron una disminución significativa de esta fuga inducida por el estrés. Las ratas que recibieron un falso reiki no experimentaron una disminución de esta fuga inducida por el estrés.[16] Habiendo presenciado estos efectos, Baldwin quiso aprender más sobre el reiki. Se hizo practicante y publicó otros estudios sobre los efectos de esta técnica de canalización de energía en practicantes, pacientes y en ratas, en las que examinó otros efectos fisiológicos, como el ritmo cardíaco.[17]

Resumen: qué dicen estos estudios con células y animales sobre la curación

Puede que te cueste asimilar todos estos datos, así que permíteme resumir los puntos clave:

- Solo en la última década, al menos cuatro investigadores diferentes de tres universidades distintas y un prestigioso centro médico de Estados Unidos (la Universidad de Harvard, la Universidad de Indiana, la Universidad de Connecticut, y el Centro Oncológico MD Anderson), utilizando terapias de biocampo y tratamientos de control simulados con animales y en cultivos celulares, han informado de que diferentes tipos de curación energética pueden disminuir el crecimiento de los tumores, favorecer la destrucción de tejido tumoral, reducir la capacidad de migración del tumor y mejorar la función inmunitaria celular frente a diferentes tipos de cáncer.[18]

- Varios estudios realizados en laboratorios independientes han demostrado la existencia de cierta inteligencia en estos efectos de la terapia de biocampo, concretamente, que influye de forma diferente en las células cancerosas y en las normales y que asimismo actúa sobre las vías de la proteína quinasa relacionadas con el crecimiento celular dependiendo de si las células son cancerosas o no.[19]

- Estos estudios sobre el cáncer examinaron diferentes tipos de terapias de biocampo y no solo un tipo, y la mayoría evaluó los efectos de sanadores extraordinarios. Según los estudios realizados hasta ahora, aún no está claro cuánta experiencia hay que tener como sanador de biocampo para influir en estos efectos o cuál podría ser la dosis óptima de curación energética.

- Los efectos de las terapias de biocampo sobre la función celular y la respuesta inmunitaria también se han demostrado en células normales y en animales, no solo para condiciones cancerosas.[20] Es importante destacar que no todos los resultados han sido replicados.[21]

Estos estudios nos ayudan a saber que las terapias de biocampo no pueden entenderse plenamente relegándolas a ser efectos placebo. Estos estudios sugieren que la curación por biocampo afecta a nuestro sistema inmunológico de forma inteligente y material en las células cancerosas mientras que no tiene tales efectos en las células normales. Estos estudios iniciales muestran efectos sinérgicos en las vías inmunitarias y celulares. Nos dicen que la energía transmitida a través de los sanadores afecta a nuestro sistema inmunitario hasta la señalización celular en formas que solo estamos empezando a comprender.

¿Cómo ocurre esto?

Como te puedes imaginar, los científicos quieren conocer el mecanismo de la curación por biocampo. Aunque honestamente cuestiono si tratar de identificar un mecanismo singular para la curación energética tiene sentido, sí que lo tiene intentar entender cómo este tipo de curación causa estos profundos efectos. Vamos a explorar algunas teorías sobre los mecanismos de curación por biocampo en el capítulo 9.

9. ¿Cuál es el «mecanismo» de curación por biocampo?

Hemos comprobado que la curación por biocampo, o energía, tiene efectos significativos y sustanciales en pacientes con cáncer, dolor y otras enfermedades que no pueden explicarse únicamente como fruto del placebo, ¿cuál es el mecanismo que hace que esta terapia funcione?

Esta pregunta ha sido un auténtico quebradero de cabeza para muchos investigadores de biocampo. Incluso cuando se conocen efectos curativos relacionados con la terapia por biocampo, muchas revistas médicas convencionales se niegan a publicarlos porque se desconoce el mecanismo que los causa. Organismos de financiación como los Institutos Nacionales de la Salud (NIH) han declarado que, para hacer crecer la ciencia detrás de las terapias de biocampo, se debe proponer y probar primero un «mecanismo biológico plausible». Esto es una barrera poco razonable para el estudio de la ciencia del biocampo. Después de todo, no sabemos cómo funcionan todos los fármacos o dispositivos; podemos conocer el «mecanismo de acción» de un medicamento y descubrir más adelante que funciona de una manera diferente a la que habíamos descubierto (esta es una de las razones por las que muchos fármacos tienen usos no contemplados en la etiqueta: pensamos que el fármaco actúa en vías neuroquímicas específicas y luego descubrimos que también actúa en otras vías relacionadas con otras enfermedades).

Así pues podríamos preguntarnos: ¿No son los efectos clínicamente significativos de las terapias de biocampo en los pacientes suficientemente beneficiosos para justificar su integración en la medicina, aunque no conozcamos los mecanismos? ¿Y si los mecanismos son de naturaleza no física y no se pueden medir? A pesar de estos puntos, ha quedado claro que en el «mundo material» de la ciencia y la medicina comprender el mecanismo a nivel físico es importante para ampliar la investigación de biocampo.

Como te puedes imaginar, abundan las teorías de científicos y sanadores sobre cómo operan las terapias de biocampo. Tanto la perspectiva de la investigación como la de la práctica son cruciales para que entendamos por qué las terapias de biocampo causan profundos efectos curativos. Veamos algunas explicaciones diferentes del mecanismo de la curación energética y exploremos en qué medida las pruebas actuales apoyan o refutan estas ideas.

Teoría 1: los resultados de la terapia de biocampo son solo efectos placebo

¿No habíamos descartado ya esta explicación? Sí, en cierto modo lo habíamos hecho, pero la respuesta también depende de lo que llamamos *placebo*. Como hemos visto en este capítulo y en el anterior analizando los estudios clínicos sobre las terapias de biocampo, estas tienen más efectos que el placebo o los controles simulados tanto en el funcionamiento psicológico como en los cambios del sistema inmunitario en una medida estadísticamente significativa. Pero no podemos decir que lo que llamamos *elemento placebo* no tenga realmente efectos. En otras palabras, si todos los seres vivos tienen un biocampo, entonces elementos placebo como las interacciones terapéuticas positivas (alimentadas, por ejemplo, por sentimientos de empatía, amor y conexión) podrían cambiar el biocampo entre el sanador y su cliente, y alterar la fisiología de este último. En otras palabras, la energía de nuestro estado emocional, o nuestras «vibraciones», puede ser percibida por los demás e influir en su fisiología sin que ni siquiera les hablemos. Por lo tanto, lo que cabe considerar un efecto placebo –interacción terapéutica positiva– podría reflejar en realidad cambios en el biocampo.

El estudio de Kathi Kemper realizado en la Universidad de Ohio es un ejemplo de cómo las emociones «enviadas» por una persona pueden ser sentidas por otra, sin que el receptor sepa siquiera la intención del profesional. En este estudio, cuidadosamente controlado, Kemper descubrió que un meditador experto que enviaba benevolencia a otra persona estando en la misma habitación, incluso sin que esa persona supiera lo que estaba ocurriendo, cambiaba positivamente la variabilidad de la frecuencia cardíaca del receptor (una medida de la salud del corazón), favoreciendo una mayor actividad del sistema nervioso parasimpático (descanso y digestión).[1] A los terapeutas se les suele enseñar a mantener un espacio de consideración positiva incondicional para los pacientes durante la psicoterapia, y se ha demostrado que la consideración positiva incondicional en sí misma tiene importantes efectos curativos.[2] El estudio de Kemper plantea la pregunta: ¿cuál es la diferencia entre enviar amor y enviar curación? ¿Es un efecto placebo, es un efecto de biocampo o es ambas cosas?

Como comenté en el capítulo 5, los estudios demuestran que los elementos placebo –como las expectativas, el condicionamiento, la relación y el ritual– tienen efectos tan profundos en nuestra biología que pueden favorecer incluso la curación a nivel celular. Estos elementos están presentes en todos los encuentros terapéuticos. Como sugerí en el capítulo 5, los elementos placebo, desde una perspectiva basada en el biocampo y la consciencia, pueden ser reformulados como elementos curativos que activan la fuerza vital (HEAL). Hasta cierto punto, HEAL está presente en todos los encuentros de curación, incluida la terapia de biocampo. En lugar de intentar sustraerlos de cualquier modelo de investigación clínica y tratar de demostrar que estas terapias son «mejores» que los placebos, quizá deberíamos considerar cómo las terapias clínicas (incluidas las terapias de biocampo) aumentan la curación para que podamos capacitar nuestra propia curación sin importar el tipo de terapia o medicina que elijamos.

Teoría 2: los efectos de las terapias de biocampo en la biología pueden explicarse por los campos electromagnéticos de bajo nivel que afectan a los «sistemas receptores» biológicos

La ciencia básica nos enseña que todo nuestro cuerpo, incluidas nuestras células, emite campos electromagnéticos de bajo nivel (CEM).[3] Nuestras células también emiten partículas de luz de bajo nivel, conocidas como biofotones.[4] Actualmente estamos explorando lo que estas emanaciones de energía de nuestros cuerpos y células nos dicen sobre nuestro estado de salud.[5] De hecho, los investigadores que utilizan dispositivos de biocampo están explorando cómo podemos medir el campo energético humano, alterar nuestra biología y mejorar la salud mediante el uso de determinadas frecuencias de energía.

Aunque se pueden medir diferentes aspectos de cada biocampo humano, la cuestión principal es si los profesionales de la curación demuestran cambios específicos y fiables en la energía electromagnética relacionados con los efectos curativos que podrían explicar los cambios en la función celular que vemos con la curación por biocampo. La otra gran pregunta es si los cuerpos humanos tienen receptores específicos sensibles a estos efectos de biocampo que propagan los cambios en la fisiología corporal.[6]

¿Podría ser que un mecanismo sea la firma única de un sanador de un campo electromagnético que afecte a los cambios biológicos de otra persona? ¿Hay receptores de biocampo en nuestros cuerpos que traducen las señales energéticas sutiles en cambios biológicos positivos? Aunque este concepto pudiera parecerles descabellado a algunos científicos, la evidencia emergente de diferentes campos de estudio médico, como la bioelectromagnética, la biología molecular y la patología, en su conjunto, sugieren que (1) los CEM podrían desempeñar un papel en la curación por biocampo y (2) que existen sistemas receptores en el cuerpo humano:

- *Diferentes investigadores han afirmado haber encontrado emanaciones de CEM de los sanadores durante sus prácticas de curación.* Estas incluyen cambios medibles en las ondas cerebrales y en la actividad cerebral, fluctuaciones de corriente continua y emisiones de biofotón de sus manos y cambios en el campo magnético.[7] Sin embargo, no todos los sanadores han demostrado estos resultados, y no está claro hasta qué punto estos cambios son fiables incluso para los sanadores estudiados.[8]

• *Existen pruebas de que tanto los sanadores como los dispositivos CEM afectan a la señalización celular, al crecimiento celular y a la curación de las células óseas y cancerosas.* En los estudios que mencioné en el capítulo 8, la terapia de biocampo ha afectado al crecimiento celular, la señalización y las funciones en diferentes tipos de células, incluyendo las óseas y las células cancerosas. Varios dispositivos CEM han mostrado efectos en la señalización celular y la curación, incluso en células óseas y cancerosas.[9] Sin embargo ningún estudio hasta la fecha ha examinado a los sanadores y los dispositivos uno al lado del otro, utilizando exactamente el mismo modelo en el mismo experimento, para ver si los efectos en las células son iguales o diferentes.

• *Parece que hay «receptores de biocampo» en el ADN que responden a cambios electromagnéticos de bajo nivel, que afectan a la transcripción de los genes.* Como en el caso de la investigación de la terapia de biocampo, los estudios que examinan los mecanismos precisos de efectos de los dispositivos CEM se encuentran en una fase inicial. Sin embargo, al menos dos prometedores estudios han demostrado que los CEM de bajo nivel (< 300 Hz) pueden alterar la expresión de los genes mediante la activación de regiones promotoras específicas del ADN denominadas *elementos de respuesta al campo electromagnético* (EMRE).[10] Los investigadores de la Universidad de Columbia han teorizado que estas partes del ADN podrían responder a los CEM mediante la conducción de electrones en el ADN.[11] Este campo de investigación es todavía pequeño y, de nuevo, ningún estudio ha comparado efectos potenciales de los sanadores y dispositivos en la transcripción de genes y influencias en los EMRE.

• *Las pruebas sugieren que los sanadores de biocampo y los dispositivos CEM podrían afectar a las mismas vías celulares.* Más de veinte estudios han demostrado que los CEM afectan a los canales de calcio activados por voltaje y que los efectos de los CEM en la biología pueden ser inhibidos por fármacos que bloquean esos canales de calcio.[12] Un estudio de la Universidad de Georgetown también ha demostrado que la curación por biocampo aumentó el calcio intracelular en un modelo de cultivo celular y que este efecto estaba mediado por cambios en los canales de calcio activados por voltaje. Al igual que en los estudios sobre CEM, el bloqueo del canal de calcio activado por voltaje suprimió los efectos de la terapia de biocampo en el aumento del calcio intracelular.[13] Sin embargo, se trata de un solo estudio sin réplica independiente y, de nuevo, no se han realizado comparaciones de sanadores con dispositivos CEM utilizando el mismo modelo.

El colágeno y el intersticio: un posible sistema receptor de todo el cuerpo para los efectos del biocampo

Los CEM y la energía de los sanadores de biocampo también podrían propagarse «por todo el cuerpo» a través del tejido conectivo.[14] Los sanadores que dicen que pueden sentir o «ver» la energía en el cuerpo cuando trabajan afirman a menudo que sienten la energía que se desplaza por la fascia, o tejido conectivo, organizado en una red de todo el cuerpo justo por debajo de la piel. ¿Qué dice la ciencia?

Helene Langevin, investigadora de acupuntura desde hace mucho tiempo y actual directora del Centro Nacional de Salud Complementaria e Integrativa (NCCIH, por sus siglas en inglés), informó de una correspondencia del 80% entre los puntos de acupuntura y los planos del tejido conectivo.[15] Ella y otros también han informado de que bandas de colágeno (el colágeno es la estructura proteica fibrosa que se encuentra en el tejido conectivo) tienen menor impedancia eléctrica (es decir, menos resistencia eléctrica o más flujo de corriente). En algunos casos, los planos de tejido conectivo que corresponden a meridianos de acupuntura han mostrado una menor impedancia en comparación con zonas de tejido conjuntivo no asociadas a estos meridianos; sin embargo, los datos son contradictorios y deberían hacerse más estudios.[16]

¿Por qué hay una menor impedancia eléctrica (es decir, un mayor flujo de corriente) en los planos del tejido conectivo? Estamos aprendiendo más sobre estos planos y cómo podrían conectar los órganos. En 2018, Neil Thiese, profesor de Patología de la Universidad de Nueva York, con experiencia en el hígado y asesor científico en Conciosness Healing Initiative (CHI), publicó junto a sus colegas un estudio pionero en el que informaban del descubrimiento de un nuevo órgano del cuerpo (como la piel es un órgano que está por todo el cuerpo) llamado *intersticio humano*. El intersticio es una red de bolsas llenas de líquido entre nuestras células, sostenidas por una red de haces de colágeno. Esta matriz de haces de colágeno intercalados con líquido está conectada en todo nuestro cuerpo, desde la piel hasta los músculos, el sistema digestivo y la vejiga, y el líquido se vacía en nuestro sistema linfático a través de los capilares linfáticos.

Las fibras de colágeno, como todas las estructuras proteicas, son moléculas cargadas, es decir, tienen y transportan electricidad. Las fibras de colágeno del intersticio son fisiológicamente activas y pueden interactuar con las células cuando viajan a través del fluido, que consiste principalmente en agua. El agua del intersticio probablemente sirva para que la carga eléctrica se propague a través de la red de colágeno. La ya fallecida científica Mae-Wan Ho describió el fenómeno de la conducción de la carga a través del colágeno, señalando cómo las capas de agua unidas en las fibras de colágeno proporcionan vías de conducción de protones para una rápida señalización en todo el cuerpo.[17] Es importante entender que esta matriz de fluido en el intersticio está muy organizada y es dinámica, con varios tipos de células diferentes (incluyendo integrinas, desmosomas, hemidesmosomas, conexinas, etc.) que pueden interactuar, y de hecho lo hacen, para fomentar cambios en la inmunidad y la curación. Por ejemplo, las interacciones entre estas células de la matriz ayudan a células como los fibroblastos, los osteoblastos y las células epiteliales a desplazarse a determinadas zonas del cuerpo donde se necesitan. El veterano investigador de biocampos James Oschman, autor de *Medicina energética: la base científica*, proponía los efectos de la curación por biocampo en lo que él llamó la *matriz viva* mucho antes de que los estudios descubrieran el intersticio corporal.[18]

No es de extrañar, pues, que los científicos pidan más investigaciones sobre esta estructura anatómica recién descubierta, ya que podría ayudarnos a entender mejor la patología del cáncer y los efectos de la acupuntura y, por ejemplo, podría ser que el movimiento (incluidos los estiramientos, el taichí y el yoga) o la estimulación de las agujas de acupuntura activen los haces de colágeno cargados en el intersticio. A partir de ahí, estas fibras activadas pueden influir en el flujo y la actividad de las células que recorren el intersticio, afectando a la inmunidad.

¿Podría el intersticio ser realmente parte de la explicación de los efectos de la terapia de biocampo en el cuerpo? Tal vez, pero tendríamos que entender cómo la «carga» de los sanadores energéticos atraviesa la piel, porque en este caso no hay movimiento del tejido conectivo ni se pincha con agujas. También necesitamos entender cómo algunos sanadores parecen estar emitiendo cantidades medibles de corriente electromagnética. ¿Podría estar parte de la respuesta en nuestra propia piel?

Las células de Merkel son una clase única de células receptoras sensoriales situadas en la parte interna (capa basal) de la epidermis (capa externa de la piel) de los seres humanos, así como en otros mamíferos. Están conectadas a la dermis, la capa interna de soporte mantenida por el colágeno, donde se almacena gran parte del suministro de agua del cuerpo (las células de Merkel, consideradas parte de la unión epidérmica-dérmica, están conectadas específicamente a la dermis a través de los hemidesmosomas).[20] Las células de Merkel son sensibles al tacto ligero y a los CEM.[21] Es interesante que estas células no estén distribuidas uniformemente por todo el cuerpo; por ejemplo, hay más cerca de las puntas de los dedos.

Las células de Merkel contienen gránulos de pigmento compuestos de neuromelanina, un material magnético que contiene hierro. En presencia de un campo magnético, los gránulos que contienen melanina, llamados melanosomas, se mueven y activan las células en un proceso llamado mecatransducción. Las células de Merkel también son células neuroendocrinas, lo que significa que, cuando se activan, producen hormonas. También se acumulan en «puntos de contacto» en la piel que se conectan con fibras nerviosas que envían información al cerebro.

Ya se sabe que las células de Merkel activan las vías neurales sensoriales.[22] ¿Podría ser que la activación de las células de Merkel en respuesta a una carga sutil (como los CEM de bajo nivel) activara el tejido conectivo cercano en la dermis? Es plausible que los campos generados biológicamente por los profesionales de la curación puedan activar las células de Merkel en el receptor. Las células de Merkel del receptor podrían activar las vías de las neuronas sensoriales e influir en la inmunidad a través de vías de colágeno en el intersticio. Esta idea no es nueva: la participación de las células de Merkel en la detección de biocampos en humanos se ha propuesto antes, pero no se ha explorado científicamente.[23]

A pesar de los estudios controlados que demuestran que la intervención de los sanadores de biocampo tiene efectos en nuestra biología, estamos lejos de comprender cómo la curación «se mete bajo la piel».

Estoy presentando las piezas de un rompecabezas que aún no se ha armado. Si queremos averiguar cómo la energía se mete bajo la piel, vamos a necesitar un programa serio de investigación que, al principio, incluya a científicos de biocampo y a expertos en microbiología, biofísica, neurociencia, bioelectromagnética, inmunología, mecánica de fluidos y dermatología. No obstante, comprender cómo la curación por biocampo puede ser electromagnética, mecánica y químicamente transducida bajo la piel para influir en nuestras células podría no explicar el cuadro completo de la curación.

Teoría 3: los efectos del biocampo son no locales y no lineales y podrían ser más como efectos de «información» que de «energía»

Decir que los efectos curativos de los biocampos solo son el resultado de los CEM es problemático por varias razones. En primer lugar, no todos los profesionales de la sanación que pueden actuar a nivel celular y en los seres humanos han tenido CEM medibles. En segundo lugar, no está claro si los sanadores que han mostrado CEM medibles demuestran exactamente la misma firma CEM cada vez que curan a alguien. En tercer lugar, ningún estudio ha relacionado todavía las emanaciones de CEM de un sanador directamente con los cambios biológicos de un receptor. Y cuarto, y posiblemente lo más importante, explicar estos efectos como corriente eléctrica no puede explicar necesariamente los datos de la curación a distancia. Numerosos estudios controlados muestran que la curación a distancia y la intención de los sanadores a distancia muestran efectos en la biología en animales, células y humanos. Entonces, ¿cómo funciona esa parte de la curación por biocampo? No puede ser «energía» como la mayoría de los físicos la describen.

Por definición, la *energía* es la capacidad de realizar un trabajo. Los CEM, tal y como los entendemos en la física clásica, se dice que su intensidad disminuye con la distancia. Podemos calcular esto. Si los efectos curativos del biocampo fueran solo efectos energéticos definidos por los CEM, entonces no debería haber ningún efecto de curación a distancia. Esta es la razón por la que la curación a distancia vuelve loco a todo el mundo: porque no se ajusta a nuestros conceptos de energía. Para explicar cómo funciona la curación a distancia, tenemos que explorar otros modelos físicos más allá del clásico. Sí, puede que tengamos que recurrir a la física cuántica aquí.

Lo admito. Incluso en mis primeros días como estudiante, cada vez que alguien invocaba la física cuántica como explicación de la curación energética, ponía los ojos en blanco. No podía evitarlo. Pero para ser honesta, no lo entendía. Nunca nos enseñaron física cuántica en nuestras clases de biología, neurociencia o inmunología. Por aquel entonces, la física cuántica era una teoría, o al menos solo se mostraba como una explicación eficaz para fenómenos minúsculos como el comportamiento de los quarks (más pequeños que los átomos) entre sí. Entonces, ¿cómo ayudan los principios de la física cuántica a explicar los cambios biológicos reales en las prácticas curativas? Resulta que la física cuántica y su aplicación a la biología podrían no ser tan sobrenaturales como algunos pensaban.

En primer lugar, ahora sabemos, gracias a los experimentos de la física cuántica, que la transferencia de información no local a través del entrelazamiento puede producirse, y de hecho se produce, en los sistemas macroscópicos y biológicos. El *entrelazamiento* consiste en que dos objetos, aparentemente separados, están interconectados de formas que podemos predecir y medir (por ejemplo, midiendo su giro). Estos dos (o más) objetos entrelazados forman un sistema interdependiente, considerado *no local* porque influyendo en una parte del sistema influye en la(s) otra(s) parte(s), aunque estas estén muy alejadas entre sí. Puede que Albert Einstein lo describiera como «acción espeluznante a distancia».

Los científicos saben desde hace tiempo que el entrelazamiento no solo se da entre partículas subatómicas. El entrelazamiento, que mucha gente podría considerar un concepto abstracto, se ha demostrado ahora –en estudios de física cuidadosamente ejecutados y publicados en las mejores revistas científicas del mundo por diferentes grupos– que se aplica a objetos macroscópicos, incluso a estructuras sólidas, y hasta al comportamiento de sistemas biológicos en animales, células y plantas.[24] Los descubrimientos sobre el entrelazamiento macroscópico han constituido de hecho la base de tecnologías como la computación cuántica. Esto hace que uno se pregunte: si nuestras mentes pueden concebir y crear la transferencia de información cuántica entre chips de ordenador, ¿podríamos los propios seres humanos funcionar como los ordenadores cuánticos que hemos creado?

¿Cómo funciona el entrelazamiento? Un estudio publicado en 2001 en la prestigiosa revista *Nature* informó del entrelazamiento de dos objetos macroscópicos (átomos de cesio gaseoso) separados en el espacio. Los científicos conectaron estos átomos mediante un pulso de luz coherente que creó un estado de espín entrelazado entre ellos (es decir, el pulso de luz influyó en los dos átomos de cesio, separados por una gran distancia, para que giraran juntos de forma complementaria). Estos y otros primeros estudios demostraron el principio de la no localidad cuántica y mostraron cómo la luz puede impulsar la transferencia de información entre partes macroscópicas de un sistema entrelazado. Esto allanó el camino para lo que se denominó *teletransporte cuántico*.[25]

Espera, ¿teletransporte cuántico? Eso suena a *Star Trek*. Pues bien, no del todo, aunque el hecho de que algunos científicos hayan informado recientemente del descubrimiento pionero del teletransporte cuántico de un fotón en la Tierra a otro fotón en un satélite a unos 1.400 kilómetros de distancia hizo soñar a muchos con lo del «teletranspórtame».[26] Seamos claros: el fotón no fue transportado físicamente. Lo que ocurrió es que la información del fotón en la Tierra se transfirió al fotón a unos 1.400 kilómetros de distancia.

Esto no es ciencia ficción: experimentos de mecánica cuántica como estos y otros han demostrado que esta transferencia de información cuántica puede ocurrir entre objetos macroscópicos de manera profunda. De hecho, un estudio publicado en *Nature* en 2017 que examina el entrelazamiento utilizando un fotón en un cristal demostró que este fotón de luz entrelazó más de doscientos conjuntos macroscópicos de átomos. Es más, cada uno de estos conjuntos son subsistemas con mil millones de átomos, y se demostró el entrelazamiento hasta cada átomo de este fotón individual. Este entrelazamiento multipartito demostró que una sola excitación –causada por un fotón de luz– puede compartir información no solo en uno, sino en muchos sistemas interconectados, y en una estructura sólida.

El entrelazamiento ocurre con los átomos y los cristales y también en los sistemas biológicos. Los científicos están explorando el entrelazamiento, así como otros fenómenos de la mecánica cuántica, como la coherencia y la tunelización, para explicar procesos biológicos y el comportamiento de los organismos vivos, como la fotosíntesis, la actividad enzimática, el olfato y la magnetorrecepción (detección de campos electromagnéticos).[27] Las fluctuaciones cuánticas en el cerebro se han propuesto incluso como un vínculo necesario para entender la consciencia. Hace más de veinte años, por ejemplo, Stuart Hameroff, profesor de anestesiología de la Universidad de Arizona, propuso la idea de que el colapso de la onda cuántica en los microtúbulos del cerebro podría explicar la consciencia humana.[28]

El entrelazamiento podría incluso desempeñar un papel en la comprensión del comportamiento natural de los animales. Por ejemplo, investigaciones de distintos laboratorios sugieren que los electrones entrelazados presentes en los ojos de los pájaros les ayudan a «leer» el CEM de la Tierra para orientarse mientras vuelan.[29] También se ha informado de un comportamiento de entrelazamiento similar en los peces.[30]

Consciencia, entrelazamiento y curación

Puede que te preguntes cómo encaja la consciencia en todo esto. Varios teóricos y científicos relacionan los principios de la mecánica cuántica con la naturaleza de la consciencia, incluyendo la relación de los principios de la mecánica cuántica con la perspectiva védica de la consciencia.[31] ¿Cómo podría relacionarse esto con la curación? Se supone que que la física cuántica no solo nos informa sobre la naturaleza de la consciencia en sí misma, sino también sobre leyes universales que se aplican tanto a la biología como a otros campos. Por ejemplo, el físico Menas Kafatos, profesor de física computacional en la Universidad de Chapman, propone que los principios cuánticos de recursividad (piensa en «como es arriba, es abajo»), complementariedad (cosas aparentemente opuestas que en realidad se unen) y la interactividad creativa (interacción de sistemas dinámicos) son leyes del universo fundamentales y leyes de la consciencia que se aplican a la biología.[32] Así, el comportamiento cuántico que vemos incluso en animales y plantas no es sorprendente. Sin embargo, entender cómo se produce la curación a distancia podría implicar un colapso de la función de onda cuántica en la manera en que influye en un sistema biológico. Es decir, para entender los efectos de la curación a distancia en los resultados biológicos, tendríamos que ver cómo la información aparentemente compartida de forma no local influye en un «receptor» biológico que desencadena una respuesta fisiológica local.

Todos estos datos son provocadores y las ideas son interesantes, sin embargo, no me parece correcto utilizar estos datos para afirmar que hemos demostrado que la curación a distancia funciona por entrelazamiento cuántico. Estos experimentos no son sobre la curación a distancia y no prueban directamente el entrelazamiento como una explicación de la curación a distancia. Hay muchas lagunas en los datos que habría que rellenar. Aunque la física cuántica es la teoría más satisfactoria para explicar la curación a distancia en este momento, hay muchas preguntas que responder, entre ellas: ¿cómo el observador o los observadores conscientes influyen o cambian los efectos del entrelazamiento? ¿Qué determina la fuerza y la duración del entrelazamiento, y cómo? ¿Cómo influyen los efectos de la resonancia?[33] ¿Existen realmente pocos receptores que podrían traducir esta información en señales biológicas significativas o hay muchos? Por muy tentador que sea decir que el entrelazamiento cuántico es la respuesta para entender la curación a distancia a nivel físico, estamos lejos de contar con los datos experimentales precisos para explicar definitivamente la física de la curación a distancia.

Sin embargo, aquí la cuestión es compartir que lo que se nos ha hecho creer durante tantos años por la ciencia y la medicina convencionales, que somos seres separados e inconexos que no transferimos información significativa a los demás…, simplemente no es cierto. Hemos visto esta falacia de la separación en la medicina cuando pensábamos que nuestros cuerpos estaban hechos de sistemas de órganos separados que no se comunicaban entre sí. Los descubrimientos de la psiconeuroinmunología y otros campos nos ayudan a entender lo interconectados que están nuestros sistemas de órganos y cómo esas interconexiones son importantes para nuestra salud.

Los experimentos de la física cuántica llevan esto aún más lejos para ayudarnos a entender que, aunque estemos separados en el espacio, no estamos separados unos de otros. El intercambio de información no local entre cuerpos a través del espacio es real y ocurre de verdad, tanto en el laboratorio como en la naturaleza. La transferencia de información no es solo un fenómeno observado en la curación por biocampo.

Así pues, todavía están por ver las ecuaciones y los experimentos adecuados para comprender la física de cómo funciona la curación a distancia. Sin embargo, si la física cuántica nos muestra que estamos profundamente interconectados a través del espacio e incluso el tiempo, entonces la curación a distancia, al igual que estas multitudes de experimentos de teletransporte cuántico, no es una anomalía, sino que forma parte de la ley universal.[34]

Entonces ¿cuál es el mecanismo de la curación?

Acabo de presentar al menos tres posibles explicaciones de cómo funciona la curación por biocampo, pero hay muchas más. Este es el problema desde mi punto de vista. Parece que pensamos que tenemos que elegir una de ellas y olvidarnos de las otras como si no importaran y como si no ayudaran a explicar los datos. Y básicamente se nos enseña que hasta que podamos refutar completamente la teoría más dominante, ni siquiera deberíamos buscar explicaciones para lo «inexplicable». Este es, desde mi punto de vista, el enigma de utilizar únicamente la navaja de Ockham para la consciencia y la investigación de biocampo en este momento. La navaja de Ockham es una filosofía (algunos podrían decir «dogma») sobre que la forma correcta de hacer ciencia es seguir la ley de la «parsimonia», o explicar los efectos de la manera más simple posible, mientras se refutan otras explicaciones que podrían ser más complejas y, por tanto, más innecesarias (piensa que «lo simple es hermoso»). Esta es la forma en que se enseña a todos los científicos a investigar, y por una buena razón. No necesitamos crear teorías nuevas y complejas o crear nuevas leyes para explicar cosas que probablemente sigan leyes científicas básicas y probadas. Pero a veces, en nuestro afán de parsimonia y en consonancia con las actuales visiones del mundo, actuamos con exceso de celo y nos alejamos del pensamiento sistémico, aunque sea mejor para explicar todos los datos.[35]

Tomemos como ejemplo concreto la curación. Si los estudios controlados sobre la curación a distancia y la intención positiva están mostrando efectos fisiológicos reales y los experimentos de la mecánica cuántica apoyan las teorías de la transferencia de la información no local, ¿debemos olvidarnos de la mecánica cuántica como explicación o fingir que la curación a distancia no existe porque todavía podemos explicar algunos efectos curativos a través de la señalización de los CEM o incluso con lo que llamamos *efectos placebo* simplemente porque esas explicaciones son más parsimoniosas (simples)? O, por el contrario, ¿el hecho de que podamos demostrar experimentalmente que algunos aspectos de la curación son no locales significa que los efectos locales como la interacción terapéutica y el entorno no importan, aunque sepamos que facilitan y aumentan la respuesta de curación?

Lo que propongo aquí, y a lo largo de este libro, es que en lugar de pensar en una cosa o en otra, o en un pensamiento separatista, pasemos a un pensamiento sistémico o inclusivo, sobre todo cuando tratamos de comprender fenómenos como la consciencia, la curación y la ciencia del biocampo (en serio, el pensamiento sistémico inclusivo es realmente una solución para remediar todas las situaciones polarizantes en las que nos encontramos ahora, y no solo en la ciencia y la medicina). Por ejemplo, sabemos que los efectos placebo son reales, sabemos que los CEM parecen desempeñar un papel en la curación física, sabemos que la curación a distancia y la intención tienen efectos reales en la biología, y sabemos que los experimentos de la mecánica cuántica apoyan la idea de la transferencia de información no local. ¿Y si todas estas cosas son simultáneamente verdaderas?

Si renunciamos a la idea de que tenemos que elegir un mecanismo, todavía podemos desarrollar modelos teóricos sólidos, comprobables y bastante sencillos basados en sistemas de curación que nos ayuden a entender todos los datos en lugar de ignorar algunos datos porque no encajan con la forma actual en que nos han enseñado a pensar.

Actualmente, podríamos compilar la información de (1) las observaciones en primera persona de los sanadores, (2) las teorías antiguas basadas en las observaciones en primera persona de aquellos que han explorado las profundidades de la consciencia durante milenios, y (3) todos los estudios experimentales en la sanación clínica, preclínica y a distancia, para suponer que *los efectos de la sanación son multidimensionales y comprenden componentes no locales (transferencia de información) y locales (transferencia energética y fisiológica).* Esto es válido tanto si los sanadores están en la misma habitación que el receptor como si se encuentran en lugares diferentes. Al fin y al cabo, parece haber un componente no local incluso cuando los sanadores y los receptores están en la misma habitación, como demuestran los informes de los sanadores y los pacientes sobre la presencia de ancestros o guías durante la curación, por ejemplo. También hay un componente local de cambios de comunicación bioenergéticos y fisiológicos en el cuerpo que se producen durante la curación, aunque esta ocurra a distancia. Además, hay efectos locales de la interacción terapéutica y el entorno físico que desempeñan un papel en la curación.

Hemos que considerar la curación desde un enfoque sistémico de todo el espectro y de toda la persona, con resultados que se relacionan con las experiencias de los pacientes, así como con posibles cambios en el biocampo durante la curación. Como la curación afecta a la consciencia y al funcionamiento emocional, interpersonal, mental y físico, es importante que examinemos una gama más amplia de resultados para comprender las profundidades y los procesos de curación.

Por ejemplo, científicos del Instituto de Ciencias Noéticas examinaron recientemente los efectos extraordinarios de los sanadores en la reducción del dolor del túnel carpiano. Este novedoso estudio no solo informó de que la curación reducía el dolor y producía cambios en la variabilidad del ritmo cardíaco de los pacientes, sino que también se observaron cambios estructurales en el agua después de la curación.[36] El estudio incorporó asimismo un componente cualitativo al contar con una «vidente» (una clarividente) que informaba de sus percepciones de los cambios en las fluctuaciones energéticas durante la curación (una de las investigadores, Helene Wahbeh, compartió los resultados de esta investigación publicada en un seminario web de CHI; puedes encontrarlo en nuestra página de seminarios web en chi.is).

Todos estos datos nos ayudan a comprender las diferentes formas en que se produce la curación en nosotros mismos y en los demás. Los efectos placebo son reales, la curación por biocampo es real, y el entrelazamiento es real. Pero la verdadera pregunta es qué papel quieres que estos descubrimientos desempeñen en tu propia curación.

La curación comienza con nosotros mismos

Como me dijo sabiamente la monja jainista al principio de mi investigación sobre la curación, el enfoque más importante que todos podemos adoptar es darnos cuenta de nuestro pleno potencial de curación. Realmente no importa si pensamos que los efectos son el resultado del entrelazamiento cuántico, la energía, un placebo, el cerebro o simplemente la conexión con Dios o la naturaleza. Si hay una cosa que espero que «aceptes» es que tienes un enorme poder para curarte a ti mismo y a los demás si así lo decides. Y, por cierto, al decir esto, no estoy diciendo que no debas tomar nunca medicamentos. Recuerda, estamos pensando en ambos/y, no en uno u otro. Podemos negarnos a participar en el pensamiento polarizador explorando las posibilidades como sinérgicas, en lugar de antagónicas. Simplemente nos estamos preparando para la mejor respuesta de curación posible al traer nuestra propia consciencia y campos biológicos al cuadro para una curación de espectro completo. Estamos en camino de convertirnos en agentes curativos soberanos que poseen un tremendo poder para dar forma a nuestra propia salud y vida.

Para ayudarte en tu viaje de curación, he proporcionado una guía basada en la consciencia para la curación en la tercera parte, utilizando prácticas simples y probadas que pueden funcionar y funcionarán con cualquier camino de curación que elijas para ti. Estas claves de curación integran gran parte de lo que hemos aprendido sobre el poder de la autocuración: algunos de los principios y prácticas de curación con más fuertes evidencias científicas junto con prácticas de sabiduría basadas en el biocampo de las tradiciones espirituales para que puedas participar en tu propia curación de espectro completo y experimentarte como el ser libre y dichoso que estás destinado a ser y realmente eres.

Parte III

Las claves de la curación. Ejercicios y meditaciones

Lo más importante que podemos hacer para integrar la ciencia de la curación y las prácticas de sabiduría de las tradiciones espirituales es poner en práctica nuestra propia curación. Para ayudarnos a hacerlo, he integrado lo mejor de las prácticas basadas en la evidencia, así como poderosas prácticas bioenergéticas y espirituales en auténticas claves de curación de la vida real. Se trata de herramientas de curación que nos ayudan en nuestras polifacéticas y a veces impredecibles vidas. No es necesario ir a un retiro de diez días o de un fin de semana para entender estas claves. Puedes simplemente ponerlas en práctica para ayudarte en tu proceso de curación a medida que avanzas en la vida cotidiana.

A medida que practiques estos ejercicios, notarás importantes cambios positivos en tus habilidades para sanarte, profundizar en tu bienestar y dar forma a tu vida de acuerdo con tus deseos. En cada capítulo, he compartido algunos datos que te ayudarán a entender la relevancia de cada una de las claves para tu proceso de curación. También he compartido algunas historias personales para que veas cómo llegué a darme cuenta del poder que estas claves de curación tenían para mí.

Estas claves te resultarán útiles tanto si eres nuevo en la curación como si eres un practicante experimentado. Te presento diferentes prácticas y perspectivas para que puedas encontrar la que mejor se adapta a tu situación. Algunas de las enseñanzas y ejercicios se basan en la psicología clínica y la medicina conductual, y otras son más esotéricas y espirituales. Algunas son prácticas básicas y otras avanzadas. Te animo a que empieces con las prácticas básicas y que luego, cuando lo consideres oportuno, pases a las avanzadas.

Recuerda que tu camino de curación no es un «esto o nada». La curación no es antimedicina. Cada uno de los principios y prácticas de curación que comparto aquí funciona, ya sea que elijas hierbas, psicoterapia, medicamentos, cirugía o vacunas, por ejemplo. Si a ti y a tu médico os parecen médicamente necesarios estos enfoques, no hay ningún conflicto con que sigas curándote a ti mismo a los niveles emocional, energético, interpersonal, físico y espiritual. Puedes continuar utilizando las claves de curación que te proporciono aquí independientemente de los medicamentos que elijas tomar. Las claves de curación traerán la fuerza de tu alma de vuelta a la alineación poderosa contigo mismo para que todo lo que necesites armonizar en tu cuerpo, tu mente y tu vida pueda ocurrir con mayor facilidad e impacto.

Te recomiendo que vayas paso a paso, de capítulo en capítulo, porque cada capítulo se basa en el anterior. Empezarás a ver cómo estas claves de curación funcionan conjuntamente de una manera que conseguirán que te sientas plenamente vivo y lleno de alegría y de poder de curación. ¡Que lo disfrutes!

10. Conéctate con la Tierra para sanar

Durante la mayor parte de mi vida, nunca he prestado atención a mi cuerpo. Ya conoces la famosa frase de James Joyce: «El señor Duffy vivía a poca distancia de su cuerpo». Así era yo, como una típica académica que vivía en su cabeza. Tener hijos me hizo sentir un nuevo respeto por mi cuerpo y por las cosas maravillosas que podía hacer. Pero mi motivación para explorar lo que significa mi cuerpo físico (encarnación) y lo que significa estar conectada con la tierra (enraizamiento) vino de una discusión con mi maestra de sanación, la reverenda Rosalyn Bruyere. La primera vez que la escuché a ella y a su marido y coeducador Ken Weintrub subrayar lo importante que es para los sanadores hacer ejercicio, les pregunté:

–¿Por qué?

–Sanar –dijo Rosalyn, mirándonos intensamente a cada uno de nosotros– es una habilidad física. Tienes que saber cómo conectar y desarrollar tu fuerza física para ser capaz de ejecutar la energía. Yo levanto pesas todos los días.

Tenía razón. No debería haberme sorprendido tanto, dada toda la investigación existente sobre el poder del ejercicio para mejorar la salud, ya que sabemos que disminuye la inflamación, reduce el riesgo de enfermedades cardiovasculares y mejora el estado de ánimo y el sueño. Pero me sorprendió notar los efectos de la práctica del ejercicio tan rápidamente. A las pocas semanas de levantar pesas tan solo durante media hora algunos días a la semana, noté que dormía mejor.

Me sentía más fuerte y resistente. Mi apetito era más regular. Me di cuenta de que era mucho menos probable que cogiera un resfriado o una gripe. La ropa me quedaba mejor, pero lo más importante para mí era que me sentía *con los pies en la tierra*. Era consciente de sensaciones más sutiles en todo mi cuerpo y, con ello, sentí una conexión más profunda con la Tierra y con mi espíritu. Y me di cuenta de que al hacer el trabajo de curación, lo que solía sentirse como un goteo de energía se convertía en un flujo más constante.

La conexión con la Tierra: la perspectiva científica

¿Qué es la conexión con la Tierra? El enraizamiento es un proceso que consiste en entrar en nuestro cuerpo físico y sentirlo, y en profundizar nuestra conexión con nuestro planeta. Al estar más presente y prestar atención a la sensación de nuestros pies en el suelo y a las sensaciones de nuestros pies y piernas, permitimos que la energía fluya más libremente de nosotros a la Tierra y de la Tierra a nosotros. Los defensores de esta conexión explican que funciona así: la Tierra y nuestros cuerpos son electromagnéticos. Cuando nos conectamos electromagnéticamente con la Tierra, sus iones fluyen hacia nosotros y nuestros iones fluyen hacia ella, reflejando la circulación y la interdependencia entre los seres humanos y el planeta que ya sabemos que es real. Esta conexión nos abre al nivel bioenergético de conexión cuerpo-Tierra. Se trata de una práctica energética sutil y una práctica bioeléctrica. La conexión con la Tierra es una práctica clave en muchas tradiciones, como el qigong y el taichí, en las que se prescriben ejercicios específicos para fomentar una conexión más profunda de nuestro *qi* con el *qi* de la Tierra.

Aunque esto parezca ciencia ficción, lo cierto es que hay investigaciones que respaldan la conexión entre nuestros cuerpos, la Tierra e incluso el sistema solar (aunque, en mi opinión, hay mucho más que explorar). Veamos brevemente algunos hechos basados en la investigación para entender la relevancia básica de nuestra conexión con la Tierra.

Ya sabemos que nuestros cuerpos son bioelectromagnéticos –por ejemplo, nuestros pies son piezoeléctricos– y que nuestras células emiten biofotones que participan en la comunicación celular.[1] Pero no solo somos de naturaleza electromagnética, sino que podemos sentir las fluctuaciones electromagnéticas en la tierra, que pueden afectar nuestra salud. Las fluctuaciones geomagnéticas afectan a nuestros cerebros y también parecen influir en nuestros ritmos cardíacos.[2] Aún más sorprendente es que estas influencias vibratorias podrían venir de más allá de la Tierra: se ha comprobado en numerosos estudios que las erupciones que afectan al campo geomagnético de la Tierra se correlacionan con el ritmo cardíaco, incluyendo cambios en la presión sanguínea y la incidencia de ataques cardíacos.[3]

¿Y qué hay de la conexión con la Tierra en particular? Varios estudios examinaron los efectos de las alfombras de conexión con la Tierra y de otros dispositivos que pueden conectarnos eléctricamente con la Tierra (piensa en cómo conectas a tierra los electrodomésticos de tu casa, pues estos dispositivos lo hacen con tu cuerpo: te tumbas en una alfombra conectada eléctricamente a la Tierra). Los datos actuales de los estudios publicados sobre la conexión con la Tierra han mostrado una mejora en la función hormonal, la inmunidad y la recuperación muscular, así como una disminución de la depresión, la fatiga y el dolor en poblaciones adultas.[4] Un estudio que examinó la conexión de bebés prematuros con la Tierra informó de mejoras en la variabilidad de la frecuencia cardíaca, especialmente en el funcionamiento del nervio vago, relacionado con el sistema nervioso parasimpático de descanso y digestión, que ayuda a las funciones de reparación y crecimiento.[5]

Conexión con la Tierra: la perspectiva espiritual y bioenergética

Desde la perspectiva del antiguo biocampo y específicamente de la sanación de los chakras, el hecho de estar conectado a la Tierra es una forma de entrar en contacto con nuestro chakra *muladhara* o chakra raíz. *Muladhara* significa «base» o «apoyo»; este chakra se encuentra en la base de la columna vertebral. Nos recuerda la alegría de *ser*: no hay nada que hacer ni nada que sentir, solo hemos de estar presentes en nuestro cuerpo.

En las enseñanzas védicas, el chakra *muladhara* se asocia con el elemento Tierra y, por lo tanto, se relaciona con estar enraizado y conectado con la Tierra, como se refleja en su sílaba semilla o *bija* mantra, *lam*. Sin embargo, el chakra *muladhara* también se asocia con la energía *kundalini*, descrita como Shakti, la fuerza divina creativa femenina que se dice que yace dormida o latente en la base de la columna vertebral hasta que se despierta. Debido a la conexión del chakra *muladhara* con los aspectos eléctricos y fogosos de la energía *kundalini*, también se asocia con el elemento fuego, como muestra el triángulo orientado hacia abajo en la representación visual de este chakra.

No es de extrañar que, debido a su conexión con la Tierra y la *kundalini*, el primer chakra esté fuertemente asociado a la vitalidad y a la liberación de los patrones kármicos, tal y como lo indica su

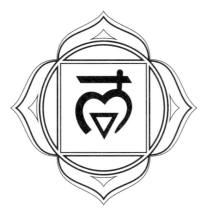

Figura 10.1. El primer chakra, conocido como chakra *muladhara* en las tradiciones védica y tántrica, significa «base» o «raíz». Está conectado con los elementos tierra y fuego y nos enseña cómo estar en nuestro cuerpo.

deidad védica (Ganesh, el eliminador de obstáculos y el portador de la alegría). Los cuatro pétalos representados en la imagen del chakra *muladhara* hablan de la importancia de la encarnación para experimentar los diferentes aspectos de la consciencia, a saber, *manas* («mente»), *buddhi* («intelecto»), *chitta* («consciencia encarnada») y *ahamkara* («ego»).

La importancia de la conexión con la Tierra y la encarnación: enseñanzas espirituales

Muchos han discrepado de las enseñanzas védicas sobre el camino hacia la liberación espiritual en tradiciones como el vedanta y el jainismo porque hacen hincapié en la aparente renuncia al cuerpo físico para el crecimiento espiritual. Aunque es fácil interpretar los textos de esta manera, otra interpretación basada en las prácticas es que trascender los sentidos no significa ignorar el cuerpo, sino ser completamente consciente de las sensaciones corporales sin estar apegado a ellas. En muchas tradiciones espirituales aumenta la creencia de que, para trascender verdaderamente el ego y transformar la consciencia, la corporeidad es absolutamente necesaria.

Nos sentimos cómodos considerando que nuestras emociones y pensamientos son dinámicos y quizá incluso podamos visualizarlos como más fugaces y de naturaleza vibracional. Pero a muchos de nosotros nos cuesta entender que nuestro cuerpo también es una vibración, solo que una vibración más densa y burda. Podemos olvidar que, en última instancia, el cuerpo es un reflejo físico del espíritu, y que el espíritu se comunica a través del cuerpo.

Las enseñanzas de las tradiciones vedántica y jainista se hacen eco de lo que describen los modernos sanadores: el cuerpo no solo es un reflejo físico del espíritu, sino que también proporciona información sobre toda la experiencia. La información no se recibe simplemente a través de campos energéticos flotantes. La mente la percibe a través del cuerpo, del mismo modo que un altavoz transduce las señales de sonido que podemos escuchar. Si dañamos el altavoz, podemos comprometer el sonido. Cuando escuchamos y cuidamos nuestro cuerpo, nos abrimos a la sabiduría espiritual.

El budismo es quizá la tradición actual más popular que hace hincapié en el poder y el valor de la atención corporal. La práctica de la meditación *vipassana*, a menudo traducida como «meditación de introspección», nos ayuda a ver las cosas como en realidad son a través de la práctica de observar cuidadosamente las sensaciones corporales sin apego ni aversión. En Occidente, esta práctica suele denominarse atención plena o mindfulness. La definición occidental de atención plena como «consciencia ecuánime, momento a momento» describe ciertamente un aspecto central de la meditación *vipassana*. En las prácticas de *vipassana*, la meditación se basa en la observación de las sensaciones corporales. El cuerpo sirve de ancla para la experiencia, y la clave es no dejarse atrapar por el deseo o el no deseo de las sensaciones que surgen con cada experiencia. Aprendemos a cultivar la ecuanimidad hacia la sensación, y al hacerlo, podemos realizar y sostener plenamente la experiencia momento a momento. Al estar anclados en esta ecuanimidad, nuestro espíritu puede estar en plena comunicación con nosotros y también, eventualmente, puede liberarse por completo.

Lo positivo es que la comunicación con nuestro espíritu y guía interior no es un fenómeno de «todo o nada». No tenemos que estar totalmente iluminados para recibir la sabiduría intuitiva. Sin embargo, cuanto más capaces seamos de sentir en nuestros cuerpos y estar cómodos en ellos, más fácilmente podremos recibir la sabiduría intuitiva.

Por lo tanto, los primeros pasos de cualquier proceso de curación consisten en enraizarnos, en conectar con la Tierra, en estar cómodos en nuestro cuerpo y sintonizar con las sensaciones corporales.

Hay muchas maneras de conectarse con la Tierra. Como he mencionado, el ejercicio es una forma, y el contacto con la naturaleza es otra manera sencilla y se practica en casi todas las culturas. Por ejemplo, las prácticas de *shirin-yoko* o «baño de bosque» en Japón se han estudiado por sus efectos beneficiosos para la salud psicológica y fisiológica. También son un excelente recurso las esterillas de conexión con la Tierra, de las que hemos hablado antes.

Podemos empezar nuestra práctica de conexión con la Tierra de forma muy sencilla, llevando la consciencia y la energía a la parte inferior de nuestro cuerpo. El siguiente ejercicio es una práctica bioenergética que podemos utilizar para fomentar una conexión más profunda de nuestro cuerpo con la Tierra, sin importar dónde nos encontremos.

Práctica sencilla:
Enraizarse en la parte inferior del cuerpo

He aquí algunos pasos sencillos para cultivar la conexión con la Tierra:

1. **Siente tus pies.** Tanto si llevas zapatos (lo ideal es que no sean de goma) como si estás descalzo (lo cual es muy recomendable), presta atención a las plantas de los pies. En posición de pie, intenta rebotar suavemente hacia arriba y hacia abajo con las piernas para ayudar a que la sensación llegue a tus pies y tobillos. También puedes intentar agacharte un par de veces para que la sensación sea más intensa en los pies y las piernas. Toca las pantorrillas, los tobillos y las plantas de los pies. Siente como si la gravedad te empujara hacia la Tierra, y siente cómo tus pies se hunden en ella. Si puedes hacer el ejercicio sobre tierra real, como arcilla, tierra o arena, genial, pero si esto no es posible porque estás en un apartamento o en la ofici-

na, te beneficiarás igualmente de la conexión con la Tierra a través de tus pies. Lo que estás haciendo es abrir los chakras en las plantas de los pies. También puedes centrar tu atención en el chakra *muladhara*, en la base de tu columna vertebral, mientras haces este ejercicio.

2. **Inspira y libera la energía a través de los pies.** Esto es tan sencillo como parece. Inspira profundamente. Siente cómo el aire llena tus pulmones y abre las plantas de los pies y mantén tu atención en ellos. Dirige el flujo de tu energía hacia abajo, y permite que tu respiración y cualquier sensación de estancamiento o de dolor fluya por las piernas, hacia los pies y hacia la Tierra. Puedes imaginarte a ti mismo como un árbol con profundas raíces en la Tierra. Permite que esas raíces energéticas contacten realmente con la Tierra, y espira hacia ella.

3. **Nota cómo la energía de la Tierra sube por tus piernas y por la parte inferior de tu cuerpo.** Ahora que has entrado en contacto con la Tierra, permite que la Tierra contacte plenamente contigo. Mantén las plantas de los pies abiertas y siente la energía de la Tierra bajo tus pies. Mientras inspiras, lleva la energía de la Tierra hacia arriba a través de los pies, subiendo por las piernas y hasta el vientre. Al inspirar, permítete sentir la

espiración a través de los pulmones mientras respiras profundamente en la zona del vientre y el plexo solar.

Para ser guiado por una versión de audio de la meditación de enraizamiento, ve a mi sitio web (shaminijain.com).

El cuerpo y la sabiduría espiritual

A través de mis décadas de práctica personal, investigación y enseñanza, he llegado a creer que abrirse a la sabiduría del Espíritu dentro del cuerpo es fundamental para vivir una vida plena. Cuanto más tiempo le dediquemos, más nos daremos cuenta de que no tenemos que forzarlo para cumplir con el propósito o los deseos de nuestra vida. Nuestro cuerpo es un vehículo para el Espíritu, y una vez que dejamos que el Espíritu entre, no hay necesidad de buscar un propósito, ya que este nos encontrará, y reconoceremos lo que forma parte de nuestro camino y lo que no. El primer paso es reconocer la sabiduría espiritual en nuestro cuerpo y aprender a entregarnos a ella.

El siguiente ejercicio es una práctica más avanzada para abrir el cuerpo a la sabiduría espiritual. Se basa tanto en la tradición *vipassana* como en el trabajo que he aprendido de mi maestra sanadora Rosalyn. Dedica unos veinte minutos a esta práctica.

Práctica avanzada:
abrirse al Espíritu en el cuerpo

1. En primer lugar, realiza la práctica de conexión a la Tierra descrita anteriormente. Asegúrate de que puedes notar la sensación en los pies. A medida que desarrolles esta habilidad, descubrirás que puedes sentirte conectado a la Tierra en pocos minutos.

2. A continuación, explora todo tu cuerpo (puedes decidir si quieres hacerlo tumbado, sentado o de pie). Desde los pies y los dedos de los pies, deja que tu cuerpo respire con normalidad y, mientras respiras, lleva gradualmente tu consciencia hacia arriba, es decir, hacia las piernas, las caderas, el estómago, la espalda, los pulmones, el corazón, los hombros, los brazos, las manos, el cuello, la cara, la nuca, la mandíbula, los lados de la cabeza, las orejas, los ojos, la frente y la parte superior de la cabeza. En este ejercicio, no tienes que centrarte en los chakras, sino en tu cuerpo físico, de carne y hueso. Estás tratando de conectar con la consciencia de tus células. Comprueba hasta qué punto puedes notar las sensaciones en las diferentes áreas de tu cuerpo. Cuando lo hayas recorrido por completo, relájate y respira. Esto debería durar entre diez y quince minutos.

3. Siéntate con la espalda derecha. Fíjate en si hay alguna parte de tu cuerpo que reclame tu atención (a menudo las sensaciones desagradables reclaman nuestra atención, pero a veces las agradables también lo hacen). Si es así, permite que tu atención se detenga en esa parte del cuerpo y comprueba si puedes observar plenamente las sensaciones. Si surgen emociones o pensamientos durante la observación de las sensaciones, anótalos, pero sigue observando las sensaciones. Si reparas en un dolor significativo o tensión en la zona, puedes dirigir tu respiración a esa zona del cuerpo si te reconforta, pero continúa observando las sensaciones. Cuando sientas que has terminado con esto (recomiendo no dedicar más de cinco minutos a esta exploración), pasa a la siguiente parte.

4. Lleva la atención a tu corazón, e invita al Espíritu a conectarse contigo a través del corazón. El Espíritu, en este caso, es cualquier poder sensible superior más allá de tu ser ordinario que veneres. Puede ser Dios por el nombre que lo llames, tu alma, tu ser más íntimo, la naturaleza o el universo, por ejemplo. Sea cual sea el nombre que invoques, abre tu corazón para recibir el contacto y saber que estás a salvo. Siéntete libre de utilizar una oración si te sientes llamado a hacerlo.

5. Manteniendo la atención en tu centro cardíaco, permítete notar cualquier sensación que puedas tener durante esta petición de contacto. Intenta permanecer aquí durante al menos cinco minutos, en silencio, para recibir cualquier orientación o sabiduría que pueda surgir durante este tiempo. Tus mensajes pueden llegar a través de sentimientos, pensamientos, visualizaciones u otros medios. Fíjate si puedes relacionar los mensajes con cualquier sensación corporal que puedas estar experimentando durante tu conexión espiritual.

6. Da las gracias a tu guía espiritual y termina la meditación cuando te parezca apropiado.

Cuanto más profundizamos en la conexión con nuestro cuerpo a través del enraizamiento, de la conexión con la Tierra, más mejoramos nuestra salud y vitalidad. Y, a medida que nos permitimos experimentar las sensaciones sutiles de nuestro cuerpo y escuchar lo que estas nos dicen, nos damos cuenta de la verdad de la afirmación «Tu cuerpo es tu templo». Comenzamos a reconocer las señales del Espíritu dentro de nuestro cuerpo. Al cultivar un sentido más profundo de la encarnación durante algún tiempo, empezarás a reconocer, a través de la sensación corporal, cuándo estás recibiendo orientación espiritual para mejorar tu bienestar y el de los demás.

11. Fluir con la energía emocional

«Pasas de cero a cien en un segundo –me espetó mi marido después de un arrebato a cuenta de lavar los platos–. ¡No puedo soportarlo!».

La discusión versaba sobre algo que resulta demasiado familiar para las parejas con hijos pequeños: los platos. No soporto dejar los platos sucios en el fregadero para el día siguiente, por muy cansada que esté. Y aquel día, después de que los dos hubiéramos trabajado toda la jornada y de haber bregado con dos niños pequeños cuya forma de diversión preferida había sido hacer cualquier cosa *menos* comer a la hora de la cena, ambos estábamos agotados. Esa noche era su turno de lavar los platos porque yo había preparado la cena, y estaba deseando acabar la jornada y relajarme, pero él también estaba cansado. Sentí que mi ira aumentaba mientras discutíamos sobre nuestras vidas transaccionales: quién hacía qué, cuándo y cuánto. A pesar de que sabía que no debía hacerlo, perdí totalmente la calma.

¿Cuántos de nosotros nos hemos sentido cautivos de nuestras emociones? A veces puede parecer que son ellas las que dirigen nuestras vidas. Todos hemos tenido momentos en los que hemos dicho o hecho algo que desearíamos no haber dicho ni hecho, como, por ejemplo, enfadarnos con un hijo, compañero de trabajo, amigo o cónyuge porque nos sentimos enfadados, ansiosos, deprimidos o simplemente agobiados.

Al mismo tiempo, las emociones son las que proporcionan los sabores de la vida, a veces delicados, a veces insípidos y a veces muy dulces o picantes. Habrá quien diga que son las que hacen que la vida merezca la pena. Imagina que comerás alimentos insípidos el resto de tu vida o que escucharás música que no te haga sentir nada. Bastante extraño, ¿verdad? Muchos odiarían vivir así: se sentirían inhumanos.

Pero muchos sanadores y filósofos antiguos decían que había que trascender todas las emociones para lograr el bienestar final. He leído innumerables libros de monjes y eruditos hindúes y jainistas que advertían de no ceder a las emociones e impulsos, ya sean negativos o positivos, porque los veían como obstáculos para el camino espiritual y el bienestar total.

¿Quién tiene razón? Como en la mayoría de los casos, ambas perspectivas son correctas. Las emociones son una parte hermosa del ser humano y, al mismo tiempo, no nos definen. Las emociones son información, y mientras nos abramos a esa información y a las sensaciones presentes en las emociones y no nos quedemos en ellas o tratemos de apartarlas, las emociones pueden ser de gran ayuda en nuestro camino hacia la salud y el bienestar.

¿Qué sabemos sobre las emociones y la salud? Históricamente, debido a que nos hemos centrado más en el modelo patogénico (es decir, en el estudio de la enfermedad), la psiconeuroinmunología (PNI) y la psiconeuroendocrinología (PNE) se han centrado en cómo las emociones, especialmente las negativas, pueden empeorar la enfermedad. Sin embargo, recientemente estos científicos han empezado a investigar más a fondo el impacto de las emociones positivas, explorando si podrían prevenir la enfermedad. ¿Qué hemos aprendido hasta ahora?

Las emociones positivas y negativas no son opuestas

Imagina que estás contemplando un hermoso y tranquilo lago, y grabas un vídeo. A continuación, decides lanzar una piedra para ver las ondas que rizan la superficie del agua y grabas otro vídeo con las ondas en movimiento. Ahora, si comparas los dos vídeos, ¿considerarías que el lago quieto sin el efecto de las ondas de la piedra es la imagen opuesta o el espejo del lago con ondas?

Al principio, podrías pensar que los vídeos son opuestos. Pero si los miras con más atención, verás que el lago quieto no está realmente quieto. También está en constante cambio, con el agua fluyendo en él de forma sutil, pero perceptible. La quietud del lago es completamente relativa a las ondas que se produjeron cuando lanzaste la piedra. El tamaño y la forma de las ondas están determinados por el tamaño y el peso de la piedra que lanzas. Lo mismo ocurre con las emociones. Cada emoción que sentimos ondea en nuestro ser, ya sea positiva o negativa, grande o pequeña, y nos afecta de forma sutil y menos sutil. Aunque la intensidad de la emoción y el tiempo que se tiende a sentir esa emoción (es decir, el tamaño de las piedras y la frecuencia con la que se lanzan) parecen marcar la diferencia en nuestra salud, las ondas emocionales positivas no son simplemente la ausencia de ondas emocionales negativas. Es decir, las emociones positivas y negativas no son solo reflejos opuestos entre sí, e incluso nuestra sensación de quietud emocional es relativa a nuestro estado emocional típico.

Emociones: la perspectiva científica

Cuando sentimos emociones negativas con mayor frecuencia durante un período prolongado (días e incluso a veces semanas), pueden dar lugar a lo que llamamos un sentimiento sostenido de negatividad que a menudo incluye ira, ansiedad y tristeza. A veces ni siquiera podemos explicar lo que sentimos. Solo sabemos que nos sentimos «de mal humor». Y normalmente, cuando nos encontramos en ese estado, somos más propensos a estallar o deprimirnos por los acontecimientos, incluso aunque no solamos reaccionar de esa manera. La paleta de nuestro estado de ánimo influye en los colores de nuestras emociones.

Los científicos han descubierto que el paisaje del estado de ánimo negativo, en particular cuando está coloreado con experiencias frecuentes de emociones como la ansiedad y la depresión, puede fomentar la progresión de las enfermedades, en particular el cáncer, el dolor crónico, la diabetes y las enfermedades cardíacas.[1] En el ámbito médico todavía se considera controvertido si un estado de ánimo negativo o el estrés sostenidos en el tiempo pueden realmente causar enfermedades (en parte porque los tipos de estudios longitudinales controlados necesarios para confirmarlo son difíciles y costosos de realizar).

Sin embargo, los estudios epidemiológicos de observación con miles de personas y los metanálisis de múltiples estudios proporcionan evidencia convincente sobre los efectos del estado de ánimo negativo en el funcionamiento del cuerpo y la mente y la progresión de la enfermedad. He aquí algunos aspectos destacados:

> Los niveles clínicos de depresión se asocian a un mayor riesgo de muerte y de desarrollar enfermedades cardiovasculares.

La depresión predice un mayor riesgo de muerte en los pacientes con insuficiencia cardíaca.

Los síntomas de la depresión se han asociado a un aumento de la inflamación en el cuerpo.

Algunos podrían considerar la ira como la otra cara de la depresión y, de hecho, con la ira expresada de forma hostil, vemos efectos similares en el cuerpo. Los que expresan la ira de forma hostil son más propensos a tener una mayor inflamación (y las personas casadas hostiles podrían elevar la inflamación en sus cónyuges).[2]

La hostilidad también es un factor de predicción del riesgo de enfermedades cardiovasculares y de la mortalidad.[3]

No obstante, aunque las emociones negativas pueden conducirnos a estados de salud negativos, no debemos desesperar: cada vez tenemos más evidencias de que un estado de ánimo positivo –como la felicidad o la alegría– parece protegernos de los problemas de salud. Los estudios actuales indican lo siguiente:

El estado de ánimo positivo está relacionado con la disminución del riesgo de enfermedades, como el sida, la diabetes y las patologías cardíacas.[4]

El estado de ánimo positivo parece mejorar la salud y favorecer la curación hasta niveles epigenéticos.

El estado de ánimo positivo se ha relacionado con la mejora de la inmunidad.[5]

Es más, los efectos de las emociones positivas en la salud parecen ser independientes del estado de ánimo negativo, de modo que, aunque nos sintamos ansiosos o deprimidos, podemos mejorar nuestra salud si tenemos emociones positivas.

Emociones: la perspectiva energética y espiritual

Cuando sabemos cuáles son los efectos de las emociones en nuestro cuerpo –especialmente los estados de salud negativos–, podemos entender por qué algunos meditadores de mentalidad ascética buscan liberarse por completo de la experiencia de las emociones. ¿Quién necesita que tiren tantas piedras a su lago?

Pero las emociones pueden ser realmente nuestras mejores maestras y pueden resultar de gran ayuda para el crecimiento espiritual. Cuanto más conscientes seamos, momento a momento, de la sutileza de nuestras emociones, menos permanecerán para afectar a nuestros cuerpos y mentes de forma crónica. La clave, ya sea una emoción agradable o desagradable, es permitirte sentirla en el momento, aprender lo que tiene que enseñarte, y luego ser capaz de soltarla.

Desde la perspectiva espiritual, la mayoría de las emociones primarias –como la ira, la felicidad, el dolor, el placer y la tristeza– provienen de nuestra naturaleza básica de apego y evasión. Nos gusta esto y no nos gusta aquello. Cuando experimentamos a alguien o algo que nos gusta, sentimos una emoción positiva, y cuando experimentamos a alguien o algo que no nos gusta, sentimos una emoción negativa. Esta es la vida de apego/aversión en la que todos estamos comprometidos como seres humanos.

El problema se produce cuando nos quedamos con lo que nos gusta y lo que no nos gusta. Por esta razón, muchos sabios han insistido en la necesidad de desapego: esencialmente, debemos distanciarnos de nuestros gustos y aversiones para poder tener una perspectiva más amplia del mundo y ser más tolerantes con todos los seres que residen en él. Esta postura significaría que observamos nuestros gustos y aversiones, pero no nos dejamos llevar por ellos. Simplemente los anotamos como información y nos permitimos experimentar nuestras reacciones cuando surgen. Es importante recordar que el desapego no es represión; desgraciadamente, estos dos conceptos se confunden a menudo. Como se ha dicho, la única salida es permitirnos sentir nuestras emociones. Al hacerlo, y no intentar deshacernos de ellas o aferrarnos a ellas, podemos escuchar más claramente los mensajes que nos traen. Solo entonces podemos soltarlas de forma natural.

Los científicos modernos están empezando a comprender lo que las tradiciones espirituales y los maestros han estado diciendo durante miles de años. Nuestras emociones no están «ahí fuera», separadas de nuestros cuerpos. Están conectadas con nuestro cuerpo e influyen directamente en nuestras funciones corporales. Desde una perspectiva espiritual, no solo compartiré lo que he aprendido de mi propio trabajo, sino también las enseñanzas de la reverenda Rosalyn Bruyere para ayudarnos a entender mejor cómo podemos trabajar con nuestras emociones a un nivel sutil y, por tanto, alcanzar nuestro bienestar físico.

Las emociones y el chakra sacro

Desde una perspectiva basada en los chakras, empezamos a sentir las emociones en el chakra *swadhisthana* (segundo chakra, o sacro), situado cerca de la vejiga, en la zona de los órganos sexuales. El chakra sacro, asociado al elemento agua, refleja la fluidez de nuestras emociones y la pureza del «néctar de la vida», así como el proceso del flujo creativo, desde el comienzo del deseo hasta el nacimiento y el mantenimiento de una nueva creación (la vida misma). Este chakra también refleja nuestros «primeros sentimientos», es decir, los que surgen en nosotros casi automáticamente en respuesta a una situación.

La figura 11.1, un dibujo del chakra sacro de las tradiciones védica y tántrica, representa una flor con seis pétalos. Estos pétalos representan en realidad *vrittis* o «remolinos» de perturbación mental. Cada uno de estos pétalos representa en realidad una perturbación de la mente que debemos trascender para nuestro bienestar emocional, incluyendo el deseo sin paliativos, la inmisericordia, la destructividad, la ilusión, el desprecio y la sospecha. La representación de este chakra nos recuerda que el acceso al néctar de la pureza de la vida y a la fuerza creativa está aquí, dentro de nosotros. Solo tenemos que despejar nuestras perturbaciones mentales para aprovechar plenamente este elixir de vida: la quietud del agua más allá de las ondas de las emociones. Quienes practiquen yoga habrán oído hablar de la primera línea de los *Yoga Sutras* de Patañjali: *Yoga chitta vritti nirodha*. Esto significa esencialmente que el camino del yoga acaba con todas las perturbaciones de la mente. Al permitir que nuestras perturbaciones mentales se asienten y cesen por completo, permitimos el acceso a nuestro verdadero estado de consciencia: la dicha absoluta.

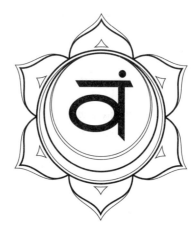

Figura 11.1. El segundo chakra, o sacro, se conoce como chakra *swadhisthana* en las tradiciones védicas y tántricas y se traduce como «la propia morada». Este chakra está asociado con el elemento agua y nos enseña sobre las emociones, la creatividad y el «jugo» de la vida.

Cuando notamos emociones, ya sean positivas o negativas, podemos elegir centrar nuestra atención en la vejiga y los órganos sexuales, donde reside el chakra sacro, y notar las sensaciones que sentimos. Si experimentamos una sensación fuerte en él, podemos elegir trabajar con ella de diferentes maneras, dependiendo de si consideramos esa sensación positiva o negativa. Ser conscientes de las sensaciones en nuestro cuerpo cuando tenemos emociones es el primer paso a la libertad emocional y el disfrute.

Ponerlo en práctica
Sintonizar con el cuerpo para notar los estados emocionales

Puede que nos sintamos cómodos afinando nuestro cuerpo físico con el ejercicio, pero a veces olvidamos que también necesitamos sintonizar con las sensaciones internas de nuestro cuerpo para mejorar nuestra salud. Las sensaciones corporales nos proporcionan mucha información, y sintonizar con la sabiduría del cuerpo puede ayudarnos a tomar conciencia de las emociones para atravesarlas y soltarlas. Cuando sintonizamos con lo que ocurre en nuestro cuerpo en cada momento, es más probable que nos demos cuenta antes de nuestro estado emocional, que lo gestionemos mejor y que evitemos pasar de cero a cien a causa de arrebatos emocionales. Seremos más capaces de cabalgar las olas de nuestras emociones en nuestro cuerpo y liberarlas en el momento con facilidad, evitando la necesidad de descargar mucha energía emocional reprimida.

Sintonizar con nuestro cuerpo a través de la respiración es una gran práctica en cualquier momento y a menudo es incluso más fácil de hacer cuando no estamos inundados por una emoción en particular. Cuanto más prestemos atención a dónde está la respiración en nuestro cuerpo, más probabilidades tenemos de captar la energía de una emoción intensa antes de que se convierta en una bola de nieve. Para empezar, consulta el ejercicio siguiente para una sencilla práctica de concienciación.

Práctica de concienciación: sintonización del cuerpo con las cinco respiraciones

Esta es una práctica universal y sencilla para fomentar la conciencia de tu respiración y del cuerpo. Puedes realizarla durante dos minutos o durante dos horas, dependiendo del tiempo y la motivación que tengas.

1. Centra tu atención en la punta de la nariz. Fíjate en tu respiración entrando y saliendo por tu nariz cinco veces. No intentes cambiar tu respiración. Solo observa el flujo de entrada y salida. Presta atención a las sensaciones de temperatura a medida que la respiración entre y salga. Por ejemplo, ¿está más caliente al espirar?

2. Cuando hayas hecho esto cinco veces, sigue observando tu respiración, pero permítete notar en qué otras zonas de tu cuerpo la sientes. ¿Está más en el pecho, en el estómago o en todo el cuerpo? A continuación, observa la calidad de tu respiración. ¿Es rápida, superficial o lenta?

3. Mientras mantienes la atención en la entrada y salida de la respiración, permítete también escudriñar tu cuerpo. ¿Hay zonas relajadas y distendidas? ¿Hay zonas en las que sientes dolor o tensión? ¿O hay zonas en las

> que no sientes nada en absoluto? Permítete escuchar
> lo que tu cuerpo te está diciendo mientras te mantienes
> conectado con tu respiración.
>
> **4.** Finaliza la práctica volviendo a la nariz y notando cómo
> la respiración entra y sale por ella cinco veces más.

Te recomiendo que empieces esta práctica cuando te sientas bastante «imparcial» si puedes, solo para acostumbrarte a notar la respiración en tu cuerpo. Después de que le hayas cogido el tranquillo, inténtalo cuando sientas una emoción concreta. Observa el flujo y reflujo del estado emocional en tu cuerpo, incluyendo qué zonas se sienten más libres y cuáles más constreñidas.

Notar la respiración nos ayuda a anclarnos en otras sensaciones corporales. Después de saber dónde está nuestra respiración, podemos elegir notar dónde estamos sintiendo otras sensaciones. La clave ahora mismo es ver cuánto podemos sintonizar para poder reconocer la vibración que nos lleva a una emoción en particular… antes de permitirnos quedar atrapados por completo en ella.

Cuando empezamos a reconocer las huellas energéticas de una emoción en el cuerpo, estamos literalmente sintonizando la vibración de la emoción dentro de nosotros y reconociendo qué vibraciones estamos emitiendo a los demás, incluso de forma sutil. Esa información también puede ayudarnos a saber lo que sentimos antes de actuar o de no hacerlo. La conciencia corporal es el primer paso clave para dominar nuestras emociones y dirigir nuestra energía.

Recuerda: reconoce tus pensamientos, pero no te aferres a ellos

Al centrarnos en respirar a través de nuestras emociones y sensaciones, sin duda nos encontraremos con toda una serie de pensamientos que las acompañan. Sentiremos una determinada sensación y empezaremos a pensar en lo que significa, de dónde viene, lo agradable o desagradable que es, etc.

La terapia cognitivo-conductual (TCC) suele centrarse mucho en la identificación de los comportamientos y pensamientos que se producen durante las emociones para ayudarnos a entenderlas y manejarlas mejor. Aunque la TCC y otros tipos de psicoterapia han demostrado ser útiles en el tratamiento de la ansiedad y la depresión, en mi opinión debemos ir al cuerpo y el biocampo, y más allá de las esferas de los pensamientos conscientes para ayudar a resolver los problemas de raíz que causan emociones y comportamientos negativos persistentes. Los pensamientos son complicados: cuanta más atención se les presta, más se manifiestan y, en última instancia, los pensamientos asociados a las emociones intensas surgen de la mente condicionada. Ir más allá de los pensamientos te permite ir más allá de la mente condicionada y hacia la fuente de la coherencia real y la verdadera libertad. La forma más sencilla de hacerlo es seguir la respiración.

Así que cuando estés respirando a través de una emoción, reconoce tus pensamientos como información útil, pero no te detengas en ellos, sino devuelve tu atención a la respiración y al cuerpo. Vuelve a ser consciente de tu respiración y de tus sensaciones corporales en la medida de lo posible. Acepta los pensamientos, pero reconócelos como información basada en patrones de condicionamiento. Toma cualquier idea que puedas obtener de ellos y sigue adelante (a menos que sean pensamientos para dañarte a tí mismo o a otra persona, en cuyo caso deberías buscar inmediatamente un profesional de la salud mental para que te ayude a superar las emociones y los pensamientos). Recuerda que tus pensamientos no son la totalidad de ti, son solo un reflejo de tu condicionamiento.

Fomentar el intercambio de energía respirando en el malestar

Una vez que hemos empezado a sintonizar con nuestro cuerpo, podemos notar que nuestra respiración cambia cuando experimentamos emociones, ya sean negativas o positivas. Durante las emociones negativas, por ejemplo, tal vez notemos que los sentimientos de ira se asocian a una respiración más rápida y superficial y a una tensión en ciertas zonas del cuerpo. A veces nos damos cuenta de que respiramos con menos frecuencia y menos profundamente, casi conteniendo la respiración cuando nos sentimos ansiosos o con miedo. Podemos notar que algunas de nuestras emociones negativas también van acompañadas de sensaciones desagradables, que pueden incluir ansiedad, calor, dolor o incluso entumecimiento en ciertas zonas. Pensemos en el dicho popular de que alguien o algo es un «dolor de cabeza» (¡o de otras partes del cuerpo!). En realidad, estos dichos se derivan de las sensaciones corporales en situaciones incómodas, ya sea de forma consciente o inconsciente.

¿Cómo podemos liberarnos de las sensaciones dolorosas o desagradables? Podemos hacerlo fomentando un cambio de energía, respirando literalmente dentro de la incomodidad.

¿Por qué respirar en las zonas en las que sentimos malestar suele ayudar a cambiar nuestro estado de ánimo? Porque enviamos energía fresca, o *prana*, a través de la respiración a las zonas que necesitan aflojarse. A mi maestra Rosalyn le gusta decir: «La solución a la contaminación es la disolución». Desde el punto de vista de la energía sutil, ciertas emociones pueden parecer tóxicas, pero en realidad no son más que energía atascada de una cualidad determinada, como el barro pegado en un zapato. Simplemente hay que lavarlas, y algunas manchas son más resistentes que otras. Para quitar el barro del zapato, lo limpiamos con agua limpia, mientras que para distender las zonas doloridas enviamos aliento fresco y nuevo o nueva energía. Reconoce las formas de pensamiento a las que te aferras y sigue respirando para soltarlas.

Tras la exploración corporal de cinco respiraciones básicas, si te sientes cómodo, puedes empezar a trabajar con emociones y sensaciones molestas añadiendo un paso extra para fomentar la renovación de energía en las zonas en las que sientes malestar.

El siguiente ejercicio relaciona toda la secuencia de respirar en el malestar:

Práctica de respirar en el malestar

---

1. Centra tu atención en la punta de la nariz. Observa cómo la respiración entra y sale por ella cinco veces. No intentes cambiar la respiración. Solo nota su entrada y su salida.

2. Cuando hayas hecho esto cinco veces, sigue observando tu respiración, pero permítete notar en qué otros lugares de tu cuerpo sientes la respiración. ¿Está más en el pecho, en el estómago o en todo el cuerpo? A continuación, observa la calidad de la respiración. ¿Es rápida, superficial o lenta?

3. Mientras mantienes tu atención en la entrada y salida del aire, permítete también escudriñar tu cuerpo. ¿Hay zonas que notas relajadas y distendidas? ¿Hay zonas que te duelen o que están tensas? ¿Hay zonas del cuerpo que no puedes sentir? Permítete notar tu cuerpo mientras te mantienes conectado con la respiración.

4. Ahora permítete enviar aliento fresco de forma afectuosa a cualquier zona donde sientas incomodidad. Permítete sentir las sensaciones de incomodidad y al mismo tiempo nota que tu respiración es como agua fresca, capaz de aflojar cualquier sensación de tensión que puedas percibir y de disolver cualquier bloqueo o dolor. Pueden aparecer pensamientos o quizá la comprensión de algo que no entendías a medida que el malestar comienza a cambiar. Toma nota de todo ello, pero mantén tu atención en la respiración y continúa respirando en las áreas de incomodidad. Permite que tu respiración toque las sensaciones incómodas y las limpie como si se tratara de un chorro de agua fresca, bajando por las piernas hasta el suelo. Hazlo durante cinco respiraciones completas.

5. Si el malestar llega a ser intolerable, no dudes en trasladar tu atención a una parte del cuerpo que te resulte neutra o incluso agradable. Descansa en esas sensaciones, y cuando te sientas preparado para volver a respirar en la incomodidad, puedes empezar de nuevo.

6. Finaliza la práctica volviendo a la nariz y notando que la respiración entra y sale por ella cinco veces más.

Si te das cuenta de algo mientras respiras a través de la incomodidad del malestar, escríbelo en un diario o cuaderno ¿Qué estaba tratando de decirte la emoción o sensación incómoda?

Te recomiendo que, cuando empieces a respirar en la incomodidad, lo hagas lentamente y dejes que tu cuerpo te guíe. Inténtalo durante cinco respiraciones al principio. Concéntrate en enviar la respiración a las zonas de tu cuerpo que creas que la necesitan, y deja que tus pensamientos vaguen, volviendo siempre a la respiración cuando un pensamiento te lleve de aquí allá. No te preocupes si las sensaciones desagradables no se resuelven por completo. Incluso puede que al principio sean más desagradables mientras les prestas más atención. Después de empezar a respirar en la incomodidad, es posible que seas más consciente de las sensaciones desagradables, como el calor, el dolor, el escozor o la tensión. Puede que conectes más profundamente con una emoción como la ira o la tristeza. Sea lo que sea lo que sientas mientras respiras en el malestar, permítete sentirlo. Poco a poco te darás cuenta de que, si no te atiborras del sentimiento y te limitas a respirar en él, se disolverá con el tiempo. De la misma manera, todo está en constante cambio, también lo están nuestras emociones y sensaciones. A veces el proceso lleva su tiempo. Si sientes que has entrado en un géiser de emociones, permítete el espacio y el tiempo necesarios para respirar a través de él. Puede que no se resuelva inmediatamente. No pasa nada.

Si tienes sensaciones intensas de ira o dolor, recuerda que debes permitir que cualquier sensación fuerte que sientas fluya hacia abajo y salga por la parte inferior de las piernas. Siente como si estuvieras liberando las sensaciones en la Tierra. Al hacerlo, literalmente te estás conectando con la Tierra y liberando la energía de la ira y el dolor, permitiendo que la energía fresca de la Tierra y de tu respiración te reponga. Si tienes sentimientos de tristeza, permítete liberarlos mediante el llanto o haciendo cualquier cosa que te parezca adecuada, pero sigue respirando a través de las emociones. La tristeza puede ser particularmente agotadora, así que es importante continuar alimentando tu corazón y tu ser con energía fresca a través de la respiración. Al final de este proceso, más allá de la liberación de la tristeza, puedes incluso sentir la energía del amor propio.

Fomentar las emociones positivas

Por supuesto, no somos seres que bullen de emociones negativas que liberar, ¡ni queremos serlo! Aunque las emociones positivas no son solo el reflejo opuesto de las negativas, también es cierto que una forma de salir de un «bajón negativo» es hacer cosas que nos hagan sentir bien. Como hemos aprendido, las emociones positivas también pueden considerarse medicina preventiva: cuanto más positivos nos sintamos, más resistentes seremos al estrés y a los problemas de salud resultantes.

Además, las propias emociones positivas son contagiosas, así que cuando uno mismo es positivo, ayuda a los demás a serlo también. Quizá hayas tenido la experiencia de sentirte mejor después de estar cerca de alguien que esté de buen humor. Practicar la positividad y generar emociones positivas son realmente las prácticas de salud individual y social más importantes que puedes realizar.

He aquí algunos consejos prácticos basados en la ciencia para fomentar mayores emociones positivas:

1. **Haz algo que generalmente te *encante* hacer (aunque no te encante en este momento).** Los estudios son bastante claros al respecto. La activación conductual –es decir, permitirnos hacer algo que nos gusta– ayuda a nuestro estado de ánimo a combatir la depresión clínica.[6] Motivarte para hacer algo que te gusta, aunque no creas que te va a encantar ahora, vale la pena. Hacer algo que te gusta ayuda a encender tus pasiones «encendiendo tu fuego» y aportando «jugo de alegría». Desde la perspectiva energética esotérica, hacer algo físico se asocia con nuestro primer chakra, nuestra «batería de energía», que alimenta nuestra energía vital y nuestras ganas de vivir. Los sentimientos placenteros trabajan con el segundo chakra, la fuente de energía creativa. Por eso, cuando nos dedicamos físicamente a algo que nos gusta –ya sea ir de excursión, practicar un deporte, cantar o dar un paseo con un amigo–, estamos creando nueva energía vital y creativa, permitiendo que la energía atascada se mueva a través

de nosotros. Esa energía fresca nos lleva a un estado más claro, creativo y alegre. Aprendemos a nutrirnos a nosotros mismos y a celebrar nuestras pasiones y alegrías, que luego podemos elegir compartir con los demás. Si te sientes deprimido, es posible que no te sientas motivado para hacer muchas cosas, incluso de las que antes disfrutabas. Esta es una razón más para que te permitas la posibilidad de experimentar la alegría, aunque no estés seguro de sentirte diferente. Con un poco de esfuerzo, recordarás y re-conectarás con esa parte alegre de ti mismo y reconocerás que el flujo de emociones siempre está cambiando, lo que significa que incluso cuando nos sentimos deprimidos, «esto también pasará».

2. Sé creativo. Subestimamos mucho el poder de la creatividad para fomentar la positividad, la conexión y el bienestar en nuestra so-ciedad. Considera las conexiones entre la creatividad y las emo-ciones. Podemos utilizar nuestra creatividad para expresar nuestro estado emocional más allá de las palabras a fin de comunicar profundamente nuestro estado a los demás, e incluso para atra-vesar nuestro estado de consciencia condicionada. Por la propia naturaleza como ser vivo y humano, eres creativo. Puede que no te consideres creativo si no eres artista, bailarín, músico o poeta de profesión. Pero esa misma chispa creativa que puedes admirar en otros está presente en ti. Cuanto más te expreses creativamente, más cultivarás la energía pura que puedes aprovechar para cual-quier propósito que elijas. Lo que hagas no tiene por qué ser una obra magna, una gran producción de lujo. Puede ser algo tan sen-cillo como cantar tu canción favorita en el coche, vestirte de una forma que evidencie tus sentimientos ese día o experimentar con una nueva comida. Todas estas actividades aprovechan la energía del segundo chakra a través y más allá de tu estado emocional y liberan tu energía para fomentar el crecimiento y la vitalidad. Como considero que la creatividad es increíblemente vital (perdón por el juego de palabras) para nuestro bienestar, he dedicado el capítulo 12 a ella y también a la expresión auténtica, así que si explorar la creatividad es algo nuevo para ti, no te preocupes. ¡El capítulo 12 te motivará para que veas cómo la creatividad y tu felicidad están relacionadas!

3. **Fomenta y difunde redes de felicidad.** ¿Es la felicidad realmente contagiosa? Un reciente estudio a gran escala sugiere que tu felicidad no solo está influida por las personas con las que estás en contacto directo, sino que también podría extenderse hasta tres grados de separación, lo que significa que es más probable que seas feliz si el amigo del amigo de tu amigo es feliz.[7] Aunque esto pueda parecer increíble, si consideras la fuerte evidencia de los vínculos entre la conexión social y la felicidad y la capacidad de comunicar nuestras emociones a través de las conversaciones y el comportamiento, incluyendo incluso las redes sociales, verás que comienza a tener sentido. Hablando de redes sociales, probablemente no te sorprenderá que un estudio reciente haya confirmado lo que muchos sospechábamos: que las publicaciones de Facebook con contenido emocional positivo o negativo influyen en la difusión de publicaciones similares, lo que sugiere que nuestras emociones se ven influidas por la información que recibimos a través de las redes sociales, y que seguimos difundiendo el contenido que recibimos.[8] Todo esto apunta al poder de nuestras redes para ayudar a establecer y difundir nuestras emociones positivas, y significa que el hecho de compartir tu propia positividad puede

levantar el ánimo a otra persona. A continuación se ofrecen algunas sugerencias para aumentar tu red de felicidad.

4. **Programa tiempo para una conexión positiva.** Conecta con tu red de positividad. No importa si es un miembro de la familia, un amigo, una mascota o tu árbol favorito. Simplemente permítete absorber la energía positiva de otro ser durante un rato, ya sea en persona, por teléfono o por videochat. Puede que te sientas obligado a compartir tu propia alegría (o tu tristeza). Pero tener esa charla con alguien que se preocupa y que, en general te hace sentir bien, puede suponer una gran diferencia. Si es posible, hazlo con regularidad, sobre todo si te sientes solo.

5. **Reenvía la positividad.** Esto es tan sencillo como parece. Haz algo que favorezca la felicidad de otra persona (sin comprometer tu integridad, por supuesto), y aumentarás tu felicidad en el proceso. Un estudio ha revelado que aquellos que se ofrecieron como voluntarios para ayudar a los demás manifestaron una mayor felicidad, independientemente de si tenían un estatus socioeconómico alto o bajo.[9] Esto tiene sentido desde el punto de vista de la consciencia. Cuando elegimos ayudar a los demás, estamos reconociendo en algún nivel que no estamos separados de ellos. Nuestro deseo de ayudar a otras personas no está separado de nuestro deseo de ayudarnos a nosotros mismos: podemos vernos a nosotros mismos en esas personas. Por lo tanto, hacer algo para elevar el ánimo de otro nos permitirá naturalmente sentirnos elevados también porque estaremos sumergiéndonos en una consciencia más allá de nuestro yo condicionado.

A medida que empezamos a explorar el ámbito de la creatividad, la positividad y la energía emocional positiva, comenzaremos a darnos cuenta de que una gran parte de nuestra salud y bienestar también tiene que ver con la capacidad de expresarnos de una manera que honre quiénes somos y cómo nos sentimos. Exploremos el papel de la autenticidad y la autoexpresión en tu bienestar en el capítulo 12.

12. Expresa tu creatividad para desencadenar la vitalidad

¿Te has sentido alguna vez como si hubieras perdido una parte de ti mismo?

A veces sucede. La vida cambia, y nosotros cambiamos con ella. Puede ser una mudanza, un cambio de trabajo, el matrimonio, los hijos, el cuidado de los mayores o cualquier tipo de transición. A veces ni siquiera es una transición difícil la que nos hace perder una parte de nosotros mismos, sino una decisión que tomamos de seguir con algunas cosas y soltar el resto. Y, sin embargo, podemos lamentar haber dejado atrás esa parte de nosotros. A menudo, la parte de nosotros que dejamos atrás es una parte creativa de nosotros mismos que podríamos pensar, en el mundo actual, que es menos importante o menos valorada.

Esto es lo que me ocurrió a mí durante unos quince años. Básicamente, perdí mi voz. Aunque me encantaba cantar, por razones que no podía entender del todo, sabía que parte de mi camino era continuar con el estudio de la curación. Por desgracia, cuando elegí la escuela de posgrado, también decidí que no tenía sentido seguir cantando si no era «en serio». Así que dejé de cantar por completo. Y al tomar esa decisión en blanco y negro, basada más en el perfeccionismo que en alimentar mi corazón y mi alma, perdí una gran parte de mí misma durante más de quince años. Cantar fue un regalo que me dieron para devolverme a mi propia felicidad creativa, pero había estado ciega a su propósito durante la mayor parte de mi vida. Y una parte de mí sintió literalmente que había muerto.

Apuesto a que muchos se sienten identificados. Las circunstancias externas parecen cambiar las mareas de nuestras vidas de manera que a veces perdemos partes de nosotros mismos que la sociedad no necesariamente recompensa directamente. Si nos gustaba el arte, la danza, la música u otras áreas de expresión creativa cuando éramos jóvenes, a menos que persiguiéramos estas pasiones como artistas de buena fe, es posible que las hayamos perdido de vista con el paso de los años. A menudo pensamos que tenemos que dejar de lado las actividades creativas en nuestro proceso de «adultización», es decir, ganar dinero, mantener a la familia y hacer carrera. Sin embargo, perder ese jugo creativo tiene un coste real: acabamos perdiendo la energía de nuestra capacidad de innovación, nuestra fluidez y nuestra alegría.

Por fortuna, nuestra creatividad nunca se pierde realmente. En mi caso, encontré la alegría de volver a cantar mientras les cantaba a mis hijos cuando eran pequeños. Cuando se hicieron un poco mayores, decidí recuperar la diversión de cantar para mí. De la nada, creé una banda de versiones de Guns N Roses llamada Nuns N Moses. Busqué músicos y los convencí (todos hombres heterosexuales) para que se vistieran de monjas mientras yo me vestía de Moisés durante parte del espectáculo, cambiando las letras y cantando las canciones desde la perspectiva de Moisés. Fue una diversión graciosísima a la vez que se rendía homenaje a uno de mis grupos de rock favoritos de la infancia con excelentes músicos. Poco después, me pidieron que dirigiera una banda tributo a Iron Maiden llamada Up the Irons. La música, y la banda fue un éxito, con miles de fans y una apretada agenda de conciertos en los mejores escenarios del sur de California.

Me encontré felizmente cantando a pleno pulmón y con más energía que nunca en mi vida.

Comparto esta historia personal por dos razones. Una es para recordarte que las partes de ti que crees olvidadas en realidad viven dentro de ti, especialmente las partes creativas. Estas son las partes que anhelan una expresión auténtica, en cualquier forma, para que puedan manifestarse. No mueren, y cuando les damos voz, en realidad nos proporcionamos curación a nosotros mismos, una capacidad para llevarnos a un mayor sentido de autoconciencia, autoexpresión, conexión y, en última instancia, trascendencia. La segunda razón es desafiarte a considerar las formas en que puedes dar un paso hacia una expresión más auténtica de ti mismo, incluso si te pudiera parecer arriesgado. Lo mejor que puedes hacer es romper el falso ídolo de ti mismo. La expresión creativa te proporciona las herramientas para conectarte contigo mismo más allá de tu condicionamiento cultural y social y para conectarte con los demás en una verdadera expresión del corazón y del alma. Nada puede ser más liberador y más curativo.

Creatividad, salud y bienestar

A menudo, cuando pensamos en la creatividad, pensamos en las artes, aunque la expresión creativa puede adoptar un gran número de formas. Sin embargo, muchas investigaciones exploran el impacto de la creatividad en la salud, examinando cómo la participación en terapias artísticas como la danza, la escritura expresiva, la música y el arte visual afectan a la salud fisiológica y psicológica de los pacientes. Una revisión exhaustiva de los estudios informa de que la musicoterapia (que incluye escuchar música y, en algunos casos, improvisar música) reduce la ansiedad y el estrés y mejora la función hormonal e inmunitaria en diversos pacientes, entre ellos los que padecen cáncer, enfermedades coronarias y otros problemas de salud. Los estudios con la terapia de movimiento de la danza informan de resultados similares: reduce la ansiedad y la depresión y mejora la imagen corporal, aumentando las emociones positivas.

Expresarse a través de la terapia artística también es curativo. Los estudios han demostrado que los pacientes con cáncer, enfermedades crónicas y traumas que se dedican a la terapia artística (incluyendo el dibujo y la pintura) informan de la disminución de la ansiedad y el estrés, incluyendo mejoras en el bienestar, la autoestima y el sentido de propósito.[1] Los efectos curativos de la creación y la expresión también pueden producirse en forma de palabras y de imágenes: decenas de estudios controlados sobre la escritura expresiva (escribir sobre nuestras emociones o simplemente escribir libremente) han demostrado que esta actividad reduce la fatiga y el dolor y mejora la inmunidad y el estado de ánimo.[2]

¿Cómo nos curan estas terapias hasta nuestras células? Hay un interés creciente en la neurociencia de la creatividad. Sin embargo, tenemos más preguntas que respuestas sobre los mecanismos neuronales precisos que intervienen en la creatividad.[3] El modelo psiconeuroinmunológico se ha destacado como un área de investigación adicional.[4] A continuación se exponen algunas conclusiones importantes de los estudios mencionados anteriormente.

1. **La creatividad en cualquiera de sus formas es importante.** Hay muchas formas de ser creativo, y los estudios sugieren que, sea cual sea la vía de expresión y creación que elijamos, es probable que obtengamos beneficios en términos de bienestar y efectos po-

sitivos para la salud corporal. La creatividad no solo se define por las artes, sino que se refiere a la capacidad de generar ideas nuevas o novedosas; por lo tanto, la creatividad puede experimentarse a nivel emocional, mental, físico y espiritual de diferentes maneras.

2. **La creatividad aumenta la confianza.** Los datos sugieren que practicar la creatividad, ya sea en privado o en público, puede aumentar nuestra autoaceptación, darnos una mayor sensación de dominio, y en algunos casos nos ayuda a expresarnos con mayor claridad y autenticidad ante los demás.[5] El cultivo de estas cualidades de dominio del entorno y de autoaceptación tiene beneficios para la salud en sí mismo: los estudios han demostrado que las mujeres con mayores niveles de dominio del entorno y con mayor autoaceptación tienen, por ejemplo, menos depresión, mayor resistencia a la insulina e incluso mejoran el sueño.[6]

3. **La creatividad es un proceso cotidiano.** Una última conclusión de la investigación es bastante profunda. Sugiere que la mejor manera de disfrutar los beneficios de la creatividad para el bienestar es seguir siendo creativo y disfrutar de la creatividad cotidiana. Algunos estudios sugieren que si dejáramos de dedicarnos a nuestra expresión creativa, podríamos empezar a sentir la pérdida de beneficios en nuestro estado de ánimo. Al mismo tiempo, las investigaciones señalan que los días en que somos más creativos de lo habitual tendemos a generar más emociones positivas al día siguiente.[7] La creatividad es un proceso continuo de autoexpresión y evolución y, al igual que con la práctica espiritual formal, cuanto más regularmente nos dediquemos a actos creativos, mayor será el beneficio que obtendremos. También debemos convertir la relación

entre nuestra creencia de que somos seres creativos y que podemos ser creativos en ser realmente creativos y recibir los beneficios. Los estudios demuestran que, cuanto más creamos en nuestra capacidad de ser creativos (lo que a veces se llama autoeficacia creativa), más probable es que cosechemos sus beneficios, entre los que se encuentra la mejora del rendimiento laboral.[8] Cuando aceptamos y expresamos nuestra propia creatividad, empezamos a notar y a apreciar la expresión creativa en los demás, desde la comida que preparan hasta la ropa que visten o la forma en que se expresan mediante sus movimientos corporales. Ahora reconozco que todos somos seres creativos, que nos expresamos de diversas maneras. Una vez que nos alineamos con la fuerza creativa que llevamos dentro, ganamos energía por mor de las emociones positivas, que nos ayudan a perseverar a través de las dificultades y también a experimentar la vida con más alegría.

Creatividad:
la perspectiva espiritual y bioenergética

Las relaciones entre la creatividad, la sensualidad, la sexualidad y la vitalidad se han observado en culturas antiguas de todo el mundo.[9] Resulta interesante que incluso los investigadores académicos occidentales hayan descrito la creatividad como una «espiritualización de las pasiones».[10] Desde la perspectiva espiritual y bioenergética, no es casualidad que la creatividad esté vinculada a la salud emocional y a la vitalidad. De hecho, desde el punto de vista de la curación de los chakras, existe una profunda conexión entre la creatividad, la energía emocional y la sensualidad, incluido el acceso a estados de felicidad.

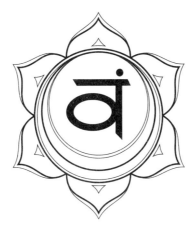

Figura 12.1. El *swadhisthana*, o segundo chakra, en los sistemas védico y tántrico. Este chakra se asocia con la creatividad, las emociones y el fluir.

La creatividad suele asociarse al segundo chakra, o sacro, situado en la zona de los órganos sexuales (figura 12.1). El nombre sánscrito del segundo chakra es *swadhisthana chakra*, traducido libremente como «la propia morada». El segundo chakra está asociado al elemento agua, que se corresponde con la cohesión, la fluidez, la vida y la pureza. Todas estas cualidades se relacionan con la creatividad, las emociones, la sensualidad y la sexualidad. Trabajando con el segundo chakra es donde podemos poner en marcha nuestra propia energía creativa, que, francamente, es lo suficientemente poderosa como para crear la vida misma. En la tradición taoísta, se sabe que la zona que rodea al segundo chakra alberga lo que se ha descrito como «energía esencial» o esencia vital (*ching qi* o *jing qi*, que en las mujeres suele residir en los ovarios).

Poner en práctica la creatividad
Fomentar nuestro fluir

¿Cómo podemos empezar a poner en marcha nuestra experiencia de la creatividad y sus vínculos con la fluidez, la mejora del estado de ánimo y la vitalidad para aumentar la expresión más profunda y auténtica de nosotros mismos y nuestra curación? A continuación se ofrece una guía sencilla:

1. **En primer lugar, reconoce que eres un ser creativo.** Cuanto más te identifiques como creador, más fácil te resultará crear en diferentes entornos, incluso en el trabajo. Los datos científicos así lo sugieren.

2. **Empieza de forma sencilla.** Recuerda que nadie define lo que es creativo, excepto tú. ¿Hay alguna actividad creativa en particular que te atraiga? No importa si tienes experiencia previa en ella. Tampoco es necesario que se trate de una forma de arte específica (diseñar trajes creativos o improvisar una comida sin receta son ejemplos). Escoge algo que te resulte fácil de hacer al menos una vez a la semana durante seis semanas, y haz algo que puedas realizar fácilmente a lo largo de la jornada o de la semana (cantar en el coche o bailar en casa durante quince minutos al día cuenta).

3. **Deja de juzgar.** Suspende tu juicio y el de los demás, y ves más allá de tu malestar. Créeme, sé lo que se siente cuando los niños te piden que dejes de cantar en el coche. Te encontrarás con una gran cantidad de juicios de valor y críticas, la mayoría de ellos probablemente de ti misma. Como le gusta decir a Nike: «Hazlo»

(en mi caso, cuando me encuentro con las quejas de mis hijos, sigo cantando, pero lo hago más suavemente para no irritar sus tímpanos de forma increíble). Cuando te sientas incómodo, hazlo de todos modos y aprovecha la sensación corporal y energética que tienes cuando eres creativo. Eso te ayudará a romper con la autocrítica y a despejar esos *vrittis* o ¡perturbaciones mentales!

4. **Observa, persiste y disfruta.** Observa cómo te sientes después de realizar tu acto creativo. Sé tu propio investigador. Explora cómo te sientes después de la primera vez, y luego después de la segunda, y así sucesivamente. ¿Cómo ha transcurrido el resto del día después de haberte permitido un tiempo para la creatividad? Sigue con ello e incluso prueba algo nuevo. Puede que te sientas más cómodo trabajando con una forma de arte que hayas aprendido en el pasado. Sin embargo, recuerda que tu objetivo no es la perfección, sino conectar con la energía de la creatividad. Hay algo que decir sobre el examen de una forma de arte con «mente de principiante». Sigue perfeccionando tu creatividad centrándote tanto en las cosas que sabes como en las que no sabes, y observa qué ideas surgen como resultado.

Para ayudarte a actualizar estas pautas, he incluido una hoja de trabajo: «Fomentar mi flujo creativo» al final de este capítulo. Utilízala para explorar tu expresión creativa y auténtica a fin de fomentar tu curación y vitalidad.

Y ahora que hemos aprendido a conectarnos, a fluir con las emociones y a ser auténticamente creativos para fomentar una base más fuerte de energía y vitalidad a través de nuestros cuerpos, estamos listos para empezar a poner esa energía positiva en línea con nuestra curación. Exploremos en el capítulo 13 cómo utilizar la ciencia y la práctica de la intención y el ritual para enfocar y potenciar nuestro proceso de curación.

Fomentar mi flujo creativo

INTROSPECCIÓN SOBRE CREATIVIDAD
¿Cuándo te consideras más creativo?

_____

_____

_____

¿Con qué acto creativo te sientes más cómodo normalmente?

_____

_____

_____

¿Cuándo te sientes fluir más en el cuerpo?

_____

_____

_____

¿Cuándo sientes más alegría?

_____

_____

_____

Honrar mi creatividad-compromiso

(Comprométete con algo que te parezca agradable y fácil de hacer).

Para encender la semilla de la creatividad, la vitalidad y la salud, me comprometo a conectarme profundamente con mi flujo creativo ————————— durante un período de ——— minutos, al menos ————— veces por semana.

Honrar mi creatividad: notar los efectos

Después de realizar tu acto creativo, anota cómo te sientes. Escribe con tus propias palabras lo que consideres oportuno, y concéntrate en tus emociones y en tus sentimientos/sensaciones corporales. Hazlo cada vez que realices el acto creativo (idealmente, al menos durante un período de seis semanas).

1ª semana:

_____

_____

_____

2ª semana:

_____

_____

_____

3ª semana

_____

4ª semana:

_____

_____

5ª semana:

_____

_____

_____

_____

6ª semana:

_____

_____

_____

_____

13. Establece tu intención de curación a través de un ritual

Ahora que hemos aprendido a cultivar una mayor energía y a permitir que fluya, podemos empezar a moldear esta energía hacia una intención específica que tengamos para nuestra propia curación.

Recordemos de los capítulos de la primera parte que la curación es multidimensional y esencialmente se refiere a la restauración de la armonía, ya sea en el plano emocional, energético, interpersonal, mental, físico o espiritual. Esto puede ser dentro de nosotros mismos, entre nosotros y otra persona, o incluso en la relación entre nosotros mismos y el mundo en general. Porque nuestro mundo está en constante cambio y se mueve –y nosotros nos movemos con él–, siempre estamos en un proceso de restablecer el equilibrio y la armonía.

En otras palabras, la curación no es estática y, como hemos dicho antes, no se trata solo de eliminar una enfermedad, aunque eso pueda ocurrir. La curación es un proceso, no un resultado. Así que, tanto si tienes un diagnóstico como si no, la curación es siempre una oportunidad para llevarte de vuelta a tu naturaleza esencial, la consciencia pura, con sus cualidades de unidad, verdad y felicidad. La intención curativa te lleva a través de tu viaje de curación día a día.

En este capítulo, empezarás a conocer íntimamente tu intención de curación y la llevarás adelante con energía para manifestar esa intención. La intención puede acabar siendo para ti personalmente, ya sea la curación para una enfermedad específica, un estado emocional o mental, o tu bienestar general. Puedes tener la intención de sanar a otra persona que te haya pedido ayuda. Incluso puede que la intención sea fomentar la curación de nuestra sociedad o del mundo (está claro que nos vendría bien). Aprenderás más sobre tu intención de curación y establecerás tu voluntad de curación para llevarla a cabo a través del ritual de curación.

Intención, expectativa y ritual: la perspectiva científica

La investigación científica no explora la intención curativa tanto como los efectos de la atención curativa y las expectativas de los resultados en la salud. En este caso, la atención curativa se refiere a la relación médico-paciente, que exploraremos más en el capítulo 14, sobre la conexión. Por ahora, consideremos los vínculos entre la intención curativa y las expectativas.

En la investigación, la intención en sí misma es más difícil de poner en práctica y calibrar porque puede ser consciente o inconsciente. Pero el efecto secundario de la intención de curación –la expectativa consciente de si un tratamiento ayudará– es más fácil de medir y refleja la intención. Recordemos nuestro análisis en el capítulo 5, en el que descubrimos que las expectativas son elementos clave del placebo que reflejan la toma de decisiones consciente sobre si creemos que un tratamiento va a ayudarnos. Nuestras expectativas de tratamiento comunicadas conscientemente (que podemos anotar en una pregunta de la encuesta para la investigación) reflejan nuestra intención de curación. A medida que nos hacemos más conscientes de nuestra intención de curación, podemos moldear más fácilmente nuestras expectativas, que a su vez moldean nuestra experiencia de la realidad.

En cuanto a las expectativas, la buena noticia es que, tanto si el médico fomenta tus expectativas positivas de curación como si mantienes expectativas positivas por tu cuenta, los datos muestran claramente que tus propias expectativas positivas de curación mejorarán tu salud. Considera las siguientes evidencias.

Una reciente revisión sistemática de veinticinco estudios aleatorios indica que cuando los médicos mejoran las expectativas de curación de los pacientes proporcionando información positiva sobre la enfermedad y/o el tratamiento, los resultados de salud de los pacientes mejoran.[1]

Una reciente revisión sistemática de dieciséis estudios examinó los efectos de las expectativas en la recuperación de pacientes con una variedad de enfermedades, como alcoholismo, infarto de miocardio, cirugía cardíaca, fractura de cadera, histerectomía, etc. Los autores informaron de que, en quince de los dieciséis estudios, los pacientes que tenían expectativas positivas sobre su proceso de recuperación obtenían resultados de salud significativamente mejores. Esto incluía una menor necesidad de analgésicos, mayor abstinencia de sustancias adictivas, mayor capacidad de movimiento tras la cirugía, mayor pérdida de peso y mejores resultados psicológicos.[2]

Las expectativas positivas no solo impulsan los resultados de nuestra salud cuando estamos en la fase de recuperación de una enfermedad o lesión, sino que también mejoran la curación de problemas más crónicos como la ansiedad, la depresión y el dolor.[3]

Las investigaciones sobre el placebo también demuestran que el mero hecho de esperar un beneficio del tratamiento (incluso cuando no hay ningún fármaco) hace que se reduzca nuestro dolor considerablemente, a un nivel clínicamente significativo. Esto se ha comprobado en pacientes con dolor crónico, dolor idiopático, migraña y artrosis de rodilla, por ejemplo.[4]

Las expectativas nos afectan hasta nuestros neurotransmisores. Por ejemplo las expectativas positivas de alivio del dolor, incluso cuando no se administran tratamientos activos, parecen estimular la liberación de los analgésicos propios de nuestro cuerpo (opiáceos endógenos) para que se liberen y alivien el dolor.[5]

Las expectativas positivas sobre nuestra curación también influyen en áreas del cerebro (incluyendo el cíngulo anterior y el córtex orbitofrontal lateral) que participan en el procesamiento de las emociones y el pensamiento, así como en la forma de experimentar el dolor.[6]

Quizá te preguntes: si las expectativas pueden tener efectos tan poderosos, ¿por qué no podemos esperar simplemente que nos curen y, por tanto, sanar? ¿Por qué las expectativas parecen funcionar para algunas personas o en algunos momentos y no en otros? Quizá hayas tenido la experiencia de sentir que tenías expectativas positivas para tu proceso de curación, y no estabas tratando de engañarte a ti mismo, sino que realmente lo creías, pero al final las cosas no fueron bien. ¿Por qué las expectativas no parecen funcionar siempre?

Expectativas de curación e intención: perspectivas espirituales y bioenergéticas

Creo que nuestras expectativas de curación pueden no funcionar todo el tiempo porque a veces nuestras expectativas conscientes de curación pueden no estar del todo alineadas con la energía de nuestros verdaderos deseos de curación o con una fuerte voluntad de llevar a cabo nuestras intenciones de curación (incluyendo la adopción de comportamientos de salud que ayuden a nuestra curación).

Los deseos no siempre son conocidos por nuestra mente consciente y despierta. De hecho, muchos deseos suelen residir en el subconsciente, donde pueden estar ligados o incluso enterrados bajo viejos recuerdos, patrones o pensamientos, nublando el poder energético de nuestros deseos para llevar a cabo nuestra voluntad de curación. Los profesionales de la terapia de biocampo suelen observar cómo la energía emocional puede quedar «atascada» en el biocampo, impidiendo que fluya libremente por el sistema de la persona. Esta descripción de los sanadores tiene similitudes con las descripciones jainistas de consciencia y biocampo, que compartí en la primera parte. Estas enseñanzas sugieren que nuestras impresiones kármicas, a veces llamadas *samskaras*, dan forma a la emanación de la energía de nuestra alma, afectando así a nuestros biocampos y a los comportamientos y pensamientos.[7]

En otras palabras, la luz curativa pura de nuestro interior, nuestra «energía regenerativa», por así decirlo, solo puede llegar hasta donde nosotros se lo permitamos. Si nuestros biocampos están llenos de aflicciones mentales, como ansiedad, incredulidad en nuestro propio poder, malos hábitos de salud o traumas, estaremos bloqueando esa energía regenerativa para llevar a cabo nuestras intenciones de curación. Dicho de otro modo, las expectativas de curación son construcciones mentales. Las construcciones mentales no tienen poder por sí solas, sino que deben casarse con las energías del deseo y la voluntad (el poder de llevar a cabo la propia voluntad) para dar forma a la realidad. Esto se relaciona con lo que antiguas filosofías como las tibetanas describen como el matrimonio necesario entre la mente y la fuerza vital. En la terminología védica, este proceso se refiere a menudo como la creación de un *sankalpa,* que se ha traducido vagamente como «intención», o a veces «resolución», pero su significado es múltiple y profundo en su curso. En sánscrito, *san* se refiere a la conexión con la verdad más elevada, y *kalpa* a un voto.

Crear un *sankalpa* es el proceso de ir al interior para descubrir primero el verdadero deseo del corazón interior, llevar este deseo a la consciencia y luego rendirse al resultado más alineado con el crecimiento y el propósito de nuestra alma. Nosotros conectamos la fuerza vital con este deseo interior, con la quietud y las profundidades de la consciencia y la determinación de la mente, para dar energía y forma a la intención y entregarnos a ella.

Chakras clave
para establecer la intención de curación

Para formar completamente un *sankalpa*, podemos trabajar con todos nuestros centros energéticos. Sin embargo, dos chakras son clave en cuanto a cómo ayudan a manifestar nuestras intenciones: el *chakra manipura* (el chakra del plexo solar) y el *chakra anahata* (el chakra del corazón).

Exploraremos cada uno de estos chakras y su relevancia para

la intención, pero primero una nota importante: todo lo que has aprendido en los capítulos anteriores conduce a esto. Las energías del chakra *manipura* (el primer chakra) y el chakra *swadhisthana* (el segundo chakra) son esenciales para conectar con las intenciones y manifestarlas. Es importante que entendamos que ningún chakra trabaja de forma aislada.

Para manifestar las intenciones de curación en la realidad física, necesitamos estar enraizados y con una energía fuerte y clara. Por eso, la base de nuestro proceso de curación incluye, en primer lugar, conectar con la Tierra y conseguir la energía suficiente para estar presentes en nuestros cuerpos (capítulo 10); en segundo lugar, ver y liberarnos de los patrones emocionales negativos que atan nuestra energía (capítulo 11); y en tercer lugar, permitirnos expresar de forma creativa quiénes somos y cómo nos sentimos para favorecer un mayor flujo de energía en nuestro interior (capítulo 12). Esto se relaciona con las energías del primer chakra (Tierra) y del segundo chakra (Agua). Cuanto más arraigados nos sintamos en la parte inferior del cuerpo, sintiendo la solidez de la Tierra en nuestro cuerpo así como la fluidez de nuestra energía, más podremos utilizar esa energía para ayudar a clarificar y manifestar nuestras intenciones.

Cuando nos permitimos experimentar estos derechos humanos fundamentales –estar en nuestro cuerpo, sentir lo que sentimos y expresarnos creativamente–, creamos energía y habilidad para liberar los bloqueos mentales-emocionales-energéticos y abrirnos para traer nueva energía que nos guíe hacia nuestros próximos pasos. Es un proceso constante porque siempre estamos respondiendo al mundo que nos rodea, así como liberando energía del pasado.

El chakra *manipura*: equilibrio, claridad e intención

A medida que llevamos nuestra conciencia desde nuestro estado de tierra y el sentido fluido del yo hacia arriba del cuerpo, nos encontramos con el chakra *manipura*, traducido como «ciudad de las joyas», el tercer chakra en la tradición védica (figura 13.1). Este brillante chakra se asocia con el elemento fuego, pero algunos sanadores (incluida mi maestra, la reverenda Rosalyn Bruyere) lo relacionan con el elemento aire. Esto es especialmente interesante dada la naturaleza clarificadora de este chakra. Rosalyn describe cómo pasamos del «yo soy» (primer chakra, donde estamos arraigados en nuestra fuerza vital) al «yo siento» (segundo chakra, donde empezamos a sentir la fluidez de nuestros sentimientos) y al «yo pienso» (tercer chakra, donde empezamos a percibir y expresar). Tanto el elemento fuego como el aire del chakra *manipura* nos ayudan a aclarar nuestros deseos, a despejar lo que no es necesario y a expresar mejor nuestras intenciones.

Esto forma parte de tu alquimia personal: ahora, siendo consciente de quién eres y cómo te sientes (primer y segundo chakras), con las energías de fuego y aire de *manipura* (tercer chakra), estás quemando la escoria de lo que no te sirve (condicionamientos anteriores) y aireando las impurezas (incluyendo todos los «debería»/«no debería» y «tendría que») para contemplar las joyas de tu propio y verdadero deseo.

El chakra *manipura* no solo nos ayuda a aclarar y expresar lo que pensamos, sino que también nos ayuda a recoger y mantener nuestras energías en equilibrio y listas para la acción. En el sistema yóguico, el chakra *manipura* es donde convergen las corrientes de energía sutil. En concreto, *prana vayu* (una corriente de energía sutil

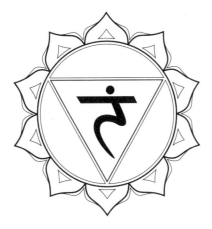

Figura 13.1. El chakra *manipura*, la «ciudad de las joyas», es el tercer chakra en las tradiciones védicas y tántricas. Se asocia con los elementos de fuego y aire, y nos enseña a aclarar y equilibrar nuestros pensamientos y a llevar a cabo la acción deseada.

ascendente) y *apana vayu* (una corriente de energía sutil descendente), que se dice que se encuentran en el chakra *manipura*, y determinados ejercicios de *pranayama* yóguico ayudan a este encuentro de poderosas corrientes.[9] Cuando armonizamos estas energías en nuestro cuerpo, nos sentimos estables, centrados y capacitados para llevar a cabo una acción comprometida.

Por lo tanto, el chakra *manipura* nos ayuda a establecer intenciones, ayudándonos primero a clarificar nuestros deseos con una percepción más clara y una voluntad fuerte. Entonces estamos listos para pasar al chakra *anahata*, el chakra del corazón, a fin de profundizar nuestra intención para un mayor poder cocreativo.

El chakra *anahata*:
expansión de la consciencia deliberada

El chakra *anahata* es el cuarto chakra, o chakra del corazón, en el sistema védico. *Anahata* se refiere a «sonido no golpeado», y es donde reside el alma y donde se accede a niveles de consciencia más profundos. La descripción de este chakra se relaciona con los cuatro niveles de sonido descritos en la tradición védica, relevantes para manifestar las intenciones dentro de las diferentes capas de consciencia.

El nivel más burdo, o más físico, del sonido, *vaikari*, es el sonido real producido por el roce de nuestras cuerdas vocales, por ejemplo. El siguiente nivel sutil, *madhyama*, se considera que está en el nivel cenestésico-sutil de la vibración, en el que podemos sentir sensaciones o vibraciones sutiles en nuestro cuerpo asociadas con un sonido, un mantra o incluso un pensamiento en particular. El siguiente nivel de sonido, aún más sutil, se denomina *pashyanti*, y a menudo se experimenta más como luz que como sonido. Por último, el nivel más sutil y abarcador del sonido se denomina *para*, la propia Unidad. Está más allá de nuestros conceptos de amplitud y frecuencia; es el propio Ser y puede considerarse la naturaleza de nuestra alma.[10] Esta descripción de la Unidad que todo lo abarca, de la que procede toda manifestación, se explica también en muchas otras tradiciones espirituales. Por ejemplo la primera frase del Evangelio de Juan de la tradición cristiana comienza con: «En el principio era el Verbo, y el Verbo estaba con Dios, y Dios era el Verbo».[11]

¿Cómo se relacionan exactamente estos niveles de sonido con el establecimiento de intenciones y el chakra del corazón? Podemos considerar nuestras intenciones como «palabras», tanto pronunciadas como no pronunciadas. Puede considerarse que el nivel «grosero»

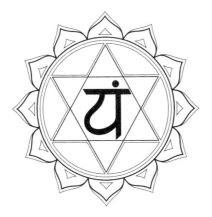

Figura 13.2. El chakra *anahata*, o del corazón, en la tradición védica se considera un chakra clave para la asistencia espiritual y sirve como portal entre el mundo físico y el espiritual.

de nuestras intenciones está en el nivel *vaikari*, o más físico, y refleja nuestras expectativas.

Pero a través de este marco védico podemos movernos aún más profundamente en la consciencia y expandir el poder de nuestras intenciones. A través del chakra del corazón, que une los mundos físico y espiritual, expandimos nuestra conciencia y el sentido de nosotros mismos más allá de nuestros estados de consciencia más profundos, tanto en sutileza como en conexión con la mayor extensión de consciencia disponible para nosotros. Aquí es donde podemos invitar a la propia consciencia a «cocrear» con nosotros, a través de nosotros, y no solo para nosotros.

El chakra *anahata*, o el chakra del corazón, es donde nos movemos más allá de la consciencia del «yo», hacia una consciencia más amplia y conectada del «nosotros». Esto está representado por la estrella de seis puntas que se muestra en el chakra del corazón, como se ve en la figura 13.2. La estrella de seis puntas con un triángulo apuntando hacia abajo y otro hacia arriba refleja la promesa de conectar las energías de los chakras primero, segundo y tercero hacia arriba en el corazón, junto con las energías de los planos espirituales de los chakras de la coronillla, del tercer ojo y de la garganta hacia abajo en el corazón. Cuando estas energías se reúnen en nuestro corazón, nos ayudan a tender un puente entre el mundo físico y el espiritual, y a experimentar un nivel de consciencia superior en el chakra *anahata*. Por eso el corazón también se describe a menudo en muchas culturas, incluida la tradición védica, como la sede del alma.

La ciencia antigua y moderna del ritual

Aunque la investigación sobre el placebo ha demostrado que las expectativas son grandes impulsoras de efectos de autocuración que pueden llegar a alcanzar el nivel neuronal, otros elementos del placebo también nos muestran el poder del comportamiento y la mente sobre nuestra capacidad de curación. Otro elemento poderoso es el ritual.

El ritual es conocido en todas las culturas por alinear espíritumente-cuerpo y aumentar el proceso de curación, fomentando una profundización de la consciencia para provocar respuestas de curación a través de intenciones específicas. Las culturas chamánicas son quizá las más examinadas en relación con los rituales de curación: sus rituales llaman abiertamente al Espíritu en el proceso de curación.[12] Un curandero espiritual o chamán que sigue un proceso específico dependiente de la intención y la tradición, generalmente utiliza la danza, las oraciones, los cantos y elementos específicos de la naturaleza tanto para mostrar reverencia al Espíritu en el proceso de curación como para pedir su ayuda. El chamán suele hablar de abandono de la realidad ordinaria de la vigilia o de entrada en un «estado de trance» en el que establece contacto con la naturaleza u otros espíritus para ayudar en el proceso de curación de un individuo o una tribu.[13] En muchos sentidos, este aspecto del ritual de curación (la conexión con los espíritus guía y su ayuda) lo repiten los practicantes actuales de la terapia de biocampo, que a menudo informan de que llaman a los guías para que trabajen con ellos en el proceso de curación.[14]

El ritual no solo tiene lugar entre un chamán y un receptor de la curación o un profesional de la salud y un paciente. Lo practicamos a diario, ya sea con la primera taza de café mientras hojeamos el periódico o dándonos una ducha antes de acostarnos. Los rituales son un conjunto de comportamientos y un entorno que utilizamos para indicar a nuestro cuerpo-mente un determinado momento del día (la mañana) o una actividad (la hora de dormir).

Es muy probable que ya estés participando en uno o más rituales que afectan a tu proceso de curación, seas consciente de ello o no, pero cuando creamos conscientemente un ritual destinado a la curación que implica al cuerpo, la mente y el espíritu, permitimos que nuestra intención de curación se manifieste plenamente.

Ponerlo en práctica
Cómo crear tu ritual de curación

La parte más importante del ritual es la coherencia. El propósito de crear y participar en tu propio ritual es entrenar a tu cuerpo-mente para conectar con tu espíritu y aumentar tu proceso de curación.

Abrirte a tu intención de curación

Tu ritual no necesita ser abiertamente espiritual o complejo. Tú decides cómo hacerlo. En este caso, lo simple es hermoso porque quieres algo que sea fácil de hacer todos los días. Estos son los dos primeros pasos:

1. **Crea un espacio sagrado.** Este es un lugar al que puedes ir físicamente y que es solo para tu práctica ritual de sanación durante el tiempo que practiques. Puede estar en el rincón de una habitación o en algún lugar al aire libre. Si el espacio tiene que ser usado para otros propósitos durante el día, está bien, pero trata de escoger un lugar tranquilo en casa donde puedas ir cuando sea el momento de hacer tu ritual de curación. Mantenlo sin aparatos electrónicos y otras distracciones. Siéntete libre de decorarlo de forma que atraiga tu sentido de la belleza, la creatividad y el Espíritu. Pue-

des crear un altar con elementos naturales, religiosos o espirituales, colocar cuadros o imágenes alrededor de la zona para que te recuerden a seres o personas inspiradoras que creas que pueden ayudarte en tu proceso de curación y mantenerlo tranquilo y despejado de objetos innecesarios. Crea un espacio que sientas que te invita a relajarte, a estar en el momento presente y a abrirte al Espíritu.

2. **Crea un tiempo sagrado.** Te recomiendo encarecidamente que realices tu ritual de curación por la mañana, antes de empezar el día, si es posible (sé que esto es mucho pedir para la mayoría de nosotros) aunque solo sean cinco minutos. Antes de acostarse es otro momento ideal para llevar a cabo el ritual de curación, cuando puedes liberarte de las actividades y pensamientos del día. Lo ideal es dedicar al menos quince minutos a tu ritual de curación, y siéntete libre de hacerlo más de una vez al día, pero debes comprometerte con un momento constante de la jornada en el que realices tu ritual.

Una vez que hayas creado tu espacio sagrado e identificado tu tiempo sagrado, estarás listo para iniciar tu ritual de curación. Aquí tienes algunas sugerencias para crearlo; por favor, siéntete libre de usarlas o de crear tus propios pasos rituales como mejor te parezca.

1. Establece contacto con la Tierra y llénate de energía.
Utiliza los ejercicios del capítulo 10 para entrar de
lleno en tu cuerpo. Siente la base de la columna vertebral y los pies, tanto si eliges estar tumbado, sentado
o de pie. Deja que tu cuerpo descanse en la postura
que hayas elegido y ábrete completamente a recibir la
energía de la Tierra. Llévala por todo el cuerpo hasta
la coronilla (si te resulta más cómodo llevar la energía
desde la coronilla hacia abajo, no hay ningún problema,
está perfectamente bien; solo asegúrate de que puedes
sentir los pies).

2. Crea una invocación. Básicamente, se trata de un
canto, una oración, un sonido o una palabra que honre
al Espíritu, de la forma o manera que resuene más
profundamente en ti. Si sientes una conexión con una
religión concreta, ofrece un himno u oración. Si ese
no es tu caso, crea un sonido o una palabra que te resulte cómoda, como «Aaaah», y que abra el chakra del
corazón y el del plexo solar. Crear un sonido a través
de tu cuerpo es una poderosa manera de encender tu
atención y energía, ello te ayudará a unir la mente y
la fuerza vital. Cuando empieces a hacer esto, di tu
invocación en voz alta, con dulzura y vigor. Puedes
centrar tu atención en tu chakra del corazón cuando
compartas tu invocación. Con el tiempo, a medida
que comiences a sentir la invocación cada vez más

poderosa y presente en tu cuerpo, puedes optar por decirla en silencio y explorar sus efectos. Sin embargo, para lograr el poder del sonido, debes sentirte cómodo creando y sintiendo la vibración, por lo que recomiendo empezar con un sonido que puedas hacer en voz alta al principio. Esto también te ayudará a abrir tu chakra de la garganta y a liberar cualquier miedo que tengas a ser escuchado.

3. **Regálate la presencia.** Ahora que has creado las condiciones energéticas para estar conectado, presente y listo para recibir, permítete hacerlo. Después de hacer sonar tu invocación, disfruta del silencio del momento presente, atendiendo a tu propia respiración, sin nada más que hacer durante este breve tiempo. Practica la respiración en tu cuerpo, utilizando la sintonización corporal de las cinco respiraciones que compartí contigo en el capítulo 11, durante por lo menos cinco minutos o más si lo deseas. Puede que sientas diferentes sensaciones en tu cuerpo mientras sigues respirando, y es probable que seas consciente de los pensamientos. Deja que las sensaciones y los pensamientos aparezcan y desaparezcan sin aferrarte a ninguno ni detenerte en el significado de este o aquel. Simplemente vuelve a la respiración y disfruta de ella en este momento, sabiendo que no hay nada más que hacer ahora.

4. Explora tu intención de curación. Después de disfrutar de tu respiración y entrar en la presencia, céntrate en tu chakra del corazón. Mientras mantienes la conciencia en él, hazte esta pregunta: ¿Qué desea sanar hoy? Permítete no juzgar la respuesta, y no te preocupes si la respuesta no se aclara de inmediato. Estás creando el espacio para que tu deseo inconsciente se manifieste. Así es como obtienes una pista más profunda de lo que tu cuerpo y tu espíritu quieren, que puede ser o no lo que dice tu mente consciente. Puedes obtener una respuesta a través de una sensación corporal, una imagen, un sonido, un pensamiento o incluso un olor que conecte con algo significativo para tu proceso de curación. Si obtienes una respuesta, agradécete a ti mismo el haberla conseguido y vuelve a la respiración y al cuerpo (si no obtienes una respuesta, no te preocupes, continúa con el siguiente paso).

5. Cultiva tu voluntad de curación. Se trata de fortalecer tu voluntad y tu energía para la curación, ya sea para ti o para otra persona. Después de recibir información sobre lo que pide ser sanado, empieza a conectar aún más profundamente con tu cuerpo y tu respiración. Concéntrate específicamente en tu vientre y plexo solar, la zona entre el ombligo y el corazón. Trae a esta zona la luz dorada del sol y permite que llene tu interior a través del vientre. Al principio, esto puede parecer un ejercicio de imaginación, pero con el tiempo lo sentirás visceralmente en tu cuerpo. Estás nutriendo tu plexo solar, o chakra *manipura*, con la energía, o *prana*, necesaria para llevar a cabo tu deseo de curación. Siente cómo este *prana* entra en ti desde el centro de tu cuerpo, desde la parte delantera de tu cuerpo, desde la parte trasera de tu cuerpo. Deja que esta energía pura te llene por dentro para que puedas sentir que la mitad superior e inferior de tu cuerpo se unen en tu vientre, bañado en una luz amarilla y naranja brillante. Ahora, con esta energía en tu interior, si durante este ejercicio te ha surgido un deseo claro de curación, trae esa curación deseada (es decir, cómo te sentirás después de que esta curación tenga lugar) a tu mente y luego suéltala. Suelta todos los detalles y la planificación, libera tu deseo de curación e intención desde tu interior, y siente la energía moverse dentro y a través de ti.

6. **Concluye tu ritual con gratitud.** Pon tu atención en el corazón, y da las gracias a cualquier guía que sientas que te ayuda en tu proceso de curación. Agradécete a ti mismo el haberte dado el tiempo necesario para tu ritual de curación. Da las gracias a las personas y situaciones que te ayudan en tu proceso de curación. Cierra con un canto, oración o sonido que resuene en ti.

Te recomiendo que realices tu ritual de curación todos los días si puedes. Si eso te resulta difícil al principio, intenta hacerlo tres veces por semana y escribe lo que notes en las siguientes semanas mientras haces que el ritual de curación forme parte de tu vida.

14. Conectarse para sanar

Mientras escribo este capítulo, cientos de miles de personas de todo el mundo han muerto a causa de la COVID-19, y todos estamos luchando por reducir la propagación del virus. La pandemia lo ha puesto todo patas arriba, y aunque los gobiernos y los grupos sanitarios mundiales están haciendo todo lo posible para controlar la situación, es difícil predecir lo que va a pasar. La economía está cambiando mucho: casi todas las personas y empresas se han visto afectadas financieramente. Es comprensible que la respuesta humana natural haga que la gente se mueva en algún punto del espectro emocional, desde la negación hasta el pánico y el shock. Sin embargo, muchos médicos y expertos en salud pública llevan años prediciendo este tipo de pandemia y advierten de que habrá más.[1] No era una cuestión de «si», sino de «cuándo» y por «cuánto tiempo». Refugiarse en casa podría convertirse en un hábito habitual.

Todos los que nos refugiamos en casa estamos aprendiendo lecciones profundas sobre la importancia y el significado de la conexión humana. ¿Cómo conciliamos los mandatos de distanciamiento social con el hecho de que estamos biológicamente programados para conectarnos? Es muy probable que hayas oído la frase de «la soledad mata», y muchos de nosotros estamos familiarizados con la neurociencia, los estudios de salud pública y las ciencias sociales que confirman esta afirmación y muestran las vías por las que la soledad en verdad mata.[2] Para que nos hagamos una idea, la escasa conexión social es un factor de predicción de muerte precoz más importante que el tabaco, la obesidad y el consumo excesivo de alcohol.[3]

La otra cara de la ciencia de la soledad es que la conexión cura, una verdad aún más cierta. Como seres humanos, somos criaturas sociales: incluso a nivel celular es la conexión la que favorece nuestro desarrollo. La conexión social ha sido estudiada en profundidad durante décadas por científicos de la neurociencia, la psicología, la psiconeuroinmunología (PNI), la psiconeuroendocrinología (PNE) y la salud pública. Estudiamos la conexión social en términos de cantidad y tipo (por ejemplo, integración social, aislamiento social y redes sociales) y la calidad percibida (por ejemplo, cercanía, soledad y apoyo social).

Los resultados combinados de estos estudios apoyan con tanta fuerza el impacto vital de la conexión social en nuestra salud que muchos científicos han pedido a los gobiernos que la promuevan como una prioridad de salud pública.

¿Cómo mejora nuestra salud la conexión social? He aquí algunos aspectos destacados:

> Un metanálisis combinó datos de 148 estudios para descubrir que estar más conectado socialmente está relacionado con una reducción del 50% del riesgo de muerte prematura.[4]

> Los niveles más elevados de apoyo social se asocian con menos enfermedades cardiovasculares, incluyendo la aterosclerosis.

> Un mayor apoyo social está relacionado con una menor presión arterial y una menor reactividad cardiovascular al estrés.[5]

Los niveles más altos de apoyo social se asocian a una menor inflamación en mujeres y hombres.[6]

Es posible que muchos de nosotros conozcamos los resultados de
estos estudios. Pero puede que no hayamos apreciado lo dinámicos
que son los efectos de la conexión. Independientemente de nuestra
situación social anterior o actual, de nuestro historial de traumas o de
nuestra historia clínica, cada uno de nosotros tiene un inmenso poder
para poner en marcha nuestro proceso de curación y el de los demás
haciendo una cosa muy sencilla: fomentar las conexiones sociales
positivas en cualquier forma que esté a nuestro alcance. La conexión
no es solo un juego de números. Los datos sugieren que la calidad,
y no solo la cantidad, de nuestras relaciones sociales es importante,
especialmente a medida que envejecemos. Un estudio realizado por
investigadores de la Universidad de Rochester siguió a cientos de
personas durante un período de treinta años para observar si la calidad o la cantidad social predecían mejores resultados psicológicos,
incluyendo menos depresión y mayor bienestar a los cincuenta años.
Los datos revelaron que, para aumentar el bienestar psicológico, la
cantidad parecía importar más a las personas de veinte años, mientras que la calidad parecía ser más importante para las personas de
treinta años.[7] Los autores propusieron que una red social más amplia
podría ayudar a fomentar las oportunidades de movilidad y conexión
social en la juventud, mientras que cultivar relaciones estrechas con
una red de confianza es más beneficioso en la edad adulta. Al estar
conectados, podemos sentir la alegría y el dolor de los demás hasta
en nuestras neuronas.

Los innovadores experimentos controlados con neuroimágenes
(en concreto de resonancia magnética funcional) realizados por Nao-

mi Eisenberger y sus colegas de la Universidad de California-Los Ángeles demostraron que el rechazo social enciende las mismas vías cerebrales que el dolor físico, y que estas vías se activan en nuestros cerebros incluso cuando presenciamos el dolor de otra persona.[8]

Conexión curativa: la perspectiva espiritual y bioenergética

Los seres humanos son criaturas creativas por naturaleza. Cuando se nos cierra una vía para conectar, como pasar tiempo con otra persona, encontramos otras vías para hacerlo. Incluso en nuestra cultura de sobrecarga de pantallas, hemos descubierto cómo nuestras tecnologías actuales pueden utilizarse para la conexión y el bien social. En este punto de la crisis de la COVID-19, todavía podemos conectarnos a través de internet, usando Zoom para tener cenas virtuales con la familia y amigos, *satsangs* y otras reuniones espirituales. Incluso ha resurgido como una forma más profunda de conectar el tener una buena conversación telefónica con un amigo querido. Todos estos métodos de comunicación a través de la tecnología son significativos para el mantenimiento de nuestra salud y probablemente están influyendo en nuestra fisiología, ya sea que conectemos en persona o por videochat.

Pero la mayoría de nosotros no somos tan conscientes de nuestras «tecnologías» innatas de conexión, como el envío de benevolencia a alguien, que puede estar cerca o lejos. Las investigaciones de Kathi Kemper, de la Universidad de Ohio, han demostrado que una persona puede enviar a otra benevolencia (tanto si esa persona sabe que se le está enviando como si no), y ello puede disminuir su estrés y aumentar su variabilidad del ritmo cardíaco y su sensación de paz.[9] Los resultados de Kemper sugieren que podemos sentir la benevolencia de forma bastante inmediata, incluso cuando no sabemos que alguien nos la está enviando. Esto nos permite saber que enviar compasión y amor a otra persona puede tener un efecto significativo para su curación, ya sea que sepa que le estás enviando amor o no.

Prácticas como la meditación benevolente se basan en la comprensión de que nuestra interconexión fundamental no tiene nada que ver con la proximidad física entre nosotros. Los meditadores experimentados de muchas tradiciones diferentes, por ejemplo, hablan de una comprensión basada en la práctica de la interconexión de toda la vida basada en una experiencia sentida de interrelación o «inter-ser», tal y como lo describe el maestro budista Thich Nhat Hanh.[10] La experiencia del «yo» se amplía para comprender que «tú» y «yo» no están separados, sino que, de hecho, forman parte de un todo interconectado. Los meditadores practicantes de las tradiciones contemplativas de todo el mundo suelen experimentar que el «yo» se disuelve en la nada pura, a veces también llamada «vaciedad» en varias tradiciones budistas.[11] Nuestra experiencia del yo más allá del ser físico, incluso más allá del tiempo y el espacio, no está limitada por nuestra condición físico-mental.[12] Experiencias similares de «disolución del ego» se describen también en la investigación sobre los enteógenos (psicodélicos), en la que se ha visto que estos viajes guiados por enteógenos, con la supervisión de un profesional formado, pueden ayudar a que el sentido del yo de una persona se expanda más allá de la consciencia egoica y condicionada, proporcionando una mayor visión y perspectiva sobre la condición humana y la naturaleza de la interconexión, así como una mayor comprensión de la curación personal, incluso de los traumas.[13]

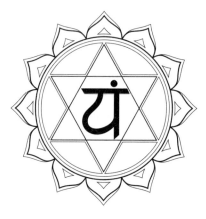

Figura 14.1. El cuarto chakra, llamado chakra *anahata* en las tradiciones tántricas y védicas. *Anahata*, o «sonido no golpeado», se refiere a los diferentes niveles de consciencia a los que se puede acceder a través de este chakra. En las tradiciones védicas y tántricas, este chakra se asocia generalmente con el elemento aire.

Por supuesto, cuando pensamos en conexión, pensamos en el corazón. En muchas tradiciones, el chakra del corazón desempeña un papel importante en la curación de las conexiones. El chakra *anahata*, el chakra del corazón, como ya comentamos en el capítulo 13, nos ayuda a conectar y procesar emociones profundas como el amor y el dolor (figura 14.1). Abrir el corazón también puede ayudarnos a conectar visceralmente con los sentimientos de los demás. El chakra del corazón es también una puerta de conexión con el Espíritu, y la conexión con el Espíritu nos ayuda a amplificar el amor y la curación de otras personas. En pocas palabras, al centrarnos en el corazón y profundizar en nuestra capacidad de sentir a los demás y a nosotros mismos, nos abrimos a niveles aún más profundos del ser y permitimos niveles más profundos de sanación conectiva.

Ponerlo en práctica
Cultivar conexiones sociales fuertes para la curación

Podemos aprender de la investigación científica sobre la conexión, las tradiciones espirituales y las crisis sanitarias como la de la CO-VID-19 que la conexión es vital para nuestra salud y la del planeta. También sabemos que hay muchas maneras de conectarnos, ya sea emocional, energética, mental, física, sexual o espiritualmente (y, a veces, todas ellas a la vez). La clave para nosotros es contar con herramientas para fomentar las conexiones para sanarnos a nosotros mismos y a los demás cuando más las necesitamos y nos sentirnos impotentes para conectar si no podemos hacerlo por nuestros medios preferidos. Estos son algunos consejos de sentido común para aprovechar al máximo el cableado biológico y espiritual para la conexión, ya sea en persona o de otra manera:

1. **Escucha profundamente con el corazón y con los oídos.** Escuchar profundamente es una habilidad y requiere quietud. Cuando tenemos un montón de cosas en la cabeza, sentimos la necesidad de descargarnos, y los demás también lo hacen. ¿Has notado alguna vez lo que se siente al presenciar o participar en una «conversación paralela», en la que ninguna de las dos personas está escuchando realmente a la otra, sino que solo están descargando sus pensamientos y emociones en secuencia? Puede resultar catártico, pero la relación de curación solo puede llegar hasta cierto punto.

    La escucha profunda es un arte y requiere que estemos quietos y presentes en nuestro cuerpo. Cuando nos dedicamos a la escucha profunda, no solo escuchamos las palabras, sino que también somos sensibles al tono de voz, a la postura y a la energía del cuerpo, que nos indican el verdadero estado de ánimo de la persona cuando habla. A veces solo es necesario que lo asumamos por esa persona o que seamos testigos de ello. Escuchar es curativo. Escuchar nos permite estar realmente presentes con el otro, incluso presente en el otro, y esto significa muchas veces escuchar los problemas sin necesidad de dar consejos o arreglar a las personas o sus problemas.

2. Sé un mentor o mentora. Todos estamos rodeados de héroes y heroínas corrientes que quizá no tengan millones de seguidores en Facebook, pero en los que podemos refugiarnos, cuya presencia en sí misma es sanadora y de los que creemos poder aprender algo. Aunque todos estamos ocupados, si tienes la bendición de ser el héroe/heroína corriente de la gente, intenta sacar tiempo para ellos cuando te lo pidan. Del mismo modo, no seas demasiado tímido para pedir tiempo de vez en cuando a alguien o pedir consejo o ayuda a una persona a quien respetas y en quien confías cuando lo necesites. Cualquier cantidad de tiempo que puedas dedicar a ser mentor o mentora, ya sea virtualmente o en persona, puede suponer un mundo de diferencia para ti y para los demás. Esto abrirá tu corazón para experimentar uno de los mayores reflejos del amor: el servicio.

3. Dedica tiempo a fomentar y sanar las relaciones familiares. La Madre Teresa dijo: «Si quieres cambiar el mundo, ve a casa y ama a tu familia». Es un dicho muy sabio, dadas las sagradas heridas de la vida familiar combinadas con el ajetreo del día a día. Podemos pensar que nuestro propósito está «ahí fuera», haciendo algo importante para el mundo, y olvidamos que el sentido de la vida es estar en un estado de amor. ¿Y de quién mejor que de tu familia puedes estar enamorado?

Puede que no nos sintamos especialmente heridos por la dinámica familiar (aunque todavía no he conocido a nadie que diga que viene de una familia perfecta), pero la verdad es que nuestra forma de interactuar con los demás tiene mucho que ver con la dinámica familiar en la que nos hemos criado. Cuando podemos pasar tiempo con los miembros de la familia y hablar de las dinámicas insanas de forma pacífica, sin culpar, ni avergonzarnos (por ejemplo, «cuando esto sucede… me siento… y me gustaría que pudiéramos…»), se produce una curación espontánea.

Para algunos de nosotros, la idea de volver a nuestra familia de origen para ayudar a curar las heridas sagradas puede parecer imposible o incluso desaconsejable. En esos casos, podemos descansar nuestra conciencia en cómo estamos respondiendo a nuestra situación actual y a las personas que nos rodean. ¿Tenemos puntos ciegos en las amistades, las relaciones románticas o laborales que tienden a terminar mal, pero no sabemos por qué? ¿Evitamos las relaciones estrechas con otros? Si es así, ¿hay algo en la dinámica de nuestra infancia que pueda estar relacionado con ello? Podemos trabajar con un buen terapeuta para descubrir y ayudar a desenredarnos de una historia de dinámicas familiares malsanas que obstaculizan nuestra capacidad de tener relaciones gozosas. También podemos trabajar para eliminar dinámicas insanas a nivel bioenergético o espiritual (ver el ejercicio más abajo).

4. Haz cosas divertidas con tus seres queridos. Lamentablemente, a veces las personas que más queremos no saben extraer lo mejor de nosotros. La vida se interpone. Estamos demasiado ocupados cocinando, limpiando, cumpliendo plazos, organizando, cuidando de los niños, trabajando o haciendo otras tareas esenciales de la vida y no nos damos cuenta de que quizá no estamos sacando suficiente tiempo para disfrutar de las personas que más queremos. Los padres de niños pequeños que trabajan lo saben bien: a menudo están privados de tiempo para ellos, de comida y de sueño. Si tienen un momento para sí mismos (posiblemente en el baño), solo consiguen respirar un poco antes de pasar a la siguiente tarea. Para otros que no tienen hijos o cuyos hijos son mayores, sigue siendo fácil estar tan increíblemente ocupados que olviden dedicar tiempo a los demás.

Sin embargo, lo mejor que podemos hacer por nuestra cordura y nuestras relaciones es pasar aunque sea quince minutos haciendo algo divertido cada día con un ser querido, ya sea un hijo, un amigo o un cónyuge. Se trata de tiempo no estructurado en el que no haya ningún objetivo, excepto disfrutar de la compañía del otro. Puedes, por ejemplo, jugar a un juego espontáneo o bailar con tus hijos y limitarte a hacer lo que sea que estén haciendo. Puedes pedirle a tu pareja o a una amistad que te acompañe a dar un paseo por el parque y dejar que la espontaneidad os guíe. Puedes dar un paseo con su pareja en el que no haya un destino concreto ni una agenda para discutir o hacer algo. Disfrutar de un tiempo sagrado y espontáneo con la familia y los amigos permite que la creatividad y la diversión os guíen y abran nuevas posibilidades de experiencia en vuestras relaciones.

Práctica avanzada: sanar nuestras relaciones

Aquellos de nosotros que nos sentimos llamados a trabajar con el biocampo para sanar relaciones particulares podemos realizar prácticas sencillas que nos ayuden a reconocer y liberar patrones relacionales no deseados al nivel energético sutil. También podemos trabajar con el biocampo para fomentar la curación de los demás a nivel espiritual. Siéntete libre de utilizar estas prácticas básicas en el siguiente ejercicio e intégralas en tus rituales de sanación como creas conveniente.

Sanar relaciones: un ejercicio de biocampo

---

1. Sigue los pasos 1 a 3 «Abrirte a tu intención de curación» del capítulo 13 (en otras palabras, conéctate a la Tierra, realiza una invocación y conecta con el momento presente).

2. A continuación, en lugar de explorar tu intención de curación (paso 4 de ese ritual), establece una intención específica para sanar una relación entre tú y otra persona. Tómate unos momentos para hacerlo y permite que cualquier imagen o sensación venga a tu mente mientras te mantienes con los pies en la tierra y respirando profundamente en tu cuerpo.

3. Si la intención es la de liberarte/separarte de una persona para obtener una dinámica de relación o un espacio más saludables, haz crecer tu voluntad de sanación permaneciendo conectado a la Tierra y cultivando una fuerte fuente de luz en tu cuerpo. Siente tus pies firmemente plantados en la Tierra y siente la energía de la Tierra subiendo desde el suelo por tus piernas hasta tu ombligo. Ahora trae la luz del sol (puedes visualizarlo para que sea más fácil) a tu ombligo y deja que crezca hasta que todo tu cuerpo se sienta fuerte con esta luz interior de pura energía y fuerza. Deja que llene tu corazón y todo tu ser. Asegúrate de sentirte conectado a la Tierra durante todo el proceso y de liberar cualquier molestia o dolor hacia ella. Ahora trae a la mente a la otra persona y deja que el ojo de tu mente note cómo la forma de energía de esta persona entra o no en tu campo. Si notas zarcillos, tubos o cordones que conectan a esa persona contigo, y no deseas tenerlos allí, «córtalos» aplicando luz, como si fuera un láser destructor. Mientras lo haces, pronuncia una afirmación que te ayude, como por ejemplo: «Al cortar este cordón libero todas las dinámicas malsanas entre nosotros y reclamo todo mi ser energéticamente». Continúa aplicando luz a cualquier cordón hasta que sientas que el proceso se ha completado y que tu energía se siente estable y fuerte. Observa los cambios energéticos en tu cuerpo.

Si es necesario, puedes pedirle a esa persona que se aleje de ti, pidiéndole que vuelva a su fuente de luz y alejándola energéticamente de tu campo, si es necesario, hasta el espacio exterior. Una vez completado este proceso, desea para esa persona su mejor y más elevado bien mientras afirmas tu soberanía y espacio. Esta práctica se realiza mejor cuando no estamos en un estado de ira, sino en un estado de resolución pacífica y fortaleza.

4. Si la intención es fomentar una mayor curación y armonía con otra persona, lleva tu conciencia al chakra del corazón, en el centro del pecho mientras te mantienes con los pies en la tierra. Permite que cualquier sentimiento, ya sea emocional o cenestésico, que sientas en tu corazón esté simplemente ahí, y sé consciente de tus emociones o sensaciones. Una vez que te tranquilices, pide a tu guía interno (ya sea tu yo interior, tu alma, tu consciencia superior, Espíritu, o guías) que esté contigo en tu chakra del corazón. Inclínate ligeramente hacia atrás para sentir que la guía viene energéticamente desde la parte posterior de tu centro cardíaco, como si pudieras notar a tu guía interior envolviéndote en un abrazo. Permítete sentir esa fuerza y apoyo. Desde este lugar, sintoniza con la otra persona (no importa si está cerca o lejos de ti), imaginando que puedes verla frente a ti. Observa lo que tu intuición te dice sobre el estado de esa persona, y nota lo que recibes.

A continuación lleva a tu chakra del corazón un deseo sincero sobre el mayor nivel de bienestar para esa persona. Visualiza eso si te ayuda, pero realmente siente que te conectas en forma de luz y sentimientos afectuosos con esa persona durante unos minutos (dos o tres minutos pueden ser suficientes). Puedes utilizar frases de la meditación de benevolencia, como: «Que estés a salvo. Que seas feliz. Que estés libre de sufrimiento. Que estés en paz». Después de enviar esta energía de amor y deseos sinceros de bienestar, libérate energéticamente de esa persona, y agradece a tu guía que te haya ayudado en este proceso. Fíjate en que en este ejercicio no estás intentando crear cordones energéticos de relación con esa persona, sino que solo quieres desearle lo mejor. Sencillamente deseando a la otra persona lo mejor y cultivando un campo de positividad emocional, mental y espiritual a su alrededor, notarás cambios en la dinámica de vuestra relación. En este proceso, empezamos a utilizar el corazón y la conexión con la guía para ayudarnos a sanarnos mejor a nosotros mismos y a los demás.

Mientras practicas estos ejercicios, siéntete libre de usar mi meditación en audio «La guía del corazón» («The Heart's Guidance») en shaminijain.com/bookresources para tocar tu corazón a estos niveles energéticos y espirituales, fomentar una conexión más profunda contigo mismo y con tu guía interior y fortalecer tu corazón y tus pulmones en el proceso.

Ahora que hemos experimentado el poder de la conexión y fomentado un sentido más profundo de conexión entre nosotros y nuestro guía interior, vamos a explorar aún más profundamente en el capítulo 15 el poder de la conexión espiritual, hablando sobre la entrega.

15. Entrega

No hace mucho tiempo, tuve el privilegio de conocer y tener sesiones de sanación con una sanadora sudamericana, a la que llamaré Clara. Un colega me propuso conocer a Clara y experimentar su curación porque creía que estaba al nivel de una «santa». Sin embargo, ella no se anunciaba de ninguna manera porque no quería ser el centro de atención como sanadora. Al igual que en mi primera sesión de curación en Santa Cruz, estaba contenta de tener una sesión y simplemente sentía curiosidad por ver qué pasaba. Clara me preguntó si tenía alguna dolencia física. Curiosamente, en ese momento no se me ocurrió ninguna, a pesar de que llevaba unos años sufriendo lo que parecían ser síntomas de la perimenopausia. Los síntomas parecían estar causando estragos en mi sueño e inmunidad en particular. Lo achaqué a los cambios hormonales y mi elección de llevar el estilo de vida constantemente en movimiento de una mujer de mediana edad. Aunque no le di a Clara ninguna indicación de que estuviera padeciendo algún trastorno físico, me dijo enseguida que tenía una complicación: «Lo que veo es un tumor líquido detrás de su tiroides que está causando problemas con sus hormonas. Es complejo e importante. Si... –dudó–. Si no intenta solucionarlo en este momento, se calcificará y podría convertirse en un cáncer».

Me dejó perpleja, como puedes imaginar. Yo había estado sintiendo calor y un cierto nivel de malestar en mi garganta desde hacía varios meses, pero lo atribuía a un desequilibrio energético

por excederme y tener demasiadas actuaciones con la banda en la
que cantaba. Habiendo estado en la banda de tributo al *heavy metal*
durante unos años, había empezado a notar una sensación de fatiga
después de nuestros ensayos y espectáculos.

«Lo cierto es que canto en una banda de tributo al *heavy metal*.
¿Podría ser que el hecho de cantar este tipo de música con regularidad sea parte de la razón por la que se ha formado este "tumor
líquido"?».

Después de que Clara se riera y, como la mayoría, admitiera que
no me imaginaba cantando *heavy metal*, se tomó un momento para
consultar con su guía y luego dijo:

–Sí. Tendrá que irlo dejando, y tal vez deberá dejarlo por completo. No quiero decir que tenga que dejar de cantar del todo, eso sería
como decirle a un pájaro que no puede volar, ya que cantar forma
parte de su naturaleza. Pero este canto enérgico que está haciendo…
–hizo una pausa–. Se está esforzando por cantar de esta manera, y
ese es el problema. Tendrá que dejar de hacerlo… En general, no
está permitiendo que el Espíritu entre en su cuerpo plenamente, por
lo que no está recibiendo toda su Sabiduría.

–Oh, vaya –hice una pausa–. Bueno, tengo una actuación importante dentro de unas semanas… ¿Está diciendo que debería
cancelarla?

En ese momento, Clara me miró con asombro y conmoción. Estaba claro que yo no estaba escuchando:

–¡Parece que no entiende! –exclamó–. Si no la anula, ¡cáncer!

Yo no quería escuchar eso. No estaba dispuesta a dejar de cantar,
otra vez, después de haberlo dejado durante tantos años. Me encantaba la banda, la expresión creativa, la fuerza del canto y el amor
de nuestros fans. Ahora me decían que tenía que dejarlo todo, otra

vez. Rompí a llorar como una niña porque mis sueños infantiles de llegar a ser estrella del rock «tocaban» a su fin.

Estaba claro que tenía ante mí una profunda lección espiritual.

La sesión con Clara me cambió por completo la vida. No podía confirmar ni negar lo que había dicho sobre el tumor líquido porque no fui al médico para hacerme un análisis de sangre antes o después de verla. Después de mis sesiones de curación con ella, noté una diferencia inmediata en mi energía corporal y en mi garganta. El ardor en la garganta había desaparecido, y notaba que mi energía era más uniforme, con menos ráfagas de energía fuerte unidas al agotamiento. Pero el efecto más profundo que percibí fue cómo me sentía emocional y espiritualmente. Tuve una sensación de profunda paz, satisfacción y conexión con lo que yo llamo Espíritu, una guía superior que podía sentir que me rodeaba con una sensación de facilidad, gracia y amor espiritual que sentí durante semanas, si no meses, después.

También empecé a comprender que cantar *heavy metal* era un reflejo de la forma en que elegía vivir mi vida, impulsada por la fuerza y sin respetar mi cuerpo o mi espíritu. No solo estaba forzando mi voz, sino que estaba forzando mi vida, hasta el punto de causar en mí un gran desequilibrio. Creía en la misión de mi organización sin ánimo de lucro, Consciousness and Healing Initiative (CHI), y después de haber sacrificado mucho esfuerzo, dinero y tiempo durante varios años, estaba decidida a hacerla funcionar. Como resultado, acepté todas las invitaciones para hablar y enseñar que pude conseguir si me pagaban lo suficiente para ayudar a mantener a mi familia. En casa, me esforcé por ser una supermamá lo mejor que pude: me dediqué a mi familia, asegurándome de pasar tiempo de calidad con los niños, de que todos se alimentaran adecuadamente, de que los platos estuvieran lavados y que todo estuviera en orden. Dije que sí a todos los conciertos porque necesitaba una forma de salir de mi cabeza y estar en flujo creativo y divertirme. Ignoraba en gran medida el claro descontento de mi marido con los frenéticos patrones de vida que había establecido para nosotros. Lo quería todo, lo quería ahora, y no estaba dispuesta a renunciar a nada.

Me di cuenta de que esta sesión de curación no solo me había servido para advertir que estaba forzando la voz cantando *heavy metal*. Fue una llamada de atención sobre los peligros de vivir una vida forzada y desequilibrada, llena de ambición impulsada por el ego, aunque con buenas intenciones de servir a los demás.

La entrega: una perspectiva espiritual

Las oportunidades de entrega espiritual suelen presentarse para recordarnos que entrar en nuestro puro Ser es todo lo que se necesita para el desarrollo espiritual, y cuando lo olvidamos, nuestras circunstancias cambian para ayudarnos a recordarlo. Cuando nos alineamos totalmente con nuestro propósito de vida único, o *dharma*, no necesitamos hacer nada más. Simplemente estamos en el fluir no egoico, lo contrario de la fuerza egoica. Yo había experimentado este fluir dhármico, lo que me llevó a poner en marcha la organización sin ánimo de lucro con mis colegas. Pero al caer en mis temores sobre la sostenibilidad financiera, creé patrones de ansiedad que me hacían sentir que tenía que trabajar más y empujar en todas las direcciones. No a pesar de mis mejores esfuerzos, sino a causa de ellos, estaba paradójicamente bloqueando mi fluir y mi deseo de servir al valorarme como un ser humano que *hace* a través de la voluntad egoica, no como un *ser* humano en relación de confianza conmigo misma, con mis seres queridos y con el Espíritu.

Las bendiciones que precisan nuestra entrega pueden parecer a veces contractitorias y pueden incluso provocar ansiedad, porque a menudo hacen que sea necesario que dejemos de lado nuestros apegos para poder recibir plenamente y confiar en lo que viene a continuación. Este proceso de entrega no es fácil. Requiere que nos situemos en el presente. Requiere una curiosidad por lo que está por venir y un corazón totalmente abierto para recibirlo, así como soltar lo que ya no sirve a nuestro camino. Requiere una fuerte confianza en nuestro guía interior y la sabiduría para discernir lo que nos dice el Espíritu frente a lo que dicen los demás. Tenemos que identificar y sentir nuestros deseos más profundos y luego liberarlos. Tenemos que encontrar nuestros miedos más profundos, mirarlos a los ojos y liberarlos y soltarlos también. En el proceso de reconocer y liberar estos apegos (ya sean deseos, miedos o ambos), nos hacemos más presentes con nuestros verdaderos seres y más capaces de recibir, vivir con alegría y servir a los demás.

A medida que continuamos viviendo un camino de propósito y servicio, nos damos cuenta de que nuestra vida no es totalmente nuestra, es decir, nuestra vida no es solo para nuestra realización egoísta. Reconocemos que la expansión de nuestra consciencia y nuestras relaciones con los demás son una misma cosa, y que el sacrificio está, de hecho, relacionado con la expansión de la consciencia y las relaciones. A medida que nuestros corazones se abren más plenamente, también lo hace nuestro reconocimiento de la interdependencia. Nos damos cuenta de que «nuestras» vidas son en realidad una red de vidas compartidas, y los «sacrificios personales» son en realidad decisiones sabias tomadas por el bien del conjunto que también refinan y reflejan nuestro verdadero ser.

La crisis global de la COVID-19 es un ejemplo perfecto de cómo, si se practica con sabiduría, los procesos naturales de sacrificio y entrega pueden ayudar a sanar y fomentar una sociedad floreciente y una Tierra sostenible. Al profundizar en nuestras relaciones con todos los seres, podemos reconocer y sentir nuestra interdependencia. La compasión y el amor brotan naturalmente de esas acciones y sentimientos. Al tomar consciencia de nuestras interconexiones, ya sea con los miembros de la familia, con perfectos desconocidos en nuestra ciudad o con las hormigas, no solo no deseamos dañar a esos seres, sino que deseamos cuidarlos, porque nos damos cuenta de que no están separados de nosotros. Cuando creamos divisiones entre nosotros como seres vivos, sufrimos porque no reconocemos la verdad fundamental de que curar nuestro sufrimiento y curar el de otra persona es recíproco. Todos somos parte de una totalidad unificada y, por lo tanto, estamos conectados.

Cuando nos desprendemos de nuestro apego a algo por un bien mayor –como renunciar a la carne para evitar el daño a los animales o evitar los productos de plástico no degradables para evitar el daño a la Tierra–, no nos parece un sacrificio porque estamos muy arraigados en nuestro amor por los animales y la Tierra. Pero cuando el sacrificio parece ir en contra de nuestra felicidad cotidiana, a menudo lo cuestionamos.

Reconozco que lo que estoy diciendo puede ser como espoletas para algunos, especialmente para aquellos que han experimentado la manipulación y/o el abuso en sus relaciones. «Sacrificio» y «entrega» suelen sentirse como palabras dañinas para muchos de nosotros, especialmente para las mujeres. Podemos relacionarlas con un lavado de cerebro o con padecer un complejo de mártir.

De hecho, la entrega no es una verdadera pérdida de control, sino una pérdida de falso control. La entrega es permitir que tu espíritu, en lugar de tu mente condicionada, guíe tu vida. La verdadera práctica de la entrega es un proceso de crecimiento espiritual que te permite vivir tu vida más profundamente como quien de verdad eres. La entrega requicre confianza en tu ser más íntimo y en un poder superior. El sacrificio es, en esencia, un acto que refleja la entrega: te permite soltar lo que ya no te sirve. Es la renuncia a un apego del ego para que crezca tu ser espiritual. En mi opinión, el sacrificio no es obligatoriamente necesario para entregarse, pero cuando estamos apegados a algo que impide nuestra evolución espiritual, tenemos que renunciar a ese apego.

La ciencia y la espiritualidad de la entrega

En mi opinión, hay una gran escasez de investigación sobre las descripciones culturales, los impactos en la salud y los procesos de entrega. En Occidente, el concepto se ha discutido sobre todo en el contexto del alcoholismo y la espiritualidad, más específicamente en el programa de los doce pasos y en las tradiciones cristianas.[1] La entrega espiritual está empezando a ser investigada de forma más seria por los psicólogos. Algunos estudios indican que las personas que se entregan espiritualmente tienden a reducir la ansiedad y el estrés.[2]

Curiosamente, los primeros pasos del programa de doce pasos dirigen a la persona que lucha contra la adicción a entregarse a un poder superior porque sus líderes creen que los participantes deben reconocer sus limitaciones para poder luchar contra el demonio de la adicción, sin ayuda espiritual (algunos dirían incluso que la guía y el apoyo divinos). Esto les podría parecer una excusa a algunos

(¿no deberíamos ser capaces de manejar nuestros propios problemas en lugar de decir «no puedo hacerlo» y dejarlo en manos de Dios?).

Sin embargo, este primer paso de entregarse a un poder superior también puede ser como un reconocimiento de las limitaciones de nuestro condicionamiento. Somos seres humanos, nacidos y criados en determinados entornos, expuestos a acontecimientos tanto felices como traumáticos, y formados por nuestra cultura, algunos en mayor grado que otros. Todo esto se refleja en nuestro yo condicionado. Para aquellos que han experimentado una cantidad significativa de conflictos o traumas sin una buena formación sobre cómo manejarlos, la adicción es una manera fácil de tratar de hacer frente a estados emocionales negativos como el estrés y el trauma. Nuestro condicionamiento puede llevarnos por un camino de destrucción, y necesitamos explorar más allá de nuestro condicionamiento para obtener la respuesta. Como dijo Albert Einstein, no se puede resolver un problema con el mismo tipo de pensamiento que lo creó. Cuando nos identificamos solo con el yo condicionado, estamos incompletos porque nuestra experiencia condicionada es incompleta. Si nos identificamos solo con el yo condicionado, es decir, nuestras familias de origen, nuestros hábitos y nuestras experiencias pasadas, nos quedamos atrapados en una vida más pequeña y a veces más circular en la que repetimos los errores del pasado en un patrón que parece que no podemos detener.

Entregarse cuando se lucha contra cualquier adicción (y todos somos adictos a algo) significa reconocer el patrón que debe ser interrumpido y entender que nuestra mente condicionada no puede mostrarnos la solución por sí misma. Cuando nos entregamos, reconocemos que existe una perspectiva más amplia, y que al abrirnos a esa perspectiva y a más posibilidades podemos fomentar nuestras

esperanzas y sueños en la realidad, en lugar de vivir nuestras pesadi-
llas condicionadas. Pero debemos abrirnos a ese reino reconociendo
que necesitamos ayuda: necesitamos el aporte de una realidad más
grande que nuestro yo pequeño y condicionado.

La comprensión de la entrega en estas tradiciones psicoterapéuti-
cas y religiosas son similares a las de la filosofía oriental: el proceso
de entrega reconoce nuestras imperfecciones humanas y nos pide que
nos conectemos con nuestra comprensión de un poder más elevado
para ayudar a orientar y dar forma a nuestra vida de paz y unión con
la Divinidad y, a menudo, para llevar mejor una vida de servicio.[3]
Aunque el proceso de devoción en tradiciones como el *bhakti yoga*
no suele describirse como entrega, un *bhakti yogui* te dirá que el
proceso es absolutamente una entrega a la Divinidad. Las prácticas devocionales transforman los deseos egoístas en una búsqueda
sincera de la unión con la Divinidad, lo que resulta en experiencias
significativas de Gracia y desarrollo.

La energía de la entrega: la perspectiva de los chakras

Hay dos chakras que merecen una mención específica en cuanto a
su relación con la entrega: el *anahata*, o chakra del corazón (figura
15.1), y el *sahasrara*, o chakra de la corona (figura 15.2). Cuando nos
centramos en el corazón, nos enviamos una señal para que pasemos
del pensamiento, la mente condicionada, al sentimiento y la conexión. Si pretendemos fomentar una conexión más profunda con la
guía divina, la energía del chakra del corazón nos ayudará a lograrla.

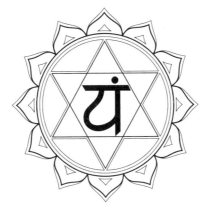

Figura 15.1. El cuarto chakra, llamado *anahata* en las tradiciones tántricas y védicas, se asocia generalmente con el elemento aire. En muchas tradiciones, el chakra del corazón se considera una puerta para sentir devoción y abrirse a la Gracia divina.

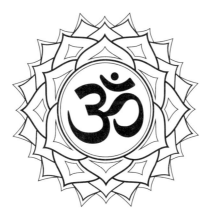

Figura 15.2. El chakra de la corona o *sahasrara*, en las tradiciones védicas y tántricas, nos permite conocer y conectar plenamente con la Divinidad.

El chakra *sahasrara*, o chakra de la corona, se encuentra en la coronilla. *Sahasrara* puede traducirse como «mil pétalos», y este chakra se representa como un loto blanco de mil pétalos. Este chakra también se llama a veces *brahmarandhra* o puerta a Dios.[4]

El chakra de la coronilla es un portal hacia lo que se ha descrito como la experiencia de Dios, la no dualidad, la Unidad y la Consciencia pura más allá del espacio y el tiempo. Esto puede ser transitorio o permanente. Por ejemplo, los linajes budistas, jainistas, tántricos y védicos han descrito cómo un chakra corona completamente abierto nos ayuda a realizar nuestra naturaleza divina como ser Uno con la Consciencia, que, como exploramos en el capítulo 3, son tipos particulares de estados de *samadhi* a menudo de naturaleza no permanente.[5] Esas cualidades de la Consciencia, como se puede recordar, se reflejan en las palabras *sat-chit-ananda* («verdad», «Consciencia» y «felicidad»). El chakra coronario y la experiencia de *sat-chit-ananda* («omnisciente», «verdad» y «siempre dichoso») y todo lo que puede obtenerse a través de él nos recuerda que, además de ayudarnos a luchar contra nuestros propios demonios, el proceso de entrega nos lleva al verdadero disfrute, porque ahora podemos realizarnos plenamente como cocreadores, con la guía espiritual, para fomentar un sueño mayor más allá de nuestros deseos egoístas. A medida que nuestra consciencia se expande, reconocemos que nuestros deseos más profundos –ser completos, ser libres, vivir con facilidad y alegría– son compartidos por todas las criaturas, y podemos permanecer en la dicha comprendiendo de forma intelectual, pero experimentando realmente estas verdades más profundas de la expansión. La unión de los chakras del corazón y de la coronilla desempeña un papel clave en la entrega porque nos permite llevar adelante nuestra devoción por lo Divino para estar en contacto directo y en comunión con la Divinidad. Aquí es donde se nos da la sabiduría espiritual y la guía para vivir nuestras vidas de acuerdo con principios divinos: en otras palabras, para vivir más allá de una vida que puede ser torturada por condicionamientos circulares y egoístas, incluyendo las adicciones.

Ponerlo en práctica
Explorar el sacrificio y la entrega

Para una meditación guiada, basada en los chakras, que utiliza el don de cada chakra para liberar lo que no necesitamos y conectar más profundamente con lo Divino, puedes escuchar mi meditación «Embodied surrender» («Entrega encarnada»), disponible en shaminijain.com. Sin embargo, recuerda que los chakras son solo una manera de señalar un camino hacia la entrega y la unión con la Divinidad. Utiliza las prácticas espirituales, los nombres y el proceso devocional que resuenen contigo más profundamente para conectar con tu Fuente Divina.

Considerar la necesidad de un sacrificio

Como hemos comentado anteriormente, considerar un sacrificio o un «soltar» puede ser útil si descubres que estás apegado a algo o a alguien que no sirve a tu proceso de curación o a tu vida. Teniendo en cuenta esto, es importante que te hagas las siguientes preguntas cuando consideres la necesidad de sacrificar algo:

¿Cuál es el hábito, la persona, la situación o la cosa que se me pide que deje?

¿Qué significado tiene ese hábito/persona/situación/cosa para mí? ¿Qué pasa si lo suelto? ¿Qué temo perder (o ganar) como resultado?

¿Este hábito/persona/situación/cosa está sirviendo a mi bien supremo? ¿Se alinea con mis valores y mi propósito?

¿Quién me pide que lo suelte y por qué? (si se trata de otra persona y el sacrificio que se te pide no sirve a tu bien supremo, reconsidéralo. En última instancia, el verdadero sacrificio nace de la voluntad de entregarse, por la evolución de tu alma, no por la satisfacción de otra persona).

¿Estoy dispuesto a soltar este hábito/persona/situación/cosa y ver lo que sucede después, incluso si no sé lo que es? Si es así, ¿hay situaciones o personas que pueden apoyarme durante esta transición?

Si te haces estas preguntas y abres tu corazón para recibir las respuestas, sabrás si el sacrificio que se te pide es parte de tu proceso de crecimiento espiritual y si estás preparado para confiar y dar el salto para entregarte a él.

Fomentar el proceso de entrega

¿Cómo sabes si entrar a un proceso de entrega es adecuado para ti?

Te sientes atascado, como si hubieras estado presionando o esperando algo, y no está sucediendo.

Sientes que no estás alineado con tus valores o los deseos de tu corazón.

Te sientes enfadado, vacío o triste la mayor parte del tiempo.

Te sientes fuera de control.

Los demás están preocupados por tu seguridad o tu salud.

Si sientes alguna de estas cosas (y la mayoría de nosotros lo hacemos de vez en cuando), entonces un simple proceso de entrega te ayudará a realinearte con el flujo de la Divinidad y te traerá el verdadero Poder que necesitas para cocrear tus próximos pasos en la vida.

Es probable que encuentres tu propio proceso para abrirte a la entrega, y si sigues una práctica religiosa o espiritual particular, puede que ya estés familiarizado con los pasos para entregarte a la Divinidad. Sin embargo, si acabas de iniciarte o quieres probar algo diferente, puedes utilizar las sugerencias que aparecen a continuación. Esta es una práctica que puedes integrar con tu ritual de abrirte a tu intención curativa (ver capítulo 13).

Abrirse a la entrega

Estas son las pautas para abrirse a la entrega:

1. Conecta con tu espacio sagrado. Utiliza el mismo espacio que utilizas para tu ritual (ver capítulo 13).

2. Comienza tu ritual de intención. Es decir, sigue los pasos 1-3 del final del capítulo 13, dedicando unos minutos a cada paso. Te los recuerdo:

   a. Conéctate con tu cuerpo y con la Tierra.
   b. Pronuncia tu invocación: prepara tu cuerpo para la conexión divina con una oración, un mantra o un sonido que consideres adecuado.
   c. Conéctate con la Presencia: permítete sentir tu respiración y tu presencia.

3. Invita a la Presencia Divina a estar contigo. Esta es una invitación intencional de abrirse a la sabiduría y a la presencia de aquello que consideras la fuente última y la sustancia de lo Divino. Puedes llamarlo Gaia, Dios, Alma, Espíritu o con muchos otros nombres. Simplemente, pide en silencio conectar con esta Divinidad para que te guíe. Puedes enfocar tu atención en tu corazón y en la coronilla cuando te abres a la Divinidad.

4. Reverencia. La reverencia puede considerarse la forma más elevada de alabanza. Es un proceso de humillación de nuestros propios egos y de reconocimiento y nuestro yo condicionado solo puede llevarnos hasta cierto punto. La reverencia puede darse con una canción devocional, una oración o simples palabras de reverencia a la Divinidad, y puede compartirse tanto en silencio como en voz alta, dependiendo de lo que te parezca adecuado.

5. Siéntate en silencio con la Divinidad. En este espacio y tiempo no hay absolutamente nada que hacer, sino disfrutar de la presencia y la conexión con la Divinidad. Si tu mente necesita algo en lo que concentrarse, te recomiendo que te concentres en tu coronilla para permitir una mayor facilidad en la conexión y comunicación con la Divinidad. Deja que cualquier sensación o pensamiento pasen a través de ti, y haz lo posible por no reaccionar ante ellos.

6. Pide orientación y fuerza. Una vez que sientas el confort, el amor y la nutrición de la presencia Divina y te hayas permitido disfrutar de esa presencia, si estás luchando con un tema en particular, pide guía y libérate de esa preocupación. Si necesitas ayuda para acabar con una adicción o un apego, pide fuerza para conseguirlo. Si te sientes atascado y necesitas energía o dirección para ayudarte con los próximos pasos, pide a la Divinidad que cocree contigo. Luego mantén el silencio para que esta guía pueda llegar a través de ti. Puede venir en una ráfaga de energía, imágenes, palabras o alguna otra forma y puede llegar durante este tiempo o más tarde durante el día.

7. Cierra esta práctica con gratitud. Una vez que estés listo para terminar formalmente tu práctica, ciérrala con reverencia y dando las gracias a la Presencia Divina. Esta Presencia está siempre contigo, date las gracias a ti mismo por haberte dado el tiempo necesario para conectarte con ella.

El proceso de entrega dura toda la vida y finalmente nos lleva a experimentar la consciencia en su forma completa, de modo que podamos conocer nuestra verdadera naturaleza siempre dichosa, omnisciente y omnipresente. Disfruta de este proceso y de los frutos de la entrega espiritual porque te acercan a la Fuente de la Curación: tu Luz Divina.

Epílogo: futuros de curación

Nos encontramos en un punto crucial en la evolución de la humanidad. Nuestras actuales crisis climáticas, sanitarias y de desigualdades sociales reflejan la gran necesidad de que la humanidad transforme su forma de actuar, de ser y de pensar en el mundo. Si no lo hacemos, nos enfrentaremos a posibilidades reales de mayor sufrimiento, incluso de extinción. Por muy duro que sea, tenemos que ver la realidad de dónde estamos y qué nos ha traído hasta aquí.

Teniendo en cuenta en qué punto de la historia de la humanidad nos encontramos, podríamos asimilar todo lo que acabamos de aprender sobre la ciencia y la práctica del biocampo y seguir preguntándonos: ¿cuál es la verdadera relevancia del biocampo hoy en día, dado el estado de nuestro mundo? Los datos, la ciencia y pensar sobre el biocampo son ciertamente innovadores. Sin embargo, son algo más que estudios fascinantes de los que hablar en una cena. Estos datos nos piden que despertemos a nuestro poder curativo humano y que cambiemos la forma en que nos experimentamos unos a otros y experimentamos el mundo como resultado.

Cuando observamos todos los datos que hay detrás de la curación por biocampo, junto con la antigua sabiduría que explicaba las prácticas, los propósitos y los núcleos espirituales de los que procedían estos métodos de curación, nos situamos ante dos verdades fundamentales que es crucial recordar. Una, que estamos fundamentalmente interconectados, hasta el punto de que nuestra consciencia afecta a la curación de otra persona, y dos, es que somos mucho más poderosos como agentes de curación de lo que podemos imaginar.

El biocampo, y la ciencia que lo sustenta, nos impele a que nos demos cuenta de que no terminamos aquí, de que no terminamos en nuestra piel. Somos seres interconectados, tanto dentro como entre nuestros cuerpos-mentes. El campo de la psiconeuroinmunología (PNI) nos ha mostrado ahora que el «pensamiento separatista», que nos hacía pensar en nuestros cuerpos como máquinas con diferentes partes no relacionadas, es del todo inexacto. La PNI y sus disciplinas relacionadas muestran lo poderoso que es el cuerpo-mente como sistema y, como resultado, lo poderosos que son nuestros estados emocionales, mentales, sociales y espirituales para nuestra salud.

Se nos enseñó que un placebo no es real o implica un engaño porque no es una sustancia químicamente activa, pero la investigación sobre el placebo nos habla del poder de nuestras emociones y mentes para curarnos. Y a medida que exploramos el biocampo a través del estudio de la curación, nos damos cuenta de lo falsa y anticuada que es esa idea de que estamos separados del entorno. Vemos que creer en esa falacia de la separación nos perjudica enormemente. Cuando creemos en ella, cuando no nos vemos conectados con los demás y con la Tierra, sentimos que estamos solos en nuestro sufrimiento y que nada ni nadie puede ayudarnos, que nuestro sufrimiento se debe a malos genes, al mal ambiente o a otros factores que escapan a nuestro control y que nunca pueden cambiarse. Podemos sentir que la única medida que podemos tomar es enmascarar nuestros síntomas con cosas o sustancias materiales, y que no tenemos ningún poder sobre nuestra propia salud. En la ilusión de la separación, también nos adormecemos ante el sufrimiento de los demás, en lugar de ver que tenemos el poder de aliviar instantáneamente el dolor de otra persona, e incluso de evitar que se produzca ese dolor.

Los datos de la curación de biocampo nos dicen que es posible que un ser humano envíe sanación a otros seres humanos, y que con ello no solo reduzca su sufrimiento, sino que también logre sanar sus cuerpos. Los datos ya muestran que una persona puede enviar energía curativa a un animal con cáncer y actuar en su tumor afectando incluso las funciones de las vías de señalización celular y los transmisores inmunológicos. Los informes de pacientes sugieren que un sanador a miles de kilómetros de distancia puede ayudar a curar el sufrimiento de otra persona, a veces con resultados que cambian la vida. ¡Qué increíblemente poderosos y conectados estamos! ¡Qué enorme es nuestro potencial como agentes de curación humana!

La ciencia del biocampo y la curación nos recuerdan que la clave para prosperar como seres humanos es, en primer lugar, comprender y creer en nuestro poder para realinear nuestro mundo dando paso a uno acorde con nuestro potencial humano más elevado y no conformarnos con el pensamiento anticuado y, francamente, con la retórica incapacitadora que nos hace sentir divididos e impotentes.

¿Qué vamos a hacer ahora, concretamente, para ayudar a ampliar el futuro de la curación por biocampo como ciudadanos solidarios y comprometidos que somos? **Creer** en posibilidades curativas es un paso y **convertir en realidad** esas posibilidades, es otro. En nuestra organización sin ánimo de lucro, la Consciousness and Healing Initiative (CHI), hemos reflexionado bastante sobre esta cuestión. Recientemente, hemos emprendido una investigación y una planificación en colaboración con otras entidades para fomentar el cambio de los sistemas de sanación de biocampo.

A través de entrevistas con más de sesenta partes interesadas en la educación, la práctica de la sanación, la política, la investigación y la tecnología, así como una cantidad significativa de análisis de expertos, hemos creado y compartido un informe de vanguardia que resume lo que sabemos acerca de la promesa de la sanación de biocampo y que articula los pasos clave en curso necesarios para el cambio de los sistemas de sanación. Los pasos clave incluyen la profundización de nuestra investigación científica a través de la colaboración, la investigación interdisciplinaria de la ciencia del biocampo en universidades de primer nivel; la comunicación de los resultados de los estudios al público, así como a las partes interesadas en la política y la atención de la salud; y el desarrollo de la tecnología basada en el biocampo para el diagnóstico y el tratamiento de la medicina preventiva. Otro paso clave es ofrecer una educación basada en la evidencia sobre el autocuidado basado en los biocampos, es decir, educar a todo el mundo sobre cómo sentir y trabajar con sus biocampos para mejorar su salud y prevenir enfermedades. Nuestro objetivo es llevar la curación basada en la evidencia a las clínicas y hospitales y fomentar el autocuidado de todas las personas. El informe, el mapa de cambio de sistemas, el plan de acción, etc., están disponibles gratuitamente en el sitio web de nuestra organización sin ánimo de lucro: chi.is.

Nuestros próximos pasos inmediatos para ampliar la curación incluyen compartir las perspectivas de científicos y sanadores con la comunidad mundial en general. Los sanadores necesitarían tener una mayor voz en la mesa a medida que avanzamos en la investigación y la tecnología de los biocampos, así como, por supuesto, la educación y la práctica. Esto incluye la plena incorporación de las perspectivas indígenas y de los poseedores de la sabiduría indígena en la curación y la medicina. Los sistemas curativos indígenas siempre han enseñado principios de holismo y han expresado que estos principios son cruciales para nuestra propia curación, la de los demás y la del planeta.

La comprensión de la interconexión fundamental entre nuestros cuerpos, el cambio climático, nuestras mentes, nuestros espíritus y el biocampo como medio de conexión para la curación es un ejemplo de la sabiduría indígena ignorada debido a la colonización de la medicina en todo el mundo. En muchos sentidos, necesitamos volver al futuro para arreglar la fracturas de compresión que nos impiden creer que contamos con el poder de curarnos a nosotros mismos y a los demás. Es hora de que escuchemos profundamente la sabiduría de los ancianos, que entienden a un nivel profundo y encarnado cómo podemos cambiar toda nuestra forma de ser apostando por armonía e interconexión en lugar de mantenernos en la falacia de la separación, que causa tanta miseria.

Tal vez lo más importante, como me dijo la monja jainista al principio de mi viaje, es que la curación comienza primero con cada uno de nosotros. Para que podamos comprender realmente los misterios y las realidades de la curación, debemos embarcarnos en el viaje de nuestra autocuración. En lo que a mí respecta, ahora creo que el camino de la curación y el camino de la liberación espiritual son uno y el mismo. La curación no consiste solo en hacer que una herida se cierre más rápido o en quitarnos el dolor (todo lo cual puede ocurrir). La curación consiste fundamentalmente en realinearse con la fuerza y el poder de nuestra alma para que vivamos una vida en armonía con nosotros mismos, con los demás y con el planeta. A través del camino de la curación, aprendemos a dejar de identificarnos con cosas que no están verdaderamente conectadas con nuestro espíritu, podemos deleitarnos en las interconexiones de nuestro propio ser y del ser de los demás, y podemos difundir la alegría así como sentir el dolor de las otras personas. Podemos maravillarnos ante cómo la naturaleza se cura a sí misma y explorar cómo esas leyes fundamentales de la curación pueden aplicarse a nosotros mismos y a nuestra sociedad. Podemos sentir toda la fuerza vital dentro de nosotros y llegar a estar plenamente vivos porque hemos encendido el poder de curación dentro de nosotros y entre nosotros.

Lo bueno es que el camino de la curación es fácil y accesible para todos. Aunque existen diversos lenguajes y prácticas de curación en cada cultura, la curación en sí no requiere de ninguna creencia religiosa específica. El camino de la curación ni siquiera requiere de otra persona; recuerda, nadie más puede curarte; solo pueden ayudarte a poner en marcha tu propio proceso de curación.

La mejor manera de fomentar la curación de los demás es asegurarnos de que nosotros también nos sanamos a nosotros mismos. Deseo para ti la plena realización de tu potencial de curación. Te envío mucho amor, ahora y siempre.

Agradecimientos

En primer lugar, quiero dar las gracias a mi marido y alma gemela Vikas Srivastava. Este libro no podría haberse escrito sin tu apoyo inquebrantable. Incluso cuando las cosas han sido difíciles para ti, siempre has estado ahí. Gracias por todo lo que haces para apoyarme a mí, a nuestra familia y al mundo. Espero devolverte el favor cuando escribas tu primer libro.

Gracias también a mis hijos, Suhani y Akaash, que me inspiran a diario, me ayudan a ser honesta conmigo misma y me recuerdan que debo vivir la vida con alegría. Ser su madre es sin duda lo mejor que he hecho y haré en mi vida. Os quiero más que al universo y siempre estaré aquí para apoyaros, pase lo que pase.

Gracias a mi padre, ¡que lleva más de veinte años animándome a escribir este libro! Gracias por creer en mí, y gracias, papá y mamá, por vuestro inquebrantable amor y apoyo.

Gracias a mi segundo par de padres, Meera y Shabd Srivastava. No solo habéis criado a un hijo increíble, sino que me habéis acogido en vuestra familia como una tercera hija. Gracias por seguir siendo un ejemplo de amor, luz y gracia.

Gracias a mis hermanos en la curación, Richard Hammerschlag y David Muehsam, que emprendieron conmigo el viaje de la Consciousness and Healing Initiative (CHI) y que continúan ofreciendo su apoyo incondicional a nuestra misión, incluso leyendo y comentando partes de este libro. Gracias también a Meredith Sprengel, que apoya incansable y alegremente nuestro trabajo en CHI.

Gracias a Rachel Lehmann-Haupt, ¡que ha sido la editora perfecta para este libro! Me alegro mucho de que este proyecto te haya abierto los ojos y el corazón al poder del biocampo.

Gracias a Sounds True y especialmente a Tami Simon: su estímulo es lo que me llevó a escribir este libro. Gracias por saber ver el valor del biocampo.

Por último, gracias a todos mis asesores pasados y presentes y a los ancestros y espíritus que siguen guiándome. Sois la luz que ilumina mi camino, y he sido bendecida al ser una fiel estudiante de vuestra sabiduría.

Notas

Introducción

1. Institute for Health Metrics and Evaluation (IHME), *Findings from the Global Burden of Disease Study 2017* (Seattle, WA: IHME, 2018).
2. National Alliance on Mental Illness (NAMI), *Mental Health by the Numbers* (Arlington, VA: NAMI, 2020), https://www.nami.org/mhstats.
3. Centers for Disease Control (CDC), *Health and Economic Costs of Chronic Disease* (Atlanta, GA: CDC, 2020), https://www.cdc.gov/chronicdisease/about/costs/index.htm.
4. World Health Organization (WHO), *Mental Health Included in the UN Sustainable Development Goals* (Geneva: WHO, 2020), http://www.who.int/mental_health/SDGs/en/.

Capítulo 1. El biocampo: descubriendo el misterio de la curación

1. World Health Organization (WHO), *Integrated Chronic Disease Prevention and Control* (Ginebra: WHO, 2020), https://www.who.int/chp/about/integrated_cd/en/.
2. B. Wang, R. Li, Z. Lu y Y. Huang, «Does Comorbidity Increase the Risk of Patients with COVID-19: Evidence from Meta-Analysis», *Aging* 12, n° 7 (2020): 6049-6057, doi: 10.18632/aging.103000.
3. R.D. Knaggs y C. Stannard, «Opioid Prescribing: Balancing Overconsumption and Undersupply», *British Journal of Pain* 11, n° 1 (2017): 5, doi: 10.1177/2049463716684055
4. Society of Actuaries, «Economic Impact of Non-Medical Opioid Use in the United States» (octubre de 2019). https://www.soa.org/globalassets/assets/files/resources/research-report/2019/econ-impact-non-medical-opioid-use.pdf.
5. S. Berterame, J. Erthal y J. Thomas *et al.*, «Use of and Barriers to Access

to Opioid Analgesics: A Worldwide, Regional and National Study, *Lancet* 387, nº 10.028 (2016): 1.644-1.656, doi: 10.1016/S0140-6736(16)00161-6.

6. Drug Policy Alliance, *Drug Overdose* (2020), http://www.drugpolicy.org/issues/drug-overdose.

7. «Global, Regional and National Incidence, Prevalence and Years Lived with Disability for 354 Diseases and Injuries for 195 Countries and Territories, 1990-2017: A Systematic Analysis for the Global Burden of Disease Study 2017», *Lancet* (2020), https://www.thelancet.com/journals/lancet/article/PIIS0140-6736(18)32279-7/fulltext.

8. E.T. Withington, «The History of Medicine», *BMJ* 2 (1912): 659, doi: 10.1136/bmj.2.2698.659.

9. H.J. Flint, K.P. Scott, P. Louis y S.H. Duncan, «The Role of the Gut Microbiota in Nutrition and Health», *Nature Reviews Gastroenterology and Hepatology* 9, nº 10 (2012): 577-589, doi: 10.1038/nrgastro.2012.156.

10. «Neuroimmune Communication», *Nature Neuroscience* 20, nº 2 (2017): 127-127, doi: 10.1038/nn.4496.

11. G. Filipp y A. Szentivanyi, «Anaphylaxis and Nervous System: Part I», *Acta Medica Hungarica* (1952): 2.

12. George F. Soloman, «The Development and History of Psychoneuroimmunology», en *The Link Between Religion and Health: Psychoneuroimmunology and the Faith Factor,* comps. Harold G. Koenig y H.J. Cohen (Oxford, GB: Oxford University Press, 2001).

13. H. Besedovsky, E. Sorkin y D. Felix *et al.*, «Hypothalamic Changes During the Immune Response», *European Journal of Immunology* (1977), doi: 10.1002/eji.1830070516.

14. R. Ader y N. Cohen, «Behaviorally Conditioned Immunosuppression», *Psychosomatic Medicine* (1975), doi: 10.1097/00006842-197507000-00007.

15. C.B. Pert, M.R. Ruff y R.J. Weber *et al.*, «Neuropeptides and Their Receptors: A Psychosomatic Network», *Journal of Immunology* (1950). *Psychoneuroimmunology, Stress and Infection,* comp. H. Friedman, T.W. Klein y A. L. Friedman (Boca Raton, FL: CRC Press, 1995), 1-24.

17. R. Zhu, Z. Sun y C. Li *et al.*, «Electrical Stimulation Affects Neural Stem

Cell Fate and Function in Vitro», *Experimental Neurology* (2019), doi: 10.1016/j. expneurol.2019.112963.

18. M. Newton, K. Peng y E. Sonera, «Electromechanical Properties of Bone», *International Journal of Engineering Science* (2013).

19. G. Chevalier, S.T. Sinatra y J.L. Oschman *et al.*, «Earthing: Health Implications of Reconnecting the Human Body to the Earth's Surface Electrons», *Journal of Environmental and Public Health,* doi: 10.1155/2012/291541.

20. C.X. Wang, I.A. Hilburn y D.A. Wu *et al.*, «Transduction of the Geomagnetic Field as Evidenced from Alpha-Band Activity in the Human Brain», *eNeuro* (2019), doi: 10.1523/ENEURO.0483-18.2019.

21. A. Alabdulgader, R. McCraty y M. Atkinson *et al.*, «Long-Term Study of Heart Rate Variability Responses to Changes in the Solar and Geomagnetic Environment», *Scientific Reports* (2018), doi: 10.1038/s41598-018-20932-x; J.M. Caswell, M. Singh y M.A. Persinger, «Simulated Sudden Increase in Geomagnetic Activity and Its Effect on Heart Rate Variability: Experimental Verification of Correlation Studies», *Life Sciences in Space Research* (2016), doi: 10.1016/j.lssr.2016.08.001.

22. M. Levin, «Molecular Bioelectricity: How Endogenous Voltage Potentials Control Cell Behavior and Instruct Pattern Regulation in Vivo», *Molecular Biology of the Cell* 25, n° 24 (2014): 3835-3850, doi: 10.1091/mbc.E13-12-0708.

23. M. Levin, «Reprogramming Cells and Tissue Patterning via Bioelectrical Pathways: Molecular Mechanisms and Biomedical Opportunities», *Wiley Interdisciplinary Reviews: Systems Biology and Medicine* 5, n° 6 (2013): 657-676, doi: 10.1002/wsbm.1236.

24. N. Lipsman, Y. Meng yA.J. Bethune *et al.*, «Blood-Brain Barrier Opening in Alzheimer's Disease Using MR-Guided Focused Ultrasound», *Nature Communications* 9, n° 1 (2018): 1-8, doi: 10.1038/s41467-018-04529-6; D. Muehsam, G. Chevalier y T. Barsotti *et al.*, «An Overview of Biofield Devices», *Global Advances in Health and Medicine* 4, Supl. (2015): 42-51, doi: 10.7453/gahmj.2015.022.suppl.

Capítulo 2. Comienza la búsqueda

1. J.D. Long, *Jainism: An Introduction* (Nueva York: Macmillan, 2009).

Capítulo 3. La consciencia: perspectivas antiguas y modernas

1. J. Daubenmier, D. Chopra y S. Jain *et al.*, «Indo-Tibetan Philosophical and Medical Systems: Perspectives on the Biofield», *Global Advances in Health and Medicine* (2015), doi: 10.7453/gahmj.2015.026.suppl.

2. E. Laszlo, J. Houston y L. Dossey, *What Is Consciousness? Three Sages Look Behind the Veil* (Nueva York: SelectBooks, 2016).

3. C.G. Jung, *The Archetypes and the Collective Unconscious,* trad. R.F.C. Hull (Princeton, NJ: Princeton University Press, 1959).

4. P. Livingston, «Experience and Structure: Philosophical History and the Problem of Consciousness», *Journal of Consciousness Studies* (2002).

5. D.J. Chalmers, «Facing Up to the Problem of Consciousness: The Character of Consciousness», *Journal of Consciousness Studies,* 2, n° 3 (1995): 200-219, doi: 10.1093/acprof.

6. P. Churchland, *Touching a Nerve: Our Brains, Our Selves* (Nueva York: Norton, 2013).

7. D.J. Chalmers, *The Character of Consciousness* (Oxford, GB: Oxford University Press, 2010).

8. S. Brier, «How Peircean Semiotic Philosophy Connects Western Science with Eastern Emptiness Ontology», *Progress in Biophysics and Molecular Biology* (2017), doi:10.1016/j.pbiomolbio.2017.08.011.

9. J. Shear, «Eastern Methods for Investigating Mind and Consciousness», en *The Blackwell Companion to Consciousness* (Londres: Blackwell, 2007), doi: 10.1002/9780470751466.ch55.

10. C.S. Peirce, *Collected Papers of C. S. Peirce, 1931-1958* (Cambridge, MA: Harvard University Press, 1960).

11. J. Daubenmier, D. Chopra y S. Jain *et al.*, «Indo-Tibetan Philosophical and Medical Systems: Perspectives on the Biofield», *Global Advances in Health and Medicine* (2015), doi: 10.7453/gahmj.2015.026.suppl.; W.M. Indich, *Consciousness in Advaita Vedanta* (Delhi: Motilal Banarsidass, 1995); R.E. Hume, *The Thirteen Principal Upanishads: Translated from the Sanskrit*

with an Outline of the Philosophy of the Upanishads and an Annotated Bibliography, trad. H. Milford (Oxford, GB: Oxford University Press, 1921).

12. H. Wahbeh, A. Sagher y W. Back *et al.*, «A Systematic Review of Transcendent States Across Meditation and Contemplative Traditions», *Explore* (2017), doi: 10.1016/j.explore.2017.07.007.

13. P. Yogananda, *Autobiography of a Yogi* (Nueva York: Philosophical Library, 1946).

14. E.F. Bryant, *The Yoga Sutras of Patanjali: A New Edition, Translation and Commentary* (Nueva York: North Point Press, 2015); S. Krishnananda, *The Mandukya Upanishad: An Exposition* (Rishikesh, India: Divine Life Society, 1997); G. Samuel y J. Johnston, comps., *Religion and the Subtle Body in Asia and the West: Between Mind and Body* (Londres: Routledge, 2013).

Capítulo 4. Los cuerpos sutiles y la «mancha del vitalismo»

1. B. Rubik, «The Biofield Hypothesis: Its Biophysical Basis and Role in Medicine», *Journal of Alternative and Complementary Medicine* (2003), doi: 10.1089/10755530260511711.

2. A.C. Logan y E.M. Selhub, «*Vis Medicatrix naturae*: Does Nature 'Minister to the Mind'? *BioPsychoSocial Medicine* 6, n° 1 (2012): 11, doi: 10.1186/1751-0759-6-11.

3. David Frawley, *Inner Tantric Yoga: Working with the Universal Shakti-Secrets of Mantras, Deities and Meditation* (Detroit: Lotus, 2009).

4. M. Prasad, comp., *The Taittirīya Upanishad: With the Original Text in Sanskrit and Roman Transliteration* (Columbia, MO: South Asia Books, 1994).

5. S. Krishnananda, *The Mandukya Upanishad: An Exposition* (Rishikesh, India: Divine Life Society, 1997).

6. P. Prajnanananda, *Jnana Sankalini Tantra* (Delhi: Motilal Banarsidass, 2010); S.N. Saraswati, *Prana, Pranayama, Prana Vidya* (Munger, India: Yoga Publications Trust, 1994).

7. T. Umasvati, *That Which Is: Tattvartha Sutra* (Fremont, CA: Jain, 2002); B. Gerke, «On the "Subtle Body" and "Circulation" in Tibetan Medicine», en *Religion and the Subtle Body in Asia and the West,* comps. G. Samuel y J. Johnston (Londres: Routledge, 2013), 97-113; G. Samuel y J. Johnston,

comps., *Religion and the Subtle Body in Asia and the West: Between Mind and Body* (Londres: Routledge, 2013); S.S. Saraswati y N. Nikolić, *Kundalini Tantra* (Munger, India: Bihar School of Yoga, 1984).

8. J. Daubenmier, D. Chopra y S. Jain *et al.*, «Indo-Tibetan Philosophical and Medical Systems: Perspectives on the Biofield», *Global Advances in Health and Medicine* (2015), doi: 10.7453/gahmj.2015.026.suppl.

9. N.L. Kachhara, «Philosophy of Mind: A Jain Perspective», *US-China Education Review* (2011).

10. Krishnananda, *Mandukya Upanishad*; R.E. Hume, *The Thirteen Principal Upanishads: Translated from the Sanskrit with an Outline of the Philosophy of the Upanishads and an Annotated Bibliography,* trans. H. Milford (Oxford, GB: Oxford University Press, 1921).

11. R. Svoboda y A. Lade, *Tao and Dharma: Chinese Medicine and Ayurveda* (Detroit: Lotus, 1995); M. Greenwood, «Acupuncture and the Chakras», *Medical Acupuncture* 17, n° 3 (2006): 27-32.

12. A.A. Bailey, *The Seventh Ray: Revealer of the New Age* (Nueva York: Lucis, 1995); S.S. Goswami, *Layayoga: The Definitive Guide to the Chakras and Kundalini* (Rochester, VT: Inner Traditions, 1999).

13. V. Ogay, K.H. Bae y K.W. Kim *et al.*, «Comparison of the Characteristic Features of Bonghan Ducts, Blood and Lymphatic Capillaries», *Journal of Acupuncture and Meridian Studies* 2, n° 2 (2009): 107-117, doi: 10.1016/S2005-2901(09)60042-X; K.-S. Soh., «Bonghan Circulatory System as an Extension of Acupuncture Meridians», *Journal of Acupuncture and Meridian Studies* 2, n° 2 (2009): 93-106, doi: 10.1016/S2005-2901(09)60041-8.

14. R. Bhargava, M.G. Gogate y J.F. Mascarenhas, «Autonomic Responses to Breath Holding and Its Variations Following Pranayama», *Indian Journal of Physiology and Pharmacology* 32, n° 4 (1988): 257-264; T. Pramanik, H.O. Sharma, y S. Mishra *et al.*, «Immediate Effect of Slow Pace Bhastrika Pranayama on Blood Pressure and Heart Rate», *Journal of Alternative and Complementary Medicine* 15, n° 3 (2009): 293-295, doi: 10.1089/acm.2008.0440.

15. Daubenmier, Chopra y Jain *et al.*, «Indo-Tibetan Philosophical and Medical Systems»; S. Deane, «Lung, Mind and Mental Health: The Notion of "Wind"

in Tibetan Conceptions of Mind and Mental Illness», *Journal of Religion and Health* (2019), doi: 10.1007/s10943-019-00775-0; M. Epstein y L. Rapgay, «Mind, Disease and Health in Tibetan Medicine», en *Healing East and West: Ancient Wisdom and Modern Psychology,* comps. A.A. Sheikh y K.S. Sheikh (Londres: Wiley, 1989), doi: 10.1163/1568538054253375; R. Yoeli-Tlalim, «Tibetan "Wind" and "Wind" Illnesses: Towards a Multicultural Approach to Health and Illness», *Studies in History and Philosophy of Science, Part C: Studies in History and Philosophy of Biological and Biomedical Sciences* 41, nº 4 (2010), doi: 10.1016/j.shpsc.2010.10.005.

16. G.F. Solomon y R.H. Moos, «Emotions, Immunity and Disease: A Speculative Theoretical Integration», *Archives of General Psychiatry* 11, nº 6 (1964): 657-674, doi: 10.1001/archpsyc.1964.01720300087011.

17. D.F. Strauss, «Hylozoism and Hylomorphism: A Lasting Legacy of Greek Philosophy», *Phronimon* (2019), doi: 10.25159/2413-3086/2211.

18. G. Federspil y N. Sicolo, «The Nature of Life in the History of Medical and Philosophic Thinking», *American Journal of Nephrology* (1994), doi:10.1159/000168745.

19. R.P. Aulie, «Caspar Friedrich Wolff and His "Theoria Generationis", 1759», *Journal of the History of Medicine and Allied Sciences* (1961), doi: 10.1093/jhmas/XVI.2.124.

20. E. Kinne-Saffran y R.K. Kinne, «Vitalism and Synthesis of Urea: From Friedrich Wohler to Hans A. Krebs», *American Journal of Nephrology* (1999): 13463.

21. J.H. Brooke, «Wohler's Urea and Its Vital Force? A Verdict from the Chemists», *Ambix* 15, nº 2 (1968): 84-114, doi: 10.1179/amb.1968.15.2.84; R.L. Numbers y K. Kampourakis, *Newton's Apple and Other Myths about Science* (Cambridge, MA: Harvard University Press, 2015).

22. F. Crick, *Of Molecules and Men* (Londres: Prometheus, 2004).

23. S. Oyama, «Biologists Behaving Badly: Vitalism and the Language of Language», *History and Philosophy of the Life Sciences* 32, nos. 2-3 (2010): 401-423.

24. L. Hilton, S. Hempel y B.A. Ewing *et al.*, «Mindfulness Meditation for Chronic Pain: Systematic Review and Meta-Analysis», *Annals of Behavioral Me-*

dicine 51, n° 2 (2017): 199-213, doi: 10.1007/s12160-016-9844-2; M.C. Pascoe, D.R. Thompson y C.F. Ski, «Yoga, Mindfulness-Based Stress Reduction and Stress-Related Physiological Measures: A Meta-Analysis», *Psychoneuroendocrinology* 86 (2017): 152-168, doi: 10.1016/j.psyneuen.2017.08.008; H. Cramer, R. Lauche y P. Klose *et al.*, «Yoga for Improving Health-Related Quality of Life, Mental Health and Cancer-Related Symptoms in Women Diagnosed with Breast Cancer», *Cochrane Database of Systematic Reviews* 1, n° CD010802 (2017), doi: 10.1002/14651858.CD010802.pub2; S. Jain y P.J. Mills, «Biofield Therapies: Helpful or Full of Hype? A Best Evidence Synthesis», *International Journal of Behavioral Medicine* 17 (2010), doi: 10.1007/s12529-009-9062-4.

25. C. Vieten, H. Wahbeh y B.R. Cahn *et al.*, «Future Directions in Meditation Research: Recommendations for Expanding the Field of Contemplative Science», *PLoS One* 13, n° 11 (2018), doi: 10.1371/journal.pone.0205740.

26. «Energy Healing Sparks Debate», *Chicago Tribune,* 11 de diciembre de 2011, https://www.chicagotribune.com/lifestyles/ct-xpm-2011-12-11-ct-met-nccam-energy-healing-20111211-story.html.

Capítulo 5. ¿Podemos curarnos a nosotros mismos? La verdad sobre el placebo

1. A.J.M. De Craen, T.J. Kaptchuk y J.G.P. Tijssen *et al.*, «Placebos and Placebo Effects in Medicine: Historical Overview», *Journal of the Royal Society of Medicine* 92, n° 10 (1999): 511-515, doi: 10.1177/014107689909201005.

2. D. Forrest, «Mesmer», *International Journal of Clinical and Experimental Hypnosis* 50, n° 4 (2002): 295-308.

3. B. Franklin, L. Majault, y J.-S. B. Sallin *et al.*, «Report of the Commissioners Charged by the King with the Examination of Animal Magnetism», *International Journal of Clinical and Experimental Hypnosis* 50, n° 4 (2002): 332-363, doi: 10.1080/00207140208410109.

4. I. Kirsch y G. Sapirstein, «Listening to Prozac but Hearing Placebo: A Meta-Analysis of Antidepressant Medication», *Prevention and Treatment* 1, n° 2 (1998), doi: 10.1037/1522-3736.1.1.12a.

5. I. Kirsch, T.J. Moore y A. Scoboria *et al.*, «The Emperor's New Drugs: An

Analysis of Antidepressant Medication Data Submitted to the U.S. Food and Drug Administration», *Prevention and Treatment* 5, n° 1 (2002), doi: 10.1037/1522-3736.5.1.523a.

6. I. Kirsch, «Antidepressants and the Placebo Effect», *Journal of Psychology* 222, n° 3 (2014): 128-134, doi: 10.1027/2151-2604/a000176.

7. L. Colloca y F. Benedetti, «Science and Society: Placebos and Painkillers— Is Mind as Real as Matter?», *Nature Reviews Neuroscience* 6, n° 7 (2005): 545-552, doi: 10.1038/nrn1705.

8. J.J. Cragg, F.M. Warner y N.B. Finnerup *et al.*, «Meta-Analysis of Placebo Responses in Central Neuropathic Pain: Impact of Subject, Study and Pain Characteristics», *Pain* 157, n° 3 (2016): 530-540, doi: 10.1097/j.pain.0000000000000431.

9. L. Vase, J.L. Riley y D.D. Price, «A Comparison of Placebo Effects in Clinical Analgesic Trials Versus Studies of Placebo Analgesia», *Pain* 99, n° 3 (2002): 443-452, doi: 10.1016/S0304-3959(02)00205-1.

10. K. Wartolowska, A. Judge y S. Hopewell *et al.* «Use of Placebo Controls in the Evaluation of Surgery: Systematic Review». *BMJ* 348 (2014), doi: 10.1136/bmj.g3253.

11. W.B. Jonas, C. Crawford y L. Colloca *et al.*, «To What Extent Are Surgery and Invasive Procedures Effective Beyond a Placebo Response? A Systematic Review with Meta-Analysis of Randomised, Sham Controlled Trials», *BMJ Open* 5, n° 12 (2015), doi: 10.1136/bmjopen-2015-009655.

12. T.J. Kaptchuk, E. Friedlander y J.M. Kelley *et al.*, «Placebos Without Deception: A Randomized Controlled Trial in Irritable Bowel Syndrome», *PLoS ONE* 5, n° 12 (2010), doi: 10.1371/journal.pone.0015591.

13. C. Carvalho, J.M. Caetano y L. Cunha *et al.*, «Open-Label Placebo Treatment in Chronic Low Back Pain», *Pain* 157, n° 12 (2016): 2766-2772, doi: 10.1097/j.pain.0000000000000700; S. Ballou, T.J. Kaptchuk y W. Hirsch *et al.*, «Open-Label Versus Double-Blind Placebo Treatment in Irritable Bowel Syndrome: Study Protocol for a Randomized Controlled Trial», *Trials* 18, n° 1 (2017), doi: 10.1186/s13063-017-1964-x.

14. T.W. Hoenemeyer, T.J. Kaptchuk y T.S. Mehta *et al.*, «Open-Label Placebo Treatment for Cancer-Related Fatigue: A Randomized-Controlled Clinical

Trial», *Scientific Reports* 8, n° 1 (2018): 2784, doi: 10.1038/s41598-018-20993-y.

15. T.D. Wager, «Placebo-Induced Changes in fMRI in the Anticipation and Experience of Pain», *Science* 303, n° 5.661 (2004): 1.162-1.167, doi: 10.1126/science.1093065.

16. D.D. Price, D.G. Finniss y F. Benedetti, «A Comprehensive Review of the Placebo Effect: Recent Advances and Current Thought», *Annual Review of Psychology* (2008), doi: 10.1146/annurev.psych.59.113006.095941.

17. F. Benedetti, L. Colloca y E. Torre *et al.*, «Placebo-Responsive Parkinson Patients Show Decreased Activity in Single Neurons of Subthalamic Nucleus», *Nature Neuroscience* 7, n° 6 (2004): 587-588, doi: 10.1038/nn1250.

18. N. Shetty, J.H. Friedman y K. Kieburtz *et al.*, «The Placebo Response in Parkinson's Disease: Parkinson Study Group», *Clinical Neuropharmacology* 22, n° 4 (1999): 207-212.

19. R. de la Fuente-Fernández, A.G. Phillips y M. Zamburlini *et al.*, «Dopamine Release in Human Ventral Striatum and Expectation of Reward», *Behavioural Brain Research* (2002), doi: 10.1016/S0166-4328(02)00130-4.

20. A. Keitel, S. Ferrea, y M. Sudmeyer *et al.*, «Expectation Modulates the Effect of Deep Brain Stimulation on Motor and Cognitive Function in Tremor-Dominant Parkinson's Disease», *PLoS ONE* 8, n° 12 (2013), e81878, doi: 10.1371/journal.pone.0081878; A. Pollo, E. Torre y L. Lopiano *et al.*, «Expectation Modulates the Response to Subthalamic Nucleus Stimulation in Parkinsonian Patients», *NeuroReport* (2002), doi: 10.1097/00001756-200208070-00006; R. de la Fuente-Fernández», Uncovering the Hidden Placebo Effect in Deep-Brain Stimulation for Parkinson's Disease», *Parkinsonism and Related Disorders* 10, n° 3 (2004): 125-127, doi: 10.1016/j.parkreldis.2003.10.003.

21. E. Frisaldi, E. Carlino y M. Lanotte *et al.*, «Characterization of the Thalamic-Subthalamic Circuit Involved in the Placebo Response Through Single-Neuron Recording in Parkinson Patients», *Cortex* 60 (2014): 3-9.

22. M. Amanzio y F. Benedetti, «Neuropharmacological Dissection of Placebo Analgesia: Expectation-Activated Opioid Systems Versus Conditioning-Activated Specific Subsystems», *Journal of Neuroscience* 19, n° 1 (1999): 484-494, doi: 10.1038/nrn3465.

23. L. Colloca, «The Placebo Effect in Pain Therapies», *Annual Review of Pharmacology and Toxicology* 59 (2019): 191-211, doi: 10.1146/annurev-pharmtox-010818-021542.

24. K. Meissner y K. Linde, «Are Blue Pills Better Than Green? How Treatment Features Modulate Placebo Effects», en *International Review of Neurobiology*, vol. 139: *Neurobiology of the Placebo Effect,* Part 2, comp. L. Colloca (San Diego: Academic Press, 2018), 357-378, doi: 10.1016/bs.irn.2018.07.014.

25. E.R.C.M. Huisman, E. Morales y J. van Hoof *et al.*, «Healing Environment: A Review of the Impact of Physical Environmental Factors on Users», *Building and Environment* 58 (2012): 70-80, doi: 10.1016/j.buildenv.2012.06.016; E.M. Sternberg, *Healing Spaces* (Cambridge, MA: Harvard University Press, 2009).

26. B.D. Darnall y L. Colloca, «Optimizing Placebo and Minimizing Nocebo to Reduce Pain, Catastrophizing and Opioid Use: A Review of the Science and an Evidence-Informed Clinical Toolkit», *International Review of Neurobiology* 139 (2018): 129-157, doi: 10.1016/bs.irn.2018.07.022.

27. A.-K. Brascher, M. Witthoft y S. Becker, «The Underestimated Significance of Conditioning in Placebo Hypoalgesia and Nocebo Hyperalgesia», *Pain Research and Management* 2018 (2018): 6841985, doi: 10.1155/2018/6841985.

28. M. Blasini, N. Peiris y T. Wright *et al.*, «The Role of Patient-Practitioner Relationships in Placebo and Nocebo Phenomena», *International Review of Neurobiology* 139 (2018): 211-231, doi: 10.1016/bs.irn.2018.07.033.

29. D. Rakel, B. Barrett y Z. Zhang *et al.*, «Perception of Empathy in the Therapeutic Encounter: Effects on the Common Cold», *Patient Education and Counseling* 85, n° 3 (2011): 390-397.

30. S.A. Green, «Surgeons and Shamans: The Placebo Value of Ritual», *Clinical Orthopaedics and Related Research* 450 (2006): 249-254, doi: 10.1097/01.blo.0000224044.69592.65; J.S. Welch», Ritual in Western Medicine and Its Role in Placebo Healing», *Journal of Religion and Health* 42, n° 1 (2003): 21-33, doi: 10.1023/A:1022260610761.

31. D.G. Finniss, T.J. Kaptchuk y F. Miller *et al.*, «Placebo Effects: Biological, Clinical and Ethical Advances», *Lancet* 375, n° 9715 (2018): 686-695, doi: 10.1016/S0140-6736(09)61706-2.

32. Jonas, Crawford y Colloca *et al.*, «To What Extent Are Surgery and Invasive Procedures Effective Beyond a Placebo Response?».

Capítulo 6. ¿Podemos curarnos a nosotros mismos? Terapias cuerpo-mente

1. E.F. Bryant, *The Yoga Sutras of Patanjali: A New Edition, Translation and Commentary* (Nueva York: North Point Press, 2015).
2. G. Jha *et al.*, *The Yoga-Darśana: The Sutras of Patanjali with the Bhāsya of Vyasa* (Rajaram Tukaram Tatya, 1906); G. Feuerstein, *The Yoga Tradition: Its History, Literature, Philosophy and Practice* (Los Ángeles: SCB Distributors, 2012).
3. P. Yogananda, *The Yoga of Jesus* (Los Angeles: Self-Realization Fellowship, 2009); J.A.O'Brien, *Meeting of Mystic Paths: Christianity and Yoga* (Saint Paul, MN: Yes International, 1996).
4. A. Bussing, T. Ostermann y R. Ludtke *et al.*, *Effects of Yoga Interventions on Pain and Pain-Associated Disability: A Meta-Analysis* (York, GB: Centre for Reviews and Dissemination, 2012).
5. A.C. Skelly, R. Chou y J.R. Dettori *et al.*, *Noninvasive Nonpharmacological Treatment for Chronic Pain: A Systematic Review Update* (Rockville, MD: Agency for Healthcare Research and Quality, 2020).
6. J.S. Armer y S.K. Lutgendorf, «The Impact of Yoga on Fatigue in Cancer Survivorship: A Meta-Analysis», *JNCI Cancer Spectrum* 4, n° 2 (2020): pkz098, doi:10.1093/jncics/pkz098.
7. M. Shohani, F. Kazemi y S. Rahmati *et al.*, «The Effect of Yoga on the Quality of Life and Fatigue in Patients with Multiple Sclerosis: A Systematic Review and Meta-Analysis of Randomized Clinical Trials», *Complementary Therapies in Clinical Practice* 39 (2020): 101087, doi: 10.1016/j.ctcp.2020.101087.
8. D. Anheyer, P. Klose y R. Lauche *et al.*, «Yoga for Treating Headaches: A Systematic Review and Meta-Analysis», *Journal of General Internal Medicine* 35, n° 3 (2020): 846-854, doi: 10.1007/s11606-019-05413-9.
9. H. Cramer, W. Peng y R. Lauche, «Yoga for Menopausal Symptoms: A Systematic Review and Meta-Analysis», *Maturitas* 109 (2018): 13-25, doi: 10.1016/j.maturitas.2017.12.005.

10. H. Cramer, D. Anheyerand R. Lauche *et al.*, «A Systematic Review of Yoga for Major Depressive Disorder», *Journal of Affective Disorders* 213 (2017): 70-77; M. Balasubramaniam, S. Telles y P. M. Doraiswamy, «Yoga on Our Minds: A Systematic Review of Yoga for Neuropsychiatric Disorders», *Frontiers in Psychiatry* 3 (2013): 117.

11. G. Kirkwood, H. Rampes y V. Tuffrey *et al.*, «Yoga for Anxiety: A Systematic Review of the Research Evidence», *British Journal of Sports Medicine* 39, n° 12 (2005): 884-891, doi: 10.1136/bjsm.2005.018069.

12. M. Kuppusamy, D. Kamaldeen y R. Pitani *et al.*, «Effects of Bhramari Pranayama on Health: A Systematic Review», *Journal of Traditional Complementary Medicine* 8, n° 1 (2017): 11-16, doi: 10.1016/j.jtcme.2017.02.003; T. Pramanik, H.O. Sharma y S. Mishra *et al.*, «Immediate Effect of Slow Pace Bhastrika Pranayama on Blood Pressure and Heart Rate», *Journal of Alternative and Complementary Medicine* 15, n° 3 (2009): 293-295; R. Bhargava, M.G. Gogate y J.F. Mascarenhas, «Autonomic Responses to Breath Holding and Its Variations Following Pranayama», *Indian Journal of Physiology and Pharmacology* 32, n° 4 (1988): 8.

13. A.E. Holland, C.J. Hill y A.Y. Jones *et al.*, «Breathing Exercises for Chronic Obstructive Pulmonary Disease», *Cochrane Database of Systematic Reviews,* doi: 10.1002/14651858.CD008250.pub2.

14. J.J. Allen, «Characteristics of Users and Reported Effects of the Wim Hof Method: A Mixed-Methods Study» (2018), http://purl.utwente.nl/essays/76839; O. Muzik, K.T. Reilly y V.A. Diwadkar, «Brain over Body: A Study on the Willful Regulation of Autonomic Function during Cold Exposure», *NeuroImage* 172 (2018): 632-641.

15. T. Chetwynd, *Zen and the Kingdom of Heaven: Reflections on the Tradition of Meditation in Christianity and Zen Buddhism* (Nueva York: Simon and Schuster, 2001); H. Eifring, *Meditation in Judaism, Christianity and Islam: Cultural Histories* (Londres: A & C Black, 2013); T. Frederick y K.M. White, «Mindfulness, Christian Devotion Meditation, Surrender and Worry», *Mental Health, Religion and Culture* 18, n° 10 (2015): 850-858, doi: 10.1080/13674676.2015.1107892.

16. A. Burke, C.N. Lam y B. Stussman *et al.*, «Prevalence and Patterns of Use

of Mantra, Mindfulness and Spiritual Meditation among Adults in the United States», *BMC Complementary and Alternative Medicine* 17, n° 1 (2017): 316, doi: 10.1186/s12906-017-1827-8.

17. L. Larkey, R. Jahnke y J. Etnier *et al.*, «Meditative Movement as a Category of Exercise: Implications for Research», *Journal of Physical Activity and Health* 6, n° 2 (2009): 230-238; P. Posadzki y S. Jacques, «Taichí and Meditation: A Conceptual (Re)Synthesis?», *Journal of Holistic Nursing* 27, n° 2 (2009): 103-114, doi: 10.1177/0898010108330807; R. Lauche, P.M. Wayne y G. Dobos *et al.*, «Prevalence, Patterns and Predictors of T'ai Chi and Qigong Use in the United States: Results of a Nationally Representative Survey», *Journal of Alternative and Complementary Medicine* 22, n° 4 (2016): 336-342, doi: 10.1089/acm.2015.0356.

18. C. Titmuss, «Is There a Corporate Takeover of the Mindfulness Industry? An Exploration of Western Mindfulness in the Public and Private Sector», en *Handbook of Mindfulness: Culture, Context and Social Engagement,* comp. R. E. Purser, D. Forbes y A. Burke (Nueva York: Springer, 2016), 181-194, doi: 10.1007/978- 3-319-44019-4_13; P. Moloney, «Mindfulness: The Bottled Water of the Therapy Industry», en *Handbook of Mindfulness: Culture, Context and Social Engagement,* comps. R.E. Purser, D. Forbesand A. Burke (Nueva York: Springer, 2016), 269-292, doi: 10.1007/978-3-319-44019-4_18.

19. S. Jain, S.L. Shapiro y S. Swanick *et al.*, «A Randomized Controlled Trial of Mindfulness Meditation Versus Relaxation Training: Effects on Distress, Positive States of Mind, Rumination and Distraction», *Annals of Behavioral Medicine* (2007), doi: 10.1207/s15324796abm3301_2; J. L. Kristeller, «Mindfulness Meditation», en *Principles and Practice of Stress Management,* 3ª ed., comps. P.M. Lehrer, R.L. Woolfolk y W.E. Sime (Nueva York: Guilford, 2007), 393-427.

20. J. Daubenmier, D. Chopra y S. Jain *et al.*, «Indo-Tibetan Philosophical and Medical Systems: Perspectives on the Biofield», *Global Advances in Health and Medicine* (2015), doi: 10.7453/gahmj.2015.026.suppl.

21. L. Hilton, S. Hempel y B.A. Ewing *et al.*, «Mindfulness Meditation for Chronic Pain: Systematic Review and Meta-Analysis», *Annals of Behavioral Medicine* 51, n° 2 (2017): 199-213, doi: 10.1007/s12160-016-9844-2.

22. M. Goyal, S. Singh y E.M.S. Sibinga *et al.*, «Meditation Programs for Psychological Stress and Well-Being: A Systematic Review and Meta-Analysis», *JAMA Internal Medicine* (2014), doi: 10.1001/jamaintern-med.2013.13018.

23. M. Janssen, Y. Heerkens y W. Kuijer *et al.*, «Effects of Mindfulness-Based Stress Reduction on Employees'Mental Health: A Systematic Review», *PLoS ONE* 13, n° 1 (2018): e0191332, doi: 10.1371/journal.pone.0191332.

24. J. Piet, H. Wurtzen y R. Zachariae, «The Effect of Mindfulness-Based Therapy on Symptoms of Anxiety and Depression in Adult Cancer Patients and Survivors: A Systematic Review and Meta-Analysis», *Journal of Consulting and Clinical Psychology* 80, n° 6 (2012): 1.007.

25. Y.-Y. Tang, B.K. Holzel y M.I. Posner, «The Neuroscience of Mindfulness Meditation», *Nature Reviews Neuroscience* 16, n° 4 (2015): 213-225, doi: 10.1038/nrn3916.

26. D.S. Black y G.M. Slavich, «Mindfulness Meditation and the Immune System: A Systematic Review of Randomized Controlled Trials», *Annals of the New York Academy of Sciences* 1.373, n° 1 (2016): 13-24, doi: 10.1111/nyas.12998.

27. W. Ishak, R. Nikravesh y S. Lederer *et al.*, «Burnout in Medical Students: A Systematic Review», *Clinical Teacher* 10, n° 4 (2013): 242-245, doi: 10.1111/tct.12014.

28. S. Nolen-Hoeksema, «The Role of Rumination in Depressive Disorders and Mixed Anxiety/Depressive Symptoms», *Journal of Abnormal Psychology* 109, n° 3 (2000): 504.

29. M.-R. Ungunmerr, «To Be Listened to in Her Teaching: Dadirri—Inner Deep Listening and Quiet Still Awareness», *EarthSong Journal: Perspectives in Ecology, Spiritualityand Education* 3, n° 4 (2017): 14; H. Eifring, *Asian Traditions of Meditation* (Honolulu: University of Hawaii Press, 2016); D.P. Broww, «A Model for the Levels of Concentrative Meditation», *International Journal of Clinical and Experimental Hypnosis* 25, n° 4 (1977): 236-273, doi: 10.1080/00207147708415984.

30. T. Keating, *Centering Prayer in Daily Life and Ministry* (Nueva York: Bloomsbury, 1997).

31. V.M.N. Ariyadhamma, «Anapana Sati Meditation on Breathing», en *Bodhi Leaves Publications* (Onalaska, WA: Pariyatti, 1988), 115; W. Shih, «The Technique for Equanimity of Mind Through the Meditation Practice of Anapana Smrti», *International Conference on Buddhist Education* (Institute for Sino Indian Buddhist Studies, 1994), 92; M.T. Treadway y S.W. Lazar, «The Neurobiology of Mindfulness», en *Clinical Handbook of Mindfulness,* comp. F. Didonna (Nueva York: Springer, 2009), 45-57, doi: 10.1007/978-0-387-09593-6_4.

32. A. Lutz, J.D. Dunne y R.J. Davidson», Meditation and the Neuroscience of Consciousness», en *The Cambridge Handbook of Consciousness* (Cambridge, GB: Cambridge University Press, 2007), 499-555.

33. R.S. Bucknell», Reinterpreting the Jhānas», *Journal of the International Association of Buddhist Studies* (1993): 375-409.

34. J.W. Anderson, C. Liu y R.J. Kryscio», Blood Pressure Response to Transcendental Meditation: A Meta-Analysis», *American Journal of Hypertension* 21, n° 3 (2008): 310-316, doi: 10.1038/ajh.2007.65; S.L. Ooi, M. Giovino y S.C. Pak», Transcendental Meditation for Lowering Blood Pressure: An Overview of Systematic Reviews and Meta-Analyses», *Complementary Therapies in Medicine* 34 (2017): 26-34, doi: 10.1016/j.ctim.2017.07.008.

35. M.B. Ospina, K. Bond y M. Karkhaneh *et al.*, «Meditation Practices for Health: State of the Research». *Evidence Report/Technology Assessment* 155 (2007): 1-263.

36. L. Bernardi, P. Sleight y G. Bandinelli *et al.*, «Effect of Rosary Prayer and Yoga Mantras on Autonomic Cardiovascular Rhythms: Comparative Study», *BMJ* 323, n° 7327 (2001): 1.446-1.449, doi: 10.1136/bmj.323.7327.1446.

37. X. Chen, J. Cui y R. Li *et al.*, «Dao Yin (a.k.a. Qigong): Origin, Development, Potential Mechanisms and Clinical Applications», *Evidence-Based Complementary and Alternative Medicine,* doi: https://doi.org/10.1155/2019/3705120.

38. R. Walsh, *The World's Great Wisdom: Timeless Teachings from Religions and Philosophies* (Albany: State University of New York Press, 2014).

39. D. Frawley, *Mantra Yoga and the Primal Sound: Secrets of Seed (Bija) Mantras* (Detroit: Lotus, 2010).

40. K. Cohen, *The Way of Qigong: The Art and Science of Chinese Energy Healing* (Nueva York: Ballantine, 1999).

41. Y. Guo, P. Qiu y T. Liu», Tai Ji Quan: An Overview of Its History, Health Benefits and Cultural Value», *Journal of Sport and Health Science* 3, n° 1 (2014): 3-8, doi: 10.1016/j.jshs.2013.10.004.

42. R. Lauche, W. Peng y C. Ferguson *et al.*, «Efficacy of Taichí and Qigong for the Prevention of Stroke and Stroke Risk Factors: A Systematic Review with Meta-Analysis», *Medicine* 96, n° 45 (2017): e8517, doi: 10.1097/MD.0000000000008517.

43. C. Wang, J.P. Collet y J. Lau», The Effect of Taichí on Health Outcomes in Patients with Chronic Conditions: A Systematic Review», *Archives of Internal Medicine* 164, n° 5 (2004): 493-501, doi: 10.1001/archinte.164.5.493.

44. R. Song, W. Grabowska y M. Park *et al.*, «The Impact of Taichí and Qigong Mind-Body Exercises on Motor and Non-Motor Function and Quality of Life in Parkinson's Disease: A Systematic Review and Meta-Analysis», *Parkinsonism and Related Disorders* 41 (2017): 3-13, doi: 10.1016/j.parkreldis.2017.05.019.

45. Y. Zeng, X. Xie, y A.S.K. Cheng», Qigong or Taichí in Cancer Care: An Updated Systematic Review and Meta-Analysis», *Current Oncology Reports* 21, n° 6 (2019): 48, doi: 10.1007/s11912-019-0786-2.

46. S. Song, J. Yu y Y. Ruan *et al.*, «Ameliorative Effects of Taichí on Cancer-Related Fatigue: A Meta-Analysis of Randomized Controlled Trials», *Supportive Care in Cancer* 26, n° 7 (2018): 2.091-2.102, doi: 10.1007/s00520-018-4136-y.

47. X. Ni, R. J. Chan y P. Yates *et al.*, «The Effects of Taichí on Quality of Life of Cancer Survivors: A Systematic Review and Meta-Analysis», *Supportive Care in Cancer* 27, n° 10 (2019): 3.701-3.716, doi: 10.1007/s00520-019-04911-0; Y. Zeng, T. Luo y H. Xie *et al.*, «Health Benefits of Qigong or Taichí for Cancer Patients: A Systematic Review and Meta-Analysis», *Complementary Therapies in Medicine* 22, n° 1 (2014): 173-186, doi: 10.1016/j.ctim.2013.11.010.

48. R.T.H. Ho, C.-W. Wang y S.-M. Ng *et al.*, «The Effect of T'ai Chi Exercise on Immunity and Infections: A Systematic Review of Controlled Trials»,

Journal of Alternative and Complementary Medicine 19, n° 5 (2013): 389-396, doi: 10.1089/ acm.2011.0593.

49. A.M. Alenazi, M.M. Alshehri y J.C. Hoover *et al.*, «The Effect of T'ai Chi Exercise on Lipid Profiles: A Systematic Review and Meta-Analysis of Randomized Clinical Trials», *Journal of Alternative and Complementary Medicine* 24, n° 3 (2018): 220-230, doi: 10.1089/acm.2017.0104.

50. N. Morgan, M.R. Irwin y M. Chung *et al.*, «The Effects of Mind-Body Therapies on the Immune System: Meta-Analysis», *PLoS ONE* 9, n° 7 (2014): e100903, doi: 10.1371/journal.pone.0100903.

51. S. Jain, J. Bower y M.R. Irwin, «Psychoneuroimmunology of Fatigue and Sleep Disturbance: The Role of Pro-Inflammatory Cytokines», en *The Oxford Handbook of Psychoneuroimmunology,* comp. S. C. Segerstrom (Oxford, UK; Oxford University Press, 2012); E.N. Benveniste, «Inflammatory Cytokines Within the Central Nervous System: Sources, Function and Mechanism of Action», *American Journal of Physiology* 263, n° 1, pt. 1 (1992): C1-C16; S.F. Maier, L.E. Goehler y M. Fleshner *et al.*, «The Role of the Vagus Nerve in Cytokine-to-Brain Communication», *Annals of the Nueva York Academy of Sciences* (1998), doi: 10.1111/j.1749-6632.1998.tb09569.x.

52. F. Belardelli y M. Ferrantini, «Cytokines as a Link Between Innate and Adaptive Antitumor Immunity», *Trends in Immunology* 23, n° 4 (2002): 201-208, doi: 10.1016/S1471-4906(02)02195-6; A. Iwasaki y R. Medzhitov, «Control of Adaptive Immunity by the Innate Immune System», *Nature Immunology* 16, n° 4 (2015): 343-353, doi: 10.1038/ni.3123.

53. A. Qaseem, T.J. Wilt y R.M. McLean *et al.*, «Noninvasive Treatments for Acute, Subacute and Chronic Low Back Pain: A Clinical Practice Guideline from the American College of Physicians», *Annals of Internal Medicine* 166, n° 7 (2017): 514-530, doi: 10.7326/M16-2367.

Capítulo 7. ¿Podemos curarnos unos a otros? Las terapias de biocampo y la salud

1. M. Hofman, J. L. Ryan y C.D. Figueroa-Moseley *et al.*, «Cancer-Related Fatigue: The Scale of the Problem», *Oncologist* 12, n° S1 (2007): 4-10, doi: 10.1634/theoncologist.12-S1-4.

2. J.E. Bower, «Cancer-Related Fatigue: Mechanisms, Risk Factors and Treatments», *Nature Reviews Clinical Oncology* 11, n° 10 (2014): 597.

3. R. Bruyere, *Wheels of Light: Chakras, Auras and the Healing Energy of the Body* (Nueva York: Simon and Schuster, 1994).

4. I. Golden, «Beyond Randomized Controlled Trials: Evidence in Complementary Medicine», *Evidence-Based Complementary and Alternative Medicine* 17, n° 1 (2012): 72-75, doi: 10.1177/2156587211429351.

5. S. Jain, D. Pavlik y J. Distefan *et al.*, «Complementary Medicine for Fatigue and Cortisol Variability in Breast Cancer Survivors: A Randomized Controlled Trial», *Cancer* 118, n° 3 (2012): 777-787, doi: 10.1002/cncr.26345.

6. N. Petrovsky, P. McNair y L. C. Harrison, «Diurnal Rhythms of Pro-Inflammatory Cytokines: Regulation by Plasma Cortisol and Therapeutic Implications», *Cytokine* 10, n° 4 (1998): 307-312, doi: 10.1006/cyto.1997.0289.

7. S.E. Sephton, R.M. Sapolsky y H.C. Kraemer *et al.*, «Diurnal Cortisol Rhythm as a Predictor of Breast Cancer Survival», *Journal of the National Cancer Institute* 92, n° 12 (2000): 994-1.000.

8. M.H. Antoni, S.K. Lutgendorf y S.W. Cole *et al.*, «The Influence of Bio-Behavioural Factors on Tumour Biology: Pathways and Mechanisms», *Nature Reviews Cancer* 6, n° 3 (2006): 240-248, doi: 10.1038/nrc1820.

9. S.K. Lutgendorf, E. Mullen-Houser y D. Russell *et al.*, «Preservation of Immune Function in Cervical Cancer Patients During Chemoradiation Using a Novel Integrative Approach», *Brain, Behavior and Immunity* 24, n° 8 (2010): 1.231-1.240, doi: 10.1016/j.bbi.2010.06.014.

10. S. Jain y P.J. Mills, «Biofield Therapies: Helpful or Full of Hype? A Best Evidence Synthesis», *International Journal of Complementary Medicine* 17 (2010), doi:10.1007/s12529-009-9062-4.

11. P.S. So, Y. Jiang y Y. Qin, «Touch Therapies for Pain Relief in Adults», *Cochrane Database of Systematic Reviews* (2008), doi: 10.1002/14651858. CD006535.pub2.

12. M. Demir Doğan, «The Effect of reiki on Pain: A Meta-Analysis», *Complementary Therapies in Clinical Practice* 31 (2018): 384-387, doi: 10.1016/j.ctcp.2018.02.020.

13. A. Bardia, D.L. Barton y L.J. Prokop *et al.*, «Efficacy of Complementary and Alternative Medicine Therapies in Relieving Cancer Pain: A Systematic Review», *Journal of Clinical Oncology* 24, nº 34 (2006): 5.457-5.464, doi: 10.1200/JCO.2006.08.3725.

14. J. Joyce y G.P. Herbison, «reiki for Depression and Anxiety», *Cochrane Database of Systematic Reviews* 4 (2015): CD006833, doi: 10.1002/14651858. CD006833. pub2.

15. J.A. Maville, J.E. Bowen y G. Benham, «Effect of Healing Touch on Stress Perception and Biological Correlates», *Holistic Nursing Practice* 22, nº 2 (2008): 103-110.

16. D.S. Wilkinson, P.L. Knox y J.E. Chatman *et al.*, «The Clinical Effectiveness of Healing Touch», *Journal of Alternative and Complementary Medicine* 8, nº 1 (2002): 33-47; L. Diaz-Rodriguez, M. Arroyo-Morales y I. Cantarero-Villanueva *et al.*, «The Application of reiki in Nurses Diagnosed with Burnout Syndrome Has Beneficial Effects on Concentration of Salivary IgA and Blood Pressure», *Revista Latino-Americana de Enfermagem* 19, nº 5 (2011): 1.132-1.138, doi: 10.1590/S0104-11692011000500010; R.S. Friedman, M M. Burg y P. Miles *et al.*, «Effects of reiki on Autonomic Activity Early after Acute Coronary Syndrome», *Journal of the American College of Cardiology* 56, nº 12 (2010): 995-996; D.W. Wardell y J. Engebretson», Biological Correlates of reiki Touch(sm) Healing», *Journal of Advanced Nursing* 33, nº 4 (2001): 439-445, doi: 10.1046/j.1365-2648.2001.01691.x; J. Achterberg, K. Cooke y T. Richards *et al.*, «Evidence for Correlations Between Distant Intentionality and Brain Function in Recipients: A Functional Magnetic Resonance Imaging Analysis», *Journal of Alternative and Complementary Medicine* 11, nº 6 (2005): 965-971, doi: 10.1089/acm.2005.11.965.

17. Hammerschlag R, Marx BL, y Aickin M, «Nontouch Biofield Therapy: A Systematic Review of Human Randomized Controlled Trials Reporting Use of Only Nonphysical Contact Treatment», *Journal of Alternative and Complementary Medicine* 20, nº 12 (2014): 881-892, doi: 10.1089/acm.2014.0017.

18. Association for Comprehensive Energy Psychology (ACEP), *What Is Energy Psychology?* (Bryn Mawr, PA: ACEP, 2020), https://cdn.ymaws.com/www. energypsych.org/resource/resmgr/What_is_Energy_Psychology_20.pdf.

19. M. Clond, «Emotional Freedom Techniques for Anxiety: A Systematic Review with Meta-Analysis», *Journal of Nervous and Mental Disease* 204, n° 5 (2016): 388-395, doi: 10.1097/NMD.0000000000000483.

20. J.A. Nelms y L. Castel, «A Systematic Review and Meta-Analysis of Randomized and Nonrandomized Trials of Clinical Emotional Freedom Techniques (EFT) for the Treatment of Depression», *Explore* 12, n° 6 (2016): 416-426, doi: 10.1016/j.explore.2016.08.001.

21. B. Sebastian y J. Nelms, «The Effectiveness of Emotional Freedom Techniques in the Treatment of Posttraumatic Stress Disorder: A Meta-Analysis», *Explore* 13, n° 1 (2017): 16-25, doi: 10.1016/j.explore.2016.10.001.

22. D. Church, G. Yount, K. Rachlin *et al.*, «Epigenetic Effects of PTSD Remediation in Veterans Using Clinical Emotional Freedom Techniques: A Randomized Controlled Pilot Study», *American Journal of Health Promotion* 32, n° 1 (2018): 112-122, doi: 10.1177/0890117116661154.

23. D. Radin, M. Schlitz y C. Baur, «Distant Healing Intention Therapies: An Overview of the Scientific Evidence», *Global Advances in Health and Medicine* 4, n° 1_suppl (2015): doi: 10.7453/gahmj.2015.012.suppl.

24. S. Schmidt, R. Schneider y J. Utts *et al.*, «Distant Intentionality and the Feeling of Being Stared At: Two Meta-Analyses», *British Journal of Psychology* 95, pt. 2 (2004): 235-247, doi: 10.1348/000712604773952449.

25. C.A. Roe, C. Sonnex y E.C. Roxburgh, «Two Meta-Analyses of Noncontact Healing Studies», *Explore* 11, n° 1 (2015): 11-23, doi: 10.1016/j.explore.2014.10.001.

26. J.A. Astin, E. Harkness y E. Ernst, «The Efficacy of 'Distant Healing': A Systematic Review of Randomized Trials», *Annals of Internal Medicine* 132, n° 11 (2000): 903-910, doi: 10.7326/0003-4819-132-11-200006060-00009.

27. E. Ernst, «Distant Healing: An Updates of a Systematic Review», *Wiener Klinische Wochenschrift* 115, nos. 7-8 (2003): 241-245, doi: 10.1007/BF03040322.

28. W.B. Jonas, «The Middle Way: Realistic Randomized Controlled Trials for the Evaluation of Spiritual Healing», *Journal of Alternative and Complementary Medicine* 7, n° 1 (2001): 5-7, doi: 10.1089/107555301300004466.

29. L. Roberts, I. Ahmed y A. Davison, «Intercessory Prayer for the Alleviation

of Ill Health», *Cochrane Database of Systematic Reviews* 2009, n° 2 (2009), doi: 10.1002/14651858.CD000368.pub3.

30. K.S. Masters, G.I. Spielmans y J.T. Goodson, «Are There Demonstrable Effects of Distant Intercessory Prayer? A Meta-Analytic Review», *Annals of Behavioral Medicine* 32, n° 1 (2006): 21-26, doi: 10.1207/s15324796a-bm3201_3.

31. J. Engebretson y D.W. Wardell, «Energy Therapies: Focus on Spirituality», *Explore* 8, n° 6 (2012): 353-359, doi: 10.1016/j.explore.2012.08.004; J. Engebretson y D.. Wardell, «Experience of a reiki Session», *Alternative Therapies in Health and Medicine* 8, n° 2 (2002): 48-53; B.M.H. Stockigt, F. Besch y F. Jeserich *et al.*, «Healing Relationships: A Qualitative Study of Healers and Their Clients in Germany», *Evidence-Based Complementary and Alternative Medicine,* doi: https://doi.org/10.1155/2015/145154.

Capítulo 8. Sanación a nivel celular

1. I. Kalajzic, Z. Kalajzic y M. Kaliterna *et al.*, «Use of Type I Collagen Green Fluorescent Protein Transgenes to Identify Subpopulations of Cells at Different stages of the Osteoblast Lineage», *Journal of Bone and Mineral Research* 17, n° 1 (2002): 15-25, doi: 10.1359/jbmr.2002.17.1.15; S. Sofia, M.B. McCarthy y G. Gronowicz *et al.*, «Functionalized Silk-Based Biomaterials for Bone Formation», *Journal of Biomedical Materials Reseach* 54, n° 1 (2001): 139-148, doi: 0.1002/1097-4636(200101)54:1<139::aid-jbm17>3.0.co;2-7.

2. G.A. Gronowicz, A. Jhaveri y L.W. Clarke *et al.*, «Therapeutic Touch Stimulates the Proliferation of Human Cells in Culture», *Journal of Alternative and Complementary Medicine* 14, n° 3 (2008): 233-239, doi: 10.1089/acm.2007.7163.

3. A. Jhaveri, S.J. Walsh y Y. Wang *et al.*, «Therapeutic Touch Affects DNA Synthesis and Mineralization of Human Osteoblasts in Culture», *Journal of Orthopaedic Research* 26, n° 11 (2008): 1.541-1.546, doi: 10.1002/jor.20688.

4. X. Yan, H. Shen y H. Jiang *et al.*, «External Qi of Yan Xin Qigong Differentially Regulates the Akt and Extracellular Signal-Regulated Kinase Pathways and Is Cytotoxic to Cancer Cells but Not to Normal Cells», *International*

Journal of Biochemistry and Cell Biology 38, n° 12 (2006): 2.102-2.113, doi: 10.1016/j.biocel. 2006.06.002.

5. A. Arlt, A. Gehrz y S. Muerkoster *et al.*, «Role of NF-kappaB and Akt/PI3K in the Resistance of Pancreatic Carcinoma Cell Lines Against Gemcitabine-Induced Cell Death», *Oncogene* 22, n° 21 (2003): 3.243-3.251, doi: 10.1038/ sj.onc.1206390; T. Asano, Y. Yao y J. Zhu *et al.*, «The PI 3-kinase/Akt Signaling Pathway Is Activated Due to Aberrant Pten Expression and Targets Transcription Factors NF-kappaB and c-Myc in Pancreatic Cancer Cells», *Oncogene* 23, n° 53 (2004): 8.571-8.580, doi: 10.1038/sj.onc.1207902.

6. V. Asati, D. K. Mahapatra y S. K. Bharti, «PI 3K/Akt/mTOR and Ras/Raf/ MEK/ERK Signaling Pathways Inhibitors as Anticancer Agents: Structural and Pharmacological Perspectives», *European Journal of Medicinal Chemistry* 109 (2016): 314-341, doi: 10.1016/j.ejmech.2016.01.012.

7. X. Yan, H. Shen y H. Jiang *et al.*, «External Qi of Yan Xin Qigong Induces Apoptosis and Inhibits Migration and Invasion of Estrogen-Independent Breast Cancer Cells Through Suppression of Akt/NF-\KB Signaling», *Cellular Physiology and Biochemistry* 25, nos. 2-3 (2010): 263-270; X. Yan, H. Shen y H. Jiang *et al.*, «External Qi of Yan Xin Qigong Inhibits Activation of Akt, Erk1/2and NF-\KB and Induces Cell Cycle Arrest and Apoptosis in Colorectal Cancer Cells», *Cellular Physiology and Biochemistry* 31, n° 1 (2013): 113-122; X. Yan, H. Shen y H. Jiang *et al.*, «External Qi of Yan Xin Qigong Induces G2/M Arrest and Apoptosis of Androgen-Independent Prostate Cancer Cells by Inhibiting Akt and NF-ϰB Pathways», *Molecular and Cellular Biochemistry* 310, nos. 1-2 (2008): 227-234.

8. G. Gronowicz, E.R. Secor y J.R. Flynn *et al.*, «Therapeutic Touch Has Significant Effects on Mouse Breast Cancer Metastasis and Immune Responses but Not Primary Tumor Size», *Evidence-Based Complementary and Alternative Medicine* 2015 (2015): 926565, doi: 10.1155/2015/926565.

9. W.F. Bengston y D. Krinsley, «The Effect of the "Laying on of Hands" on Transplanted Breast Cancer in Mice», *Journal of Scientific Exploration* 14, n° 3 (2000): 353-364; W.F. Bengston, «Spirituality, Connection and Healing with Intent: Reflections on Cancer Experiments on Laboratory Mice», in *The Oxford Handbook of Psychology and Spirituality*

(Oxford, UK: Oxford University Press, 2012), 548-557, doi: 10.1093/oxfordhb/9780199729920.013.0035.

10. W. Bengston, *The Energy Cure: Unraveling the Mystery of Hands-on Healing* (Boulder, CO: Sounds True, 2010).

11. W. Bengston, «Examining Biological and Physical Correlates to Anomalous Healing», *Journal of the American Holistic Veterinary Medical Association* 55 (2019).

12. M.M. Moga y W.F. Bengston, «Anomalous Magnetic Field Activity During a Bioenergy Healing Experiment», *Journal of Scientific Exploration* 24, n° 3 (2010): 397-410.

13. M.M. Karbowski, S. L. Harribance y C.A. Buckner *et al.*, «Digitized Quantitative Electroencephalographic Patterns Applied as Magnetic Fields Inhibit Melanoma Cell Proliferation in Culture», *Neuroscience Letters* 523, n° 2 (2012): 131-134; M. A. Persinger y K.S. Saroka, «Protracted Parahippocampal Activity Associated with Sean Harribance», *International Journal of Yoga* 5, n° 2 (2012): 140; W.G. Roll y M.A. Persinger, «Is ESP a Form of Perception? Contributions from a Study of Sean Harribance», *Journal of Parapsychology* 62, n° 2 (1998): 117.

14. P. Yang, Y. Jiang y P. R. Rhea *et al.*, «Human Biofield Therapy and the Growth of Mouse Lung Carcinoma», *Integrative Cancer Therapies* 18 (2019): doi: 10.1177/1534735419840797

15. L. Wilson, «Effects of Environmental Stress on the Architecture and Permeability of the Rat Mesenteric Microvasculature», *Microcirculation* 5 (1998): 299-308, doi: 10.1111/j.1549-8719.1998.tb00079.x; M. Jain y A.L. Baldwin, «Are Laboratory Animals Stressed by Their Housing Environment and Are Investigators Aware That This Stress Can Affect Physiological Data?», *Medical Hypotheses* 60, n° 2 (2003): 284-289, doi: 10.1016/s0306-9877(02)00387-0.

16. A.L. Baldwin y G.E. Schwartz, «Personal Interaction with a reiki Practitioner Decreases Noise-Induced Microvascular Damage in an Animal Model», *Journal of Alternative and Complementary Medicine* 12, n° 1 (2006): 15-22, doi: 10.1089/acm.2006.12.15.

17. A.L. Baldwin, C. Wagers y G.E. Schwartz, «reiki Improves Heart Rate Ho-

meostasis in Laboratory Rats», *Journal of Alternative and Complementary Medicine* 14, n° 4 (2008): 417-422, doi: 10.1089/acm.2007.0753; A. L. Baldwin, W. L. Rand y G.E. Schwartz, «Practicing reiki Does Not Appear to Routinely Produce High-Intensity Electromagnetic Fields from the Heart or Hands of reiki Practitioners», *Journal of Alternative and Complementary Medicine* 19, n° 6 (2012): 518-526, doi: 10.1089/acm.2012.0136; A.L. Baldwin, A. Vitale y E. Brownell *et al.*, «Effects of reiki on Pain, Anxiety and Blood Pressure in Patients Undergoing Knee Replacement: A Pilot Study», *Holistic Nursing Practice* 31, n° 2 (2017): 80-89, doi: 10.1097/HNP.0000000000000195.

18. M.M. Moga y D. Zhou, «Distant Healing of Small-Sized Tumors», *Journal of Alternative and Complementary Medicine* 14, n° 5 (2008): 453, doi: 10.1089/acm.2008.0100; X. Yan, F. Li y I. Dozmorov *et al.*, «External Qi of Yan Xin Qigong Induces Cell Death and Gene Expression Alterations Promoting Apoptosis and Inhibiting Proliferation, Migration and Glucose Metabolism in Small-Cell Lung Cancer Cells», *Molecular and Cellular Biochemistry* 363, nos. 1-2 (2012): 245-255.

19. R. Hammerschlag, S. Jain y A.L. Baldwin *et al.*, «Biofield Research: A Roundtable Discussion of Scientific and Methodological Issues», *Journal of Alternative and Complementary Medicine* 18, n° 12 (2012): 1.081-1.086, doi: 10.1089/acm.2012.1502.

20. G. Gronowicz, W. Bengston y G. Yount, «Challenges for Preclinical Investigations of Human Biofield Modalities», *Global Advances in Health and Medicine* 4, Suppl (2015): 52-57; J.G. Kiang, J. A. Ives y W.B. Jonas, «External Bioenergy-Induced Increases in Intracellular Free Calcium Concentrations Are Mediated by Na+/Ca2+ Exchanger and L-Type Calcium Channel», *Molecular and Cellular Biochemistry* 271, nos. 1-2 (2005): 51-59, doi: 10.1007/s11010-005-3615-x.

21. G. Yount, J. Solfvin y D. Moore *et al.*, «In Vitro Test of External Qigong», *BMC Complementary and Alternative Medicine* 4 (2004): 5, doi: 10.1186/1472-6882-4-5.

Capítulo 9. ¿Cuál es el «mecanismo» de la curación por biocampo?

1. K.J. Kemper y H.A. Shaltout, «Non-Verbal Communication of Compassion:

Measuring Psychophysiologic Effects», *BMC Complementary and Alternative Medicine* 11 (2011): 132, doi: 10.1186/1472-6882-11-132.

2. D. Tilliman, «The Effects of Unconditional Positive Regard on Psychotherapy Outcome», *Dissertation Abstracts International* 77, nº 10-B(E) (2017); P. Wilkins, «Unconditional Positive Regard Reconsidered», *British Journal of Guidance and Counselling* 28, nº 1 (2000): 23-36, doi: 10.1080/030698800109592.

3. R.H.W. Funk, T. Monsees y N. Ozkucur, «Electromagnetic Effects: From Cell Biology to Medicine», *Progress in Histochemistry and Cytochemistry* 43, nº 4 (2009): 177-264, doi: 10.1016/j.proghi.2008.07.001.

4. J.A. Ives, E.P.A. Van Wijk y N. Bat *et al.*, «Ultraweak Photon Emission as a Non-Invasive Health Assessment: A Systematic Review», *PLoS One* 9, nº 2 (2014): e87401, doi: 10.1371/journal.pone.0087401.

5. R. Hammerschlag, M. Levin y R. McCraty *et al.*, «Biofield Physiology: A Framework for an Emerging Discipline», *Global Advances in Health and Medicine* 4, nº 1_suppl (2015).

6. B. Rubik, «Measurement of the Human Biofield and Other Energetic Instruments», *Mosby's Complementary and Alternative Medicine: A Research-Based Approach* (Maryland Heights, MO: Mosby, 2009): 555-573.

7. M.A. Persinger y K.S. Saroka, «Protracted Parahippocampal Activity Associated with Sean Harribance», *International Journal of Yoga* 5, nº 2 (2012): 140; M.A. Persinger, «The Harribance Effect as Pervasive Out-of-Body Experiences: NeuroQuantal Evidence with More Precise Measurements», *NeuroQuantology* 8, nº 4 (2010); A. Seto, C. Kusaka y S. Nakazato *et al.*, «Detection of Extraordinary Large Bio-Magnetic Field Strength from Human Hand During External Qi Emission», *Acupuncture and Electro-Therapeutics Research* 17, nº 2 (1992): 75-94, doi: 10.3727/036012992816357819; T. Hisamitsu, A. Seto y S. Nakazato *et al.*, «Emission of Extremely Strong Magnetic Fields from the Head and Whole Body During Oriental Breathing Exercises», *Acupuncture and Electro-Therapeutics Research* 21, nº. 3-4 (1996): 219-227, doi: 10.3727/036012996816356898; B. Rubik y H. Jabs, «Effects of Intention, Energy Healing y Mind-Body States on Biophoton Emission», *Cosmos and History: The Journal of Natural and Social Philo-*

sophy 13, n° 2 (2017): 227-247; K.W. Chen, «An Analytic Review of Studies on Measuring Effects of External Qi in China», *Alternative Therapies in Health and Medicine* 10, n° 4 (2004): 38-51.

8. A.L. Baldwin, W.L. Rand y G.E. Schwartz, «Practicing reiki Does Not Appear to Routinely Produce High-Intensity Electromagnetic Fields from the Heart or Hands of reiki Practitioners», *Journal of Alternative and Complementary Medicine* 19, n° 6 (2012): 518-526, doi: 10.1089/acm.2012.0136.

9. I. Tatarov, A. Panda y D. Petkov *et al.*, «Effect of Magnetic Fields on Tumor Growth and Viability», *Comparative Medicine* 61, n° 4 (2011): 339-345; S. Crocetti, C. Beyer y G. Schade *et al.*, «Low Intensity and Frequency Pulsed Electromagnetic Fields Selectively Impair Breast Cancer Cell Viability», *PLoS ONE* 8, n° 9 (2013): e72944, doi: 10.1371/journal.pone.0072944; J. Rick, A. Chandra y M.K. Aghi, «Tumor Treating Fields: A New Approach to Glioblastoma Therapy», *Journal of Neuro-Oncology* 137, n° 3 (2018): 447-453, doi: 10.1007/s11060-018-2768-x; R. Stupp, S. Taillibert y A. Kanner *et al.*, «Effect of Tumor-Treating Fields Plus Maintenance Temozolomide vs. Maintenance Temozolomide lone on Survival in Patients with Glioblastoma: A Randomized Clinical Trial», *JAMA* 318, n° 23 (2017): 2.306-2.316, doi: 10.1001/jama.2017.18718; C.L. Ross, M. Siriwardane y G. Almeida-Porada *et al.*, «The Effect of Low-Frequency Electromagnetic Field on Human Bone Marrow Stem/Progenitor Cell Differentiation», *Stem Cell Research* 15, n° 1 (2015): 96-108, doi: 10.1016/j.scr.2015.04.009; X.L. Griffin, M.L. Costa y N. Parsons *et al.*, «Electromagnetic Field Stimulation for Treating Delayed Union or Non-Union of Long Bone Fractures in Adults», *Cochrane Database of Systematic Reviews* 4 (2011): CD008471, doi: 10.1002/14651858. CD008471.pub2; B. Zhang, Y. Xie y Z. Ni *et al.*, «Effects and Mechanisms of Exogenous Electromagnetic Field on Bone Cells: A Review», *Bioelectromagnetics* 41, n° 4 (2020): 263-278, doi: 10.1002/bem.22258.

10. H. Lin, M. Blank y K. Rossol-Haseroth *et al.*, «Regulating Genes with Electromagnetic Response Elements», *Journal of Cellular Biochemistry* 81, n° 1 (2001): 143-148, doi: 10.1002/1097-4644(20010401)81:1<143::aid-jcb1030>3.0.co;2-4; A.O. Rodríguez de la Fuente, J.M. Alcocer-Gónzalez y J. Antonio Heredia-Rojas *et al.*, «Effect of 60 Hz Electromagnetic Fields

on the Activity of hsp70 Promoter: An in Vitro Study», *Cell Biology International* 33, n° 3 (2009): 419-423, doi: 10.1016/j.cellbi.2008.09.014.

11. M. Blank y R. Goodman, «Electromagnetic Initiation of Transcription at Specific DNA Sites», *Journal of Cellular Biochemistry* 81, n° 4 (2001): 689-692, doi: 10.1002/jcb.1102.

12. M.L. Pall, «Electromagnetic Fields Act via Activation of Voltage-Gated Calcium Channels to Produce Beneficial or Adverse Effects», *Journal of Cellular and Molecular Medicine* 17, n° 8 (2013): 958-965, doi: 10.1111/jcmm.12088.

13. J.G. Kiang, J.A. Ives y W.B. Jonas, «External Bioenergy-Induced Increases in Intracellular Free Calcium Concentrations Are Mediated by Na+/Ca2+ Exchanger and L-Type Calcium Channel», *Molecular and Cellular Biochemistry* 271, nos. 1-2 (2005): 51-59, doi: 10.1007/s11010-005-3615-x.

14. P.C. Benias, R.G. Wells y B. Sackey-Aboagye *et al.*, «Structure and Distribution of an Unrecognized Interstitium in Human Tissues», *Scientific Reports* 8, n° 1 (2018): 4947, doi: 10.1038/s41598-018-23062-6.

15. H.M. Langevin y J.A. Yandow, «Relationship of Acupuncture Points and Meridians to Connective Tissue Planes», *Anatomical Record* 269, n° 6 (2002): 257-265, doi: 10.1002/ar.10185.

16. A.C. Ahn, J. Wu y G.J. Badger *et al.*, «Electrical Impedance along Connective Tissue Planes Associated with Acupuncture Meridians», *BMC Complementary and Alternative Medicine* 5 (2005): 10, doi: 10.1186/1472-6882-5-10; A.C. Ahn, M. Park y J.R. Shaw *et al.*, «Electrical Impedance of Acupuncture Meridians: The Relevance of Subcutaneous Collagenous Bands», *PLoS ONE* 5, n° 7 (2010): e11907, doi: 10.1371/journal.pone.0011907; A.C. Ahn, A.P. Colbert y B.J. Anderson *et al.*, «Electrical Properties of Acupuncture Points and Meridians: A Systematic Review», *Bioelectromagnetics* 29, n° 4 (2008): 245-256, doi: 10.1002/bem.20403.

17. M.-W. Ho y D.P. Knight, «The Acupuncture System and the Liquid Crystalline Collagen Fibers of the Connective Tissues», *American Journal of Chinese Medicine* 26, n°. 3-4 (1998): 251-263, doi: 10.1142/S0192415X98000294; M.-W. Ho, *The Rainbow and the Worm: The Physics of Organisms* (Singapore: World Scientific, 2008).

18. J.L. Oschman, *Energy Medicine: The Scientific Basis* (Nueva York: Elsevier HealthSciences, 2015).

19. K. Heaney, «Do We Finally Understand How Acupuncture Works?», *The Cut,* March 30, 2018, https://www.thecut.com/2018/03/do-we-finally-understand-how-acupuncture-works.html.

20. R.A. Briggaman y C.E. Wheeler, «The Epidermal-Dermal Junction», *Journal of Investigative Dermatology* 65, n° 1 (1975): 71-84, doi: 10.1111/1523-1747. ep12598050.

21. J. Abraham y S. Mathew, «Merkel Cells: A Collective Review of Current Concepts», *International Journal of Applied and Basic Medical Research* 9, n° 1 (2019): 9-13, doi: 10.4103/ijabmr.IJABMR_34_18; S. Maksimovic, M. Nakatani e Y. Baba *et al.*, «Epidermal Merkel Cells Are Mechanosensory Cells That Tune Mammalian Touch Receptors», *Nature* 509, n° 7502 (2014): 617-621, doi: 10.1038/ nature13250; K.M. Morrison, G.R. Miesegaes y E.A. Lumpkin *et al.*, «Mammalian Merkel Cells Are Descended from the Epidermal Lineage», *Developmental Biology* 336, n° 1 (2009): 76-83, doi: 10.1016/j.ydbio.2009.09.032; M. K. Irmak, E. Oztas y M. Yagmurca *et al.*, «Effects of Electromagnetic Radiation from a Cellular Telephone on Epidermal Merkel Cells», *Journal of Cutaneous Pathology* 30 (2003): 135-138, doi: 10.1046/j.0303-6987.2003.00002.x; S.-H. Woo, S. Ranade, y A.D. Weyer *et al.*, «Piezo2 Is Required for Merkel-Cell Mechanotransduction», *Nature* 509, n° 7502 (2014): 622-626, doi: 10.1038/nature13251.

22. B.U. Hoffman, Y. Baba y T.N. Griffith *et al.*, «Merkel Cells Activate Sensory Neural Pathways Through Adrenergic Synapses», *Neuron* 100, n° 6 (2018): 1.401-1.413, doi: 10.1016/j.neuron.2018.10.034.

23. M.K. Irmak, «Multifunctional Merkel Cells: Their Roles in Electromagnetic Reception, Finger-Print Formation, reiki, Epigenetic Inheritance and Hair Form», *Medical Hypotheses* 75, n° 2 (2010): 162-168, doi: 10.1016/j. mehy.2010.02.011.

24. B. Julsgaard, A. Kozhekin y E.S. Polzik, «Experimental Long-Lived Entanglement of Two Macroscopic Objects», *Nature* 413, n° 6854 (2001): 400-403, doi: 10.1038/35096524; P. Zarkeshian, C. Deshmukh y N. Sinclair *et al.*, «Entanglement Between More Than Two Hundred Macroscopic Atomic

Ensembles in a Solid», *Nature Communications* 8, n° 1 (2017): 906, doi: 10.1038/s41467-017-00897-7; A. Bulgac y S. Jin, «Dynamics of Fragmented Condensates and Macroscopic Entanglement», *Physical Review Letters* 119, n° 5 (2017): 052501, doi: 10.1103/PhysRevLett.119.052501; C.-S. Hu, X.-Y. Lin y L.-T. Shen *et al.*, «Improving Macroscopic Entanglement with Nonlocal Mechanical Squeezing», *Optics Express* 28, n° 2 (2020): 1492-1506, doi: 10.1364/OE.379058; X. Huang, E. Zeuthen y D.V. Vasilyev *et al.*, «Unconditional Steady-State Entanglement in Macroscopic Hybrid Systems by Coherent Noise Cancellation», *Physical Review Letters* 121, n° 10 (2018): 103602, doi: 10.1103/PhysRevLett.121.103602; K. C. Lee, M.R. Sprague y B.J. Sussman *et al.*, «Entangling Macroscopic Diamonds at Room Temperature», *Science* 334, n° 6060 (2011): 1.253-1.256, doi: 10.1126/science.1211914.

25. A. Furusawa, J.L. Sorensen y S.L. Braunstein *et al.*, «Unconditional Quantum Teleportation», *Science* 282, n° 5389 (1998): 706-709, doi: 10.1126/science.282.5389.706; W. Pfaff, B. J. Hensen y H. Bernien *et al.*, «Quantum Information: Unconditional Quantum Teleportation Between Distant Solid-State Quantum Bits», *Science* 345, n° 6196 (2014): 532-535, doi: 10.1126/science. 1253512.

26. J.-G. Ren, P. Xu y H.-L.Yong *et al.*, «Ground-to-Satellite Quantum Teleportation», *Nature* 549, n° 7.670 (2017): 70-73, doi: 10.1038/nature23675.

27. J. McFadden and J. al-Khalili, «The Origins of Quantum Biology», *Proceedings of the Royal Society A: Mathematical, Physical and Engineering Sciences* 474, n° 2.220 (2018): 20180674, doi: 10.1098/rspa.2018.0674; J. Zhu, S. Kais y A. Aspuru-Guzik *et al.*, «Multipartite Quantum Entanglement Evolution in Photosynthetic Complexes», *Journal of Chemical Physics* 137, n° 7 (2012): 74112, doi: 10.1063/1.4742333; J. C. Brookes, «Quantum Effects in Biology: Golden Rule in Enzymes, Olfaction, Photosynthesis and Magnetodetection», *Proceedings: Mathematical, Physical and Engineering Sciences* 473, n° 2.201 (2017): 20160822, doi: 10.1098/rspa.2016.0822; A. Tamulis y M. Grigalavicius, «Quantum Entanglement in Photoactive Prebiotic Systems», *Systems and Synthetic Biology* 8, n° 2 (2014): 117-140, doi: 10.1007/s11693-014-9138-6.

28. H. Stuart, «Quantum Computation in Brain Microtubules? The Penrose-Hameroff ' Orch OR' Model of Consciousness», *Philosophical Transactions of the Royal Society of Londres Series A: Mathematical, Physical and Engineering Sciences* 356, n° 1.743 (1998): 1869-1896; S. Hameroff y R. Penrose, «Consciousness in the Universe: A Review of the "Orch OR" Theory», *Physics of Life Reviews* 11, n° 1 (2014): 39-78.

29. H.J. Hogben, T. Biskup y P.J. Hore, «Entanglement and Sources of Magnetic Anisotropy in Radical Pair-Based Avian Magnetoreceptors», *Physical Review Letters* 109, n° 22 (2012): 220501, doi: 10.1103/PhysRevLett.109.220501; E. M. Gauger, E. Rieper y J.J.L. Morton *et al.*, «Sustained Quantum Coherence and Entanglement in the Avian Compass», *Physical Review Letters* 106, n° 4 (2011): 040503, doi: 10.1103/PhysRevLett.106.040503; J.A. Pauls, Y. Zhang y G.P. Berman *et al.*, «Quantum Coherence and Entanglement in the Avian Compass», *Physical Review E: Statistical, Nonlinearand Soft Matter Physics* 87, n° 6 (2013): 062704, doi: 10.1103/PhysRevE.87.062704.

30. C. Mothersill, R. Smithand J. Wang *et al.*, «Biological Entanglement-Like Effect after Communication of Fish Prior to X-Ray Exposure», *Dose Response* 16, n° 1 (2018): 1559325817750067, doi: 10.1177/1559325817750067.

31. G. Zukav, *The Dancing Wu Li Masters: An Overview of the New Physics* (New York: Random House, 2012); H.P. Stapp. «Mind, Matter and Quantum Mechanics», *Foundations of Physics* 12, n° 4 (1982): 363-399; M.C. Kafatos y K.-H. Yang, «The Quantum Universe: Philosophical Foundations and Oriental Medicine», *Integrative Medicine Research* 5, n° 4 (2016): 237-243, doi: 10.1016/j. imr.2016.08.003; M. Kafatos y R. Nadeau, *The Conscious Universe: Part and Whole in Modern Physical Theory* (Nueva York: Springer, 2012).

32. M.C. Kafatos, G. Chevalier y D. Chopra *et al.*, «Biofield Science: Current Physics Perspectives», *Global Advances in Health and Medicine* 4, Suppl (2015): doi: 10.7453/gahmj-2015011. suppl.

33. Y. Li, A. Nemilentsau y C. Argyropoulos, «Resonance Energy Transfer and Quantum Entanglement Mediated by Epsilon-Near-Zero and Other Plasmonic Waveguide Systems», *Nanoscale* 11, n° 31 (2019): 14.635-14.647, doi: 10.1039/c9nr05083c; K. Najafi, A.L. Wysocki y K. Park *et al.*, «Toward

Long-Range Entanglement Between Electrically Driven Single-Molecule Magnets», *Journal of Physical Chemistry Letters* 10, n° 23 (2019): 7.347-7.355, doi: 10.1021/acs.jpclett.9b03131.

34. E. Megidish, A. Halevy, T. Shacham, T. Dvir, L. Dovrat y H.S. Eisenberg, «Entanglement Swapping Between Photons That Have Never Coexisted», *Physical Review Letters* 110, n° 21 (2013): 210403, doi: 10.1103/PhysRevLett.110.210403.

35. E.A. Sobie, S. Guatimosim, L.-S. Song y W.J. Lederer, «The Challenge of Molecular Medicine: Complexity Versus Occam's Razor», *Journal of Clinical Investigations* 111, n° 6 (2003): 801-803, doi: 10.1172/JCI18153.

36. L. Carpenter, H. Wahbeh, G. Yount, A. Delorme y D. Radin, «Possible Negentropic Effects Observed During Energy Medicine Sessions», *Explore* 17, n°.1 (2021): 45-49; G. Yount, A. Delorme y D. Radin *et al.*, «Energy Medicine Treatments for Hand and Wrist Pain: A Pilot Study», *Explore* 17, n°.1 (2021): 11-21.

37. H. Wahbeh, E. Niebauer y A. Delorme *et al.*, «A Case Study of Extended Human Capacity Perception During Energy Medicine Treatments Using Mixed Methods Analysis», *Explore* 17, n°.1 (2021): 70-78.

Capítulo 10. Conéctate con la Tierra para sanar

1. E. Fukada y I. Yasuda, «On the Piezoelectric Effect of Bone», *Journal of the Physical Society of Japan* (1957), doi: 10.1143/JPSJ.12.1158; J.A. Ives, E.P.A. Van Wijk y N. Bat *et al.*, «Ultraweak Photon Emission as a Non-Invasive Health Assessment: A Systematic Review», *PLoS One* 9, n° 2 (2014), doi: 10.1371/journal.pone.0087401.

2. C.X. Wang, I.A. Hilburn y D.A. Wu *et al.*, «Transduction of the Geomagnetic Field as Evidenced from Alpha-Band Activity in the Human Brain», *eNeuro* (2019), doi: 10.1523/ENEURO.0483-18.2019; A. Alabdulgader, R. McCraty y M. Atkinson *et al.*, «Long-Term Study of Heart Rate Variability Responses to Changes in the Solar and Geomagnetic Environment», *Scientific Reports* (2018), doi:10.1038/s41598-018-20932-x; V.A. Ozheredov, S.M. Chibisov y M.L. Blagonravov *et al.*, «Influence of Geomagnetic Activity and Earth Weather Changes on Heart Rate and Blood Pressure in Young

and Healthy Population», *International Journal of Biometeorology* (2017), doi: 10.1007/s00484-016-1272-2.

3. J.M. Caswell, M. Singh y M.A. Persinger, «Simulated Sudden Increase in Geomagnetic Activity and Its Effect on Heart Rate Variability: Experimental Verification of Correlation Studies», *Life Sciences in Space Research* (2016), doi: 10.1016/j.lssr.2016.08.001; H. Mavromichalaki, P. Preka-Papadema y A. Theodoropoulou *et al.*, «A Study of the Possible Relation of the Cardiac Arrhythmias Occurrence to the Polarity Reversal of the Solar Magnetic Field», *Advances in Space Research* (2017), doi: 10.1016/j.asr.2016.08.024; R. McCraty, M. Atkinson y V. Stolc *et al.*, «Synchronization of Human Autonomic Nervous System Rhythms with Geomagnetic Activity in Human Subjects», *International Journal of Environmental Research and Public Health* (2017), doi: 10.3390/ijerph14070770; S. Ghione, L. Mezzasalma y C. Del Seppia *et al.*, «Do Geomagnetic Disturbances of Solar Origin Affect Arterial Blood Pressure?», *Journal of Human Hypertension* (1998), doi: 10.1038/sj.jhh.1000708; G. Chevalier, S. Patel y L. Weiss *et al.*, «The Effects of Grounding (Earthing) on Bodyworkers' Pain and Overall Quality of Life: A Randomized Controlled Trial», *Explore* (2019), doi: 10.1016/j. explore.2018.10.001; G. Chevalier, S.T. Sinatra y J.L. Oschman *et al.*, «Earthing: Health Implications of Reconnecting the Human Body to the Earth's Surface Electrons», *Journal of Environmental and Public Health* (2012), doi: 10.1155/2012/291541; G. Chevalier, K. Mori y J.L. Oschman, «The Effect of Earthing (Grounding) on Human Physiology», *European Biology and Bioelectromagnetics*(2006); J.L. Oschman, G. Chevalier y R. Brown, «The Effects of Grounding (Earthing) on Inflammation, the Immune Response, Wound Healing and Prevention and Treatment of Chronic Inflammatory and Autoimmune Diseases», *Journal of Inflammation Research* (2015), doi: 10.2147/JIR.S69656.

4. G. Chevalier, R. Brown y M. Hill, «Grounding after Moderate Eccentric Contractions Reduces Muscle Damage», *Open Access Journal of Sports Medicine* (2015), doi: 10.2147/oajsm.s87970.

5. R. Passi, K.K. Doheny, Y. Gordin, *et al*, «Electrical Grounding Improves Vagal Tone in Preterms Infants», Neonatology (2017), doi: 1159/000475744.

Capítulo 11: Fluir con la energía emocional

1. M. Kozela, M. Bobak y A. Besala *et al.*, «The Association of Depressive Symptoms with Cardiovascular and All-Cause Mortality in Central and Eastern Europe: Prospective Results of the HAPIEE Study», *European Journal of Preventive Cardiology* (2016), doi: 10.1177/2047487316649493; H. Fan, W. Yu y Q. Zhang *et al.*, «Depression after Heart Failure and Risk of Cardiovascular and All-Cause Mortality: A Meta-Analysis», *Preventive Medicine* (2014), doi: 10.1016/j. ypmed.2014.03.007; M. Majd y E.E.C. Saunders, «Inflammation and the Dimensions of Depression: A Review», *Frontiers in Neuroendocrinology* (2019), doi: 10.1016/j.yfrne.2019.100800.

2. T.W. Smith, B.N. Uchino y J.A. Bosch *et al.*, «Trait Hostility Is Associated with Systemic Inflammation in Married Couples: An Actor-Partner Analysis», *Biological Psychology* (2014), doi: 10.1016/j.biopsycho.2014.07.005; S. Jain, J.E. Dimsdale y S.C. Roesch *et al.*, «Ethnicity, Social Class and Hostility: Effects on In Vivo Beta-Adrenergic Receptor Responsiveness», *Biological Psychology* 65, nº 2 (2004): 89-100, doi: 10.1016/S0301-0511(03)00111-X; J.E. Graham, T.F. Robles y J.K. Kiecolt-Glaser *et al.*, «Hostility and Pain Are Related to Inflammation in Older Adults», *Brain, Behavior and Immunity* (2006), doi: 10.1016/j.bbi.2005.11.002; D. Janicki-Deverts, S. Cohen y W.J. Doyle, «Cynical Hostility and Stimulated Th1 and Th2 Cytokine Production», *Brain, Behavior and Immunity* (2010), doi: 10.1016/j.bbi.2009.07.009; D. Kim, L.D. Kubzansky, y A. Baccarelli *et al.*, «Psychological Factors and DNA Methylation of Genes Related to Immune/Inflammatory System Markers: The VA Normative Aging Study», *BMJ Open* 6, nº 1 (2016): e009790, doi: 10.1136/bmjopen-2015-009790; J. Boisclair Demarble, D.S. Moskowitz y J.C. Tardif *et al.*, «The Relation Between Hostility and Concurrent Levels of Inflammation Is Sex, Age and Measure Dependent», *Journal of Psychosomatic Research* (2014), doi: 10.1016/j.jpsychores.2014.02.010.

3. C. Albus, «Psychological and Social Factors in Coronary Heart Disease», *Annals of Medicine* (2010), doi: 10.3109/07853890.2010.515605; T.Q. Miller, T.W. Smith y C.W. Turner *et al.*, «A Meta-Analytic Review of Re-

search on Hostility and Physical Health», *Psychological Bulletin* (1996), doi: 10.1037/0033-2909.119.2.322.

4. J.T. Moskowitz, E.S. Epel y M. Acree, «Positive Affect Uniquely Predicts Lower Risk of Mortality in People with Diabetes», *Health Psychology* 27, n° 1, Suppl (2008): S73-S82, doi: 10.1037/0278-6133.27.1.S73; J.T. Moskowitz, «Positive Affect Predicts Lower Risk of AIDS Mortality», *Psychosomatic Medicine* 65, n° 4 (2003): 620-626, doi: 10.1097/01. PSY.0000073873.74829.23; Y. Chida y A. Steptoe, «Positive Psychological Well-Being and Mortality: A Quantitative Review of Prospective Observational Studies», *Psychosomatic Medicine* 70, n° 7 (2008): 741-756, doi: 10.1097/PSY.0b013e31818105ba.

5. S.D. Pressman y L.L. Black, «Positive Emotions and Immunity», en *The Oxford Handbook of Psychoneuroimmunology* (Oxford, GB: Oxford University Press, 2012), doi: 10.1093/oxfordhb/9780195394399.013.0006.

6. P. Cuijpers, A. van Straten y L. Warmerdam, «Behavioral Activation Treatments of Depression: A Meta-Analysis», *Clinical Psychology Review* 27, n° 3 (2007): 318-326, doi: 10.1016/j.cpr.2006.11.001.

7. J.H. Fowler y N.A. Christakis, «Dynamic Spread of Happiness in a Large Social Network: Longitudinal Analysis over 20 Years in the Framingham Heart Study», *BMJ* 338, n° 7685 (2009): 1-13, doi: 10.1136/bmj.a2338.

8. A.D.I. Kramer, J.E. Guillory y J.T. Hancock, «Experimental Evidence of Massive-Scale Emotional Contagion Through Social Networks», *Proceedings of the National Academy of Sciences of the United States of America* 111, n° 24 (2014): 8.788-8.790, doi: 10.1073/pnas.1320040111.

9. F. Borgonovi, «Doing Well by Doing Good: The Relationship Between Formal Volunteering and Self-Reported Health and Happiness», *Social Science and Medicine* 66, n° 11 (2008): 2.321-2.334, doi: 10.1016/j.socscimed.2008.01.011.

Capítulo 12. Expresa tu creatividad para desencadenar la vitalidad

1. H.L. Stuckey y J. Nobel, «The Connection Between Art, Healing and Public Health: A Review of Current Literature», *American Journal of Public Health* (2010), doi: 10.2105/AJPH.2008.156497.

2. J. Berman, «The Writing Cure: How Expressive Writing Promotes Health and Emotional Well-Being», *Psychoanalytic Psychology* (2003), doi: 10.1037/0736- 9735.20.3.575.

3. S.B. Kaufman, «The Neuroscience of Creativity: A Q and A with Anna Abraham», *Scientific American* (2019), https://blogs.scientificamerican.com/ beautiful-minds/ the-neuroscience-of-creativity-a-q-a-with-anna-abraham/.

4. A.A. Kaptein, B.M. Hughes y M. Murray *et al.*, «Start Making Sense: Art Informing Health Psychology», *Health Psychology Open* (2018), doi: 10.1177/2055102918760042.

5. M. Flood y K.D. Phillips, «Creativity in Older Adults: A Plethora of Possibilities», *Issues in Mental Health Nursing* (2007), doi: 10.1080/01612840701252956.

6. C.D. Ryff, B.H. Singer y G.D. Love, «Positive Health: Connecting Well-Being with Biology», in *Philosophical Transactions of the Royal Society B: Biological Sciences* (2004), doi: 10.1098/rstb.2004.1521.

7. T.S. Conner, C.G. DeYoung y P. J. Silvia, «Everyday Creative Activity as a Path to Flourishing», *Journal of Positive Psychology* (2018), doi:10.108 0/17439760.2016.1257049.

8. C. Byrge y C. Tang, «Embodied Creativity Training: Effects on Creative Self-Efficacy and Creative Production», *Thinking Skills and Creativity* (2015), doi: 10.1016/j.tsc.2015.01.002; G.E. Mathisen y K.S. Bronnick, «Creative Self-Efficacy: An Intervention Study», *International Journal of Educational Research* (2009), doi: 10.1016/j.ijer.2009.02.009.

9. P. Siegel y N.F. Barros, «Religious Therapeutics, Body and Health in Yoga, Ayurveda y Tantra», *Ciencia & Saude Coletiva* (2007), doi: 10.1590/S1413-81232007000600035; G. Feuerstein, Tantra: The Path of Ecstacy (Boston: Shambala, 1998); M.P.C. Toro, M.A. Macías y M.E.M. Pedrosa, «Sexuality: From Taoism to Chinese Medicine« (2018), doi: 10.1016/j.acu.2018.07.001.

10. J.R. Averill, «Emotional Creativity: Toward 'Spiritualizing the Passions,'« en *The Oxford Handbook of Positive Psychology,* 2ª comp. (Oxford, GB: Oxford University Press, 2012), doi: 10.1093/oxfordhb/9780195187243.013.0023.

Capítulo 13. Establece tu intención de curacion a través de un ritual

1. Z. Di Blasi, E. Harkness y E. Ernst *et al.*, «Influence of Context Effects on Health Outcomes: A Systematic Review», *Lancet* (2001), doi: 10.1016/S0140- 6736(00)04169-6.

2. M.V. Mondloch, D.C. Cole y J.W. Frank, «Does How You Do Depend on How You Think You'll Do? A Systematic Review of the Evidence for a Relation Between Patients'Recovery Expectations and Health Outcomes», *Canadian Medical ssociation Journal* (2001).

3. B. Rutherford, T. Wager y S. Roose, «Expectancy and the Treatment of Depression: A Review of Experimental Methodology and Effects on Patient Outcome», *Current Psychiatry Reviews* (2010), doi: 10.2174/157340010790596571; D.G. Finniss, T.J. Kaptchuk y F. Miller *et al.*, «Placebo Effects: Biological, Clinical and Ethical Advances», *Lancet* 375, n° 9715 (2010): 686-695, doi: 10.1016/S0140-6736(09)61706-2; R. Klinger, J. Stuhlreyer y M. Schwartz *et al.*, «Clinical Use of Placebo Effects in Patients with Pain Disorders», *International Review of Neurobiology* (2018), doi: 10.1016/bs.irn.2018.07.015.

4. Finniss, Kaptchuk y Miller *et al.*, «Placebo Effects».

5. M. Amanzio y F. Benedetti, «Neuropharmacological Dissection of Placebo Analgesia: Expectation-Activated Opioid Systems Versus Conditioning-Activated Specific Subsystems», *Journal of Neuroscience* 19, n° 1 (1999): 484-494, doi: 10.1038/nrn3465; F. Benedetti, «Mechanisms of Placebo and Placebo-Related Effects Across Diseases and Treatments», *Annual Review of Pharmacology and Toxicology* (2008), doi: 10.1146/annurev. pharmtox.48.113006.094711.

6. D.D. Price, D.G. Finniss y F. Benedetti, «A Comprehensive Review of the Placebo Effect: Recent Advances and Current Thought», *Annual Review of Psychology* (2008), doi: 10.1146/annurev.psych.59.113006.095941; F. Benedetti, E. Carlino y A. Pollo, «How Placebos Change the Patient's Brain», *Neuropsychopharmacology* 36, n° 1 (2011): 339-354, doi: 10.1038/npp.2010.81; R. de la Fuente-Fernández, A.G. Phillips y M. Zamburlini *et al.*, «Dopamine Release in Human Ventral Striatum and Expectation of Reward», *Behavioural Brain Research* (2002), doi: 10.1016/S0166-4328(02)00130-4; R. de la Fuente-Fernández, T.J. Ruth y V. Sossi *et al.*,

406   Autocuración

«Expectation and Dopamine Release: Mechanism of the Placebo Effect in Parkinson's Disease», *Science* (2001), doi: 10.1126/science.1060937; A. Strafella, «Therapeutic Application of Transcranial Magnetic Stimulation in Parkinson's Disease: The Contribution of Expectation», *NeuroImage* (2006), doi: 10.1016/j. neuroimage.2006.02.005.

7. J. Daubenmier, D. Chopra y S. Jain *et al.*, «Indo-Tibetan Philosophical and Medical Systems: Perspectives on the Biofield», *Global Advances in Health and Medicine* (2015), doi: 10.7453/gahmj.2015.026.suppl.; R. Gombrich, «Middle Indo-Aryan and Jaina studies», comp. C. Caillat, Sanskrit outside India, comp. J.G. de Casparis (Panels of the VII World Sanskrit Conference, Kern Institute, Leiden, 23-29 de agosto de 1987, vols. 6-7 (Leiden: E. J. Brill, 1991)», *Journal of the Royal Asiatic Society* 3, nº 2 (1993): 288-290, doi: 10.1017/S1356186300004569.

8. S.S. Sivananda, *The Science of Pranayama* (Bartolini, Italia: Youcanprint. it, 2017).

9. S.S. Goswami, *Layayoga: The Definitive Guide to the Chakras and Kundalini* (Rochester, VT: Inner Traditions, 1999).

10. D. Frawley, *Mantra Yoga and the Primal Sound: Secrets of Seed (Bija) Mantras* (Detroit: Lotus, 2010).

11. John 1, *New King James Version,* Bible Gateway.

12. M.A. Winkleman, «Shamanism and the Origins of Spirituality and Ritual Healing», *Journal for the Study of Religion, Nature and Culture* 3, nº 4 (2010): 458-489, doi: 10.1558/jsrnc.v3i4.458.

13. M.A. Winkelman, «Cross-Cultural Study of Shamanistic Healers», *Journal of Psychoactive Drugs* 21, nº 1 (1989): 17-24, doi: 10.1080/02791072.1989.10472139.

14. J. Levin, «Energy Healers: Who They Are and What They Do», *Explore* 7, nº 1 (2011): 13-26, doi: 10.1016/j.explore.2010.10.005.

Capítulo 14. Conectarse para sanar

1. H.V. Fineberg, «Pandemic Preparedness and Response: Lessons from the H1N1 Influenza of 2009», *New England Journal of Medicine* 370, nº 14 (2014): 1.335-1.342, doi: 10.1056/NEJMra1208802.

2. J.T. Cacioppo y W. Patrick, *Loneliness: Human Nature and the Need for Social Connection* (Nueva York: Norton, 2008).

3. J. Holt-Lunstad, T. Robles y D.A. Sbarra, «Advancing Social Connection as a Public Health Priority in the United States», *American Psychology* 72, n° 6 (2017): 517-530, doi: 10.1037/amp0000103; D. Umberson y J. Karas Montez, «Social Relationships and Health: A Flashpoint for Health Policy», *Journal of Health and Social Behavavior* 51, n° 1_suppl (2010): S54-S66, doi: 10.1177/0022146510383501.

4. J. Holt-Lunstad, T.B. Smith y J.B. Layton, «Social Relationships and Mortality Risk: A Meta-Analytic Review», *PLoS Medicine* 7, n° 7 (2010), doi: 10.1371/journal. pmed.1000316.

5. B.N. Uchino, «Social Support and Health: A Review of Physiological Processes Potentially Underlying Links to Disease Outcomes», *Journal of Behavioral Medicine* 29, n° 4 (2006): 377-387, doi: 10.1007/s10865-006-9056-5.

6. S. Kennedy, J.K. Kiecolt-Glaser y R. Glaser, «Social Support, Stress and the Immune System», in *Social Support: An Interactional View* (Hoboken, NJ: Wiley, 1990), 253-266.

7. C.L. Carmichael, H.T. Reis y P.R. Duberstein, «In Your 20s It's Quantity; in Your 30s It's Quality: The Prognostic Value of Social Activity Across 30 Years of Adulthood», *Psychology and Aging* 30, n° 1 (2015): 95-105, doi: 10.1037/pag0000014.

8. N. Eisenberger, M.D. Lieberman y K.D. Williams, «Does Rejection Hurt? An FMRI Study of Social Exclusion», *Science* 302, n° 5643 (2003): 290-292, doi: 10.1126/science.1089134; N.I. Eisenberger, «The Pain of Social Disconnection: Examining the Shared Neural Underpinnings of Physical and Social Pain», *Nature Reviews Neuroscience* 13, n° 6 (2012): 421-434, doi: 10.1038/nrn3231.

9. K.J. Kemper y H.A. Shaltout, «Non-Verbal Communication of Compassion: Measuring Psychophysiologic Effects», *BMC Complementary and Alternative Medicine* 11 (2011): 132, doi: 10.1186/1472-6882-11-132.

10. A. Sieber, «Hanh's Concept of Being Peace: The Order of Interbeing», *International Journal of Religion and Spirituality in Society* 5, n° 1 (2015): 1-8, doi: 10.18848/2154-8633/CGP/v05i01/51097.

11. J. Pérez-Remon, *Self and Non-Self in Early Buddhism* (Berlín: de Gruyter, 2012).

12. Y. Dor-Ziderman, A. Berkovich-Ohana y J. Glicksohn *et al.*, «Mindfulness-Induced Selflessness: A MEG Neurophenomenological Study», *Frontiers in Human Neuroscience* 7 (2013): 582, doi: 10.3389/fnhum.2013.00582; N.E. Rosenthal, *Transcendence: Healing and Transformation Through Transcendental Meditation* (Nueva York: Penguin, 2012); S. Young, «Purpose and Method of *vipassana* Meditation», *Humanistic Psychologist* 22, n° 1 (1994): 53-61, doi: 10.1080/08873267.1994.9976936.

13. P. Oehen, R. Traber y V. Widmer *et al.*, «A Randomized, Controlled Pilot Study of MDMA (± 3,4-Methylenedioxymethamphetamine)-Assisted Psychotherapy for Treatment of Resistant, Chronic Post-Traumatic Stress Disorder (PTSD)», *Journal of Psychopharmacology* 27, n° 1 (2013): 43-52, doi: 10.1177/0269881112464827.

Capítulo 15. Entrega

1. J. Nowinski, «Facilitating 12-Step Recovery from Substance Abuse y Addiction», en *Treating Substance Abuse: Theory and Technique*, 2ª comp. (Nueva York: Guilford, 2003), 31-66; D. Berenson, «Alcoholics Anonymous: From Surrender to Transformation», *Family Therapy Networker* 11, n° 4 (1987): 24-31; R.P. Speer, «Surrender and Recovery», *Alcoholism Treatment Quarterly* 16, n° 4 (1999): 21-29, doi: 10.1300/J020v16n04_03; H.M. Tiebout, *The Ego Factors in Surrender in Alcoholism* (Nueva York: National Council on Alcoholism, 1954); D. G. Benner, *Surrender to Love: Discovering the Heart of Christian Spirituality* (Westmont, IL: InterVarsity Press, 2015); F. X. Clooney, *Beyond Compare: St. Francis de Sales and Sri Vedanta Desika on Loving Surrender to God* (Washington, DC: Georgetown University Press; 2008).

2. A.D. Clements y A.V. Ermakova», Surrender to God and Stress: A Possible Link Between Religiosity and Health», *Psychology of Religion and Spirituality* 4, n° 2 (2012): 93-107, doi: 10.1037/a0025109; A. Wong-Mcdonald y R.L. Gorsuch, «Surrender to God: An Additional Coping Style?», *Journal of Psychology and Theology* 28, n° 2 (2000): 149-161, doi: 10.1177/009164710002800207; L. Rosequist, K. Wall y D. Corwin *et al.*,

«Surrender as a Form of Active Acceptance Among Breast Cancer Survivors Receiving Psycho-Spiritual Integrative Therapy», *Supportive Care in Cancer* 20, n° 11 (2012): 2.821-2.827, doi: 10.1007/s00520-012-1406-y.

3. T. Frederick y K.M. White, «Mindfulness, Christian Devotion Meditation, Surrender and Worry», *Mental Health, Religion and Culture* 18, n° 10 (2015): 850-858, doi: 10.1080/13674676.2015.1107892.

4. S.S. Goswami, *Layayoga: The Definitive Guide to the Chakras and Kundalini* (Rochester, VT: Inner Traditions, 1999); K. Leland, *Rainbow Body: A History of the Western Chakra System from Blavatsky to Brennan* (Newburyport, MA: Red Wheel/ Weiser, 2016).

5. R. Fischer, «A Cartography of the Ecstatic and Meditative States», *Science* 174, n° 4.012 (1971): 29.

editorial Kairós

Puede recibir información sobre
nuestros libros y colecciones inscribiéndose en:

www.editorialkairos.com
www.editorialkairos.com/newsletter.html
www.letraskairos.com

Numancia, 117-121 • 08029 Barcelona • España
tel. +34 934 949 490 • info@editorialkairos.com